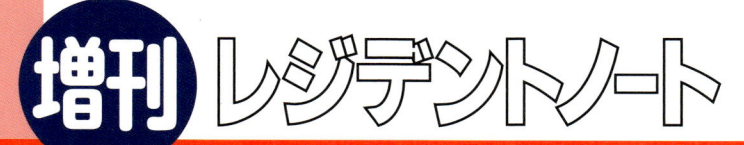

増刊 レジデントノート

Vol.20-No.5

循環器診療のギモン、
百戦錬磨のエキスパートが
答えます！

救急、病棟でのエビデンスに基づいた診断・治療・管理

永井利幸／編

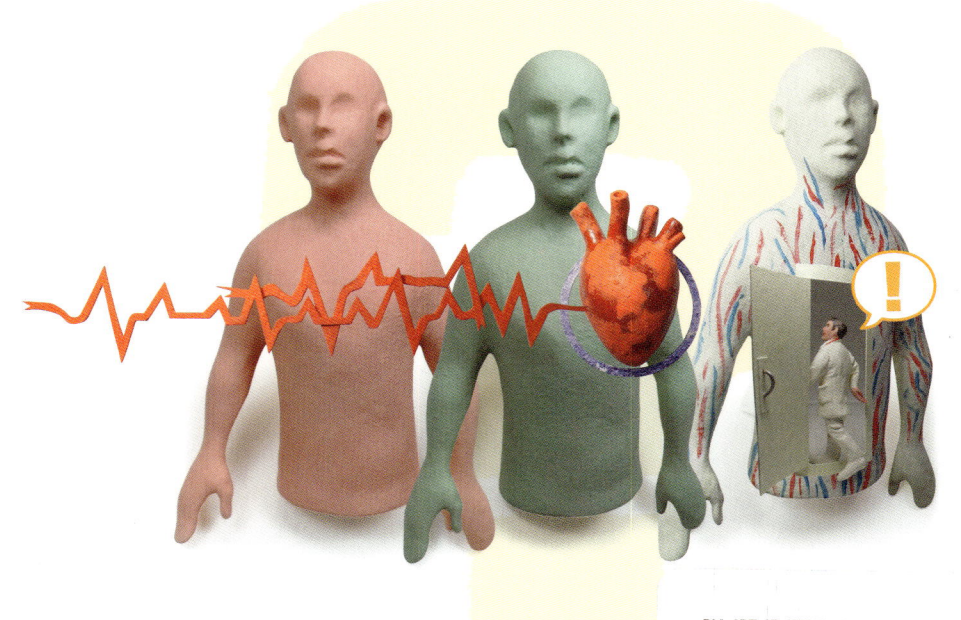

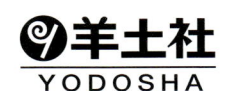
羊土社
YODOSHA

JN171560

序

　医師になって今年でちょうど15年が経過した．本増刊号は雑誌のタイトル通り，レジデント向けで，卒後おおむね5年目くらいまでの医師を対象としているが，企画にあたって自身の医学部卒後当初5年間をもう一度振り返ってみたいと思う．

　少しマニアックな話かもしれないが，私自身医師国家試験受験，医学部卒業後すぐに海上自衛隊幹部候補生学校（広島県江田島市にある旧海軍兵学校：戦前は世界3大兵学校として名を馳せた）に送られ，泣く子も黙る厳しい初期士官教育でシーマンシップを徹底的に叩き込まれた後に，通常よりも2カ月ほど遅れて初期臨床研修がスタートした．初期レジデントとしての研修は大学病院などで2年間行ったが，日々多くの患者を診療し，とにかくたくさん働いて，たくさん学んだ．ときには，症例提示も満足にできず「この数カ月間お前は何をやってたんだ」と厳しいお言葉を先輩方からいただいたこともあった．自衛隊医官という制約上，この濃厚な初期研修医期間が終了すると原則自衛隊部隊の医療部門へ出向が命ぜられる．私は海上自衛隊医官であったことから，神奈川県にある潜水医学（潜水に伴って発生する減圧症などを治療する医学）を研究する部署に配属され，比較的特殊な医療分野および潜水員の健康管理などに携わりながら，臨床研修を受け入れてくれた市中病院に平日2日と週末を利用して足しげく通い，内科や将来専門にしようと思っていた循環器科を学ぶべく研鑽を積んだ．さらにその期間，10カ月ほど米国3州において米海軍潜水軍医課程に入り，現在JAXAの宇宙飛行士であり国際宇宙ステーション（ISS）第54次／55次長期滞在クルーとして2017年12月よりご活躍中の金井宣茂先生とともに本場米国海軍で潜水医学の研鑽を積んだ．帰国後は自衛隊医官，市中病院で専門研修…といったのが私の卒後初期5年間であった．その後は優れた上司に恵まれたということもあり，慶應義塾大学，国立循環器病研究センター，英国Imperial College Londonへの留学を経て，現在北海道大学で，主に臨床心不全を専門として診療・教育・研究に邁進している毎日である．

　この経歴から，「お前は満足なレジデント生活を送ったのか？」と思われるかもしれないが，この環境をむしろ逆手にとり，患者1例1例，1論文，1論文，1エビデンス，1エビデンスを大事に初期5年間を過ごすことができたと，今ではこの一見臨床研修において不遇にみえる環境に感謝しかない．一番の財産は患者診療にあたって，特に患者の人生にダイレクトに影響を与えかねない，診断・予後にかかわる事項に関しては，

ひとつひとつのことを適当に考えない（流さない）「癖」

が自然と身についたことだと思っている．これは臨床医にとってはとても重要なことであり，どの世代の医師にとっても，患者が常に真の答えをもっている「最良の教科書」ということには変わりなく，特に初期レジデントの段階からそれが真に自覚できていると，非常に強い．つ

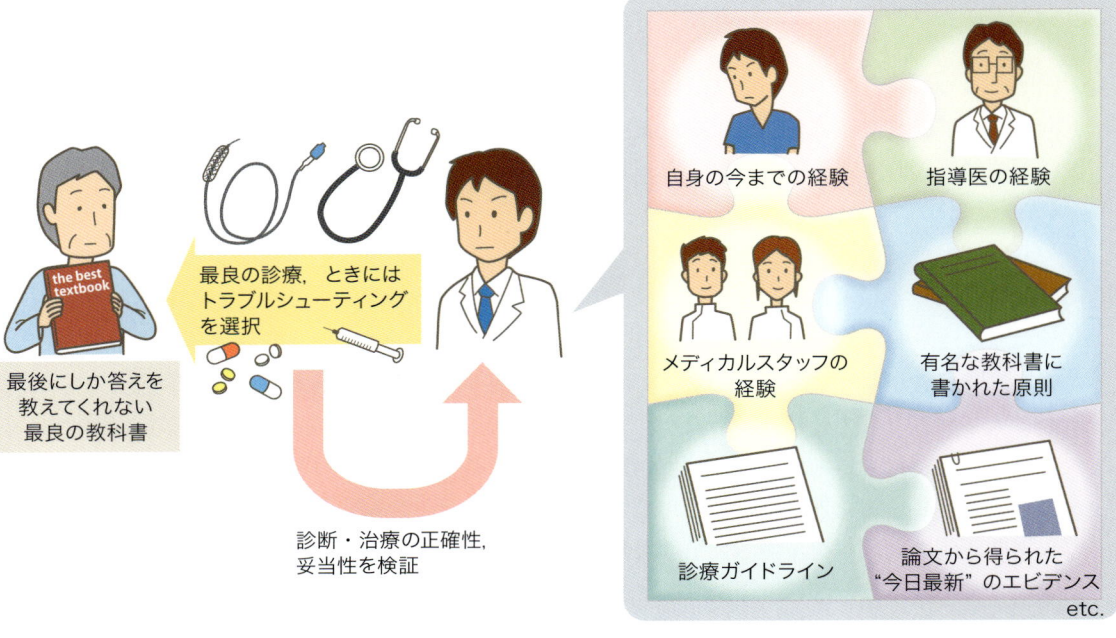

図 「良い臨床研修」とは

まり，「最後にしか答えを教えてくれない最良の教科書」である患者を目の前にしたときに，その患者を中心におき，自身のもっているリソース（「自身の今までの経験」，「指導医の経験」，「メディカルスタッフの経験」，「ハリソン，ブラウンワルドなど有名な教科書に書かれた原則」，「診療ガイドライン」，「論文から得られた "今日最新" のエビデンス」，などなど…）を余すところなく駆使し，最良の診療，ときにはトラブルシューティングを選択，そしてそれらが本当に正しかったか検証する努力を何回反復できるのかが，「良い臨床研修」であると私自身は信じている（図）．

　経験則以外の患者診療リソースのなかでも，近年IT技術革新による情報爆発と医療テクノロジー，診断・治療技術の劇的な進歩から，多くの診療エビデンスが蓄積されるようになった．特に循環器疾患領域ではその傾向が顕著で，診療ガイドラインも複雑化し，新規デバイスなども続々と登場するなか，定期的に情報を整理しないと最新情報についていくことが非常に困難な世の中になってしまっており，日々レジデントたちの頭を悩ませていると思う．その結果，一番重要な「臨床現場」に「情報還元不足」が発生しているのもまた事実で，日々現場で患者を前に奮戦している初期研修医や若手医師，ひいてはベテラン指導医でも「え？そうなの？知らなかった．だって，○○研究会で有名な○○先生がこう言ってたし，ほんとのトコどうなの？」という純粋な疑問が絶えない状態になっているのではなかろうか．

そこで，本増刊号は，救急・病棟での急性期の初期診断・治療から病棟での慢性期の管理，そして最新のトピックスまで，最新のエビデンスに基づいた循環器診療の重要なポイントを実際の臨床現場で日々奮闘中のレジデント諸君からのアンケートで質問が多かったトピックに絞ってタイムライン別に整理した．エビデンスでカバーしきれないエキスパートの裏技も含めて効率的に学ぶことにより，循環器診療に自信がもてる内容となっていると信じている．そのために，企画においては執筆者の選定には大変こだわらせていただいた．そのキャリアの大半を実際の厳しい臨床現場で過ごされながらもエビデンスの創生そして現場での正しい適用を得意とされ，さらには後進の教育にアツい！と確信できる，若手指導医の先生方を中心に執筆をお願いした次第である．

　最後に，私自身が初期レジデントのころから慣れ親しんだ伝統ある雑誌の増刊号企画という大役をくださった羊土社の方々と素晴らしい原稿をご執筆いただいた筆者の先生方に心より感謝申し上げるとともに，本増刊号を循環器診療にあたるレジデントのバイブルとして役立てていただければ幸いである．

　追記：2018年3月に循環器病のガイドラインが複数改訂されたが，本増刊では執筆期間の都合，前版の内容が含まれている．ガイドラインに関しては必ずホームページなどで最新情報をご確認いただきたい．

2018年5月

北海道大学大学院 医学研究院 循環病態内科学

永井利幸

増刊 レジデントノート

Vol.20-No.5

循環器診療のギモン、
百戦錬磨のエキスパートが
答えます！

救急、病棟でのエビデンスに基づいた診断・治療・管理

第1章　ER・急性期病棟におけるギモン：診断編

第2章　ER・急性期病棟におけるギモン：治療編

第3章　慢性期病棟におけるギモン：ウマい慢性期管理とは？

第4章　新しい治療薬・デバイスのギモン：実際のトコどうなの？

Column

第1章5 （❶）

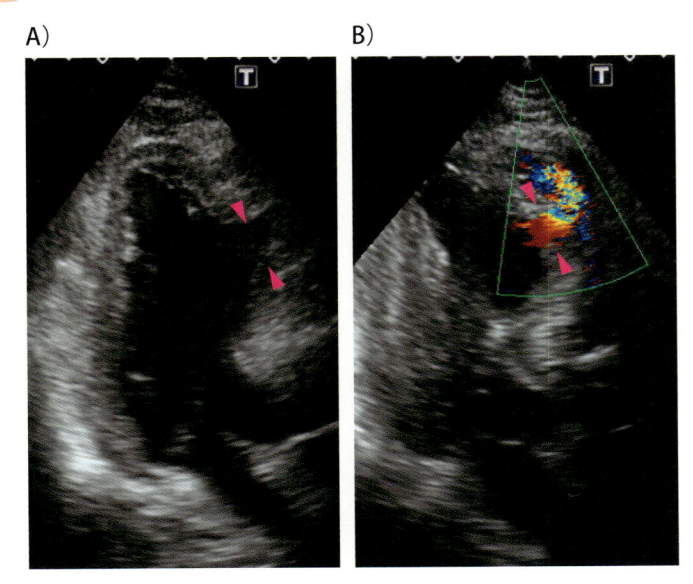

A) B)

❶ **前壁中隔梗塞症例に合併した心室中隔穿孔**
左室から右室へのシャントが確認できる．心室中隔穿孔を▶で示
した．A）心尖部長軸像，B）同カラードプラ像
（p.53，図3参照）

第1章8 （❷）

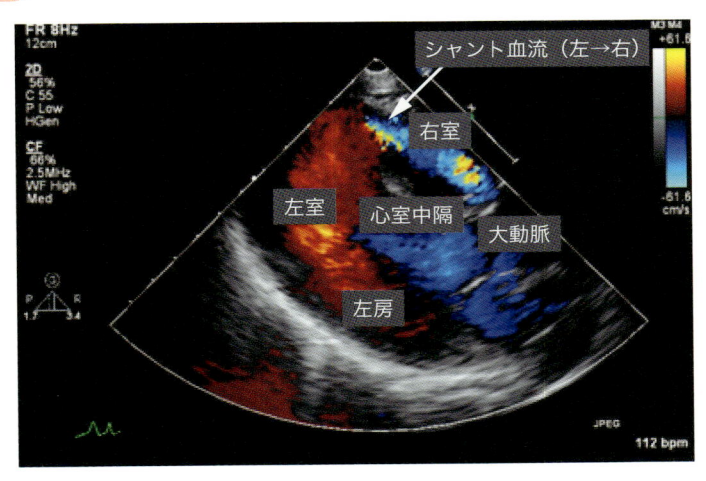

❷ **急性心筋梗塞後に心室中隔穿孔を合併した症例**
心エコー上，胸骨左縁長軸像（カラードプラ法）にて心尖部よりの
心室中隔にシャント血流を認める（p.79，図2参照）

Color Atlas

第2章2（❸, ❹）

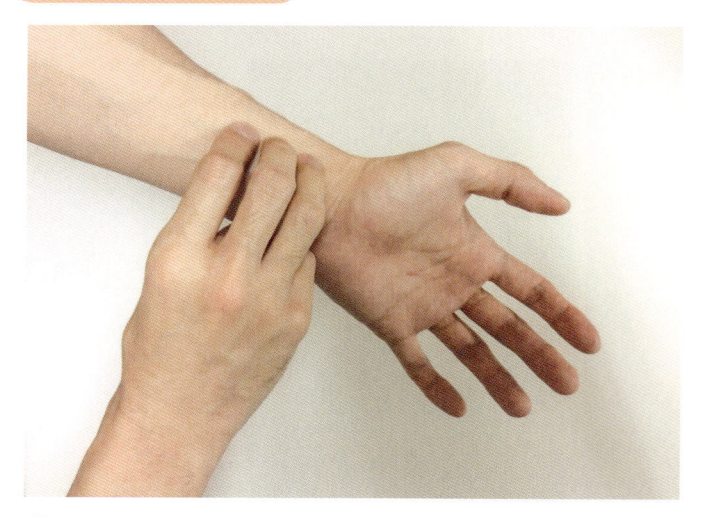
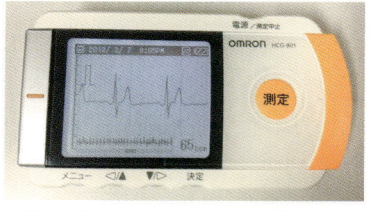
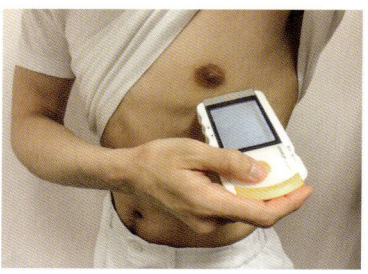

❸ **検脈の方法**
親指の付け根にある橈骨動脈に反対側の人差し指，中指，薬指を
あてて脈拍を確認する（p.100，図1参照）

❹ **携帯心電計と使い方**
（p.100，図2参照）

第3章1（❺）

A）負荷後　　　　　　　　B）安静時

LAD 領域の虚血

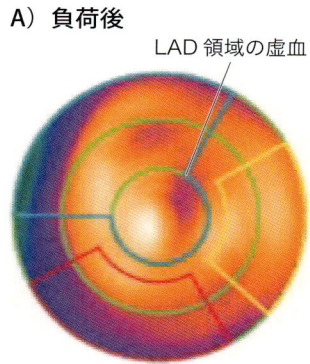
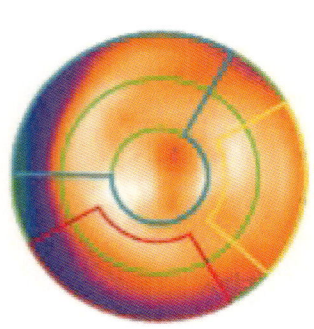

❺ **症例のシンチグラム**
軽度のLAD領域の虚血がみられる（p.135，図1参照）

第3章3（❻）

A）第一世代 DES（Cypher） B）第二世代 DES（XIENCE）

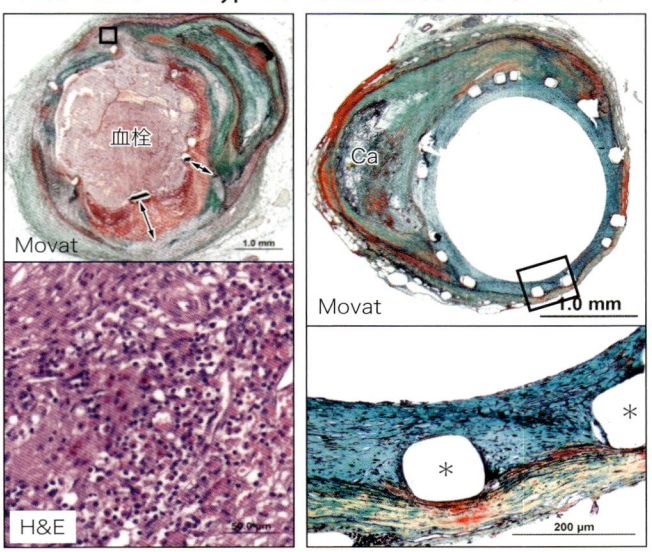

❻ 第一世代 DES と第二世代 DES の生体反応の差を示したヒト剖検例における病理組織像

A）第一世代 DES である Cypher ステント（留置後 3 年）における過敏性反応に起因した超遅発性ステント血栓症．著明なステント圧着不良（◄──►）と閉塞性血栓を認め（上），強拡大像（下）では著しい炎症細胞（リンパ球・好酸球）浸潤がみられる．

B）第二世代 DES である XIENCE ステント（留置後 6 カ月）における良好なストラット被覆（上）．強拡大像（下）では，炎症やフィブリンはみられず，線維性組織による被覆が確認できる．

Ca＝calcification（石灰化），H＆E＝hematoxylin ＆ eosin（H＆E）染色，Movat＝Movat pentachrome 染色，＊＝ステントストラット

文献 6 より転載（p.154，図 3 参照）

第3章5（❼〜❾）

A）

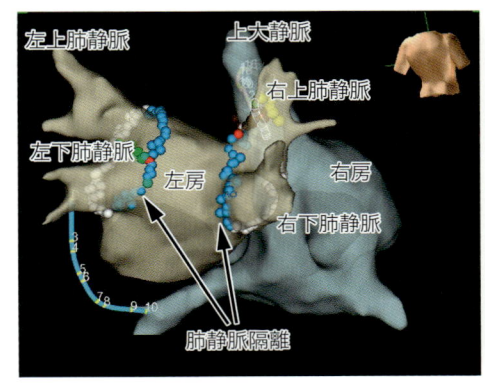

B）

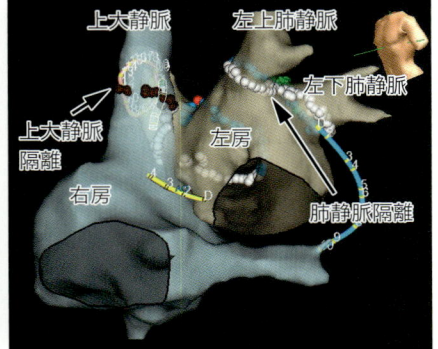

❼ 肺静脈隔離術および上大静脈隔離術を施行した発作性心房細動例

A）両心房を後方からみた 3D マッピング図．青色のタグは肺静脈隔離術の後方のラインを示す．B）両心房を左前斜位からみた図．白色のタグは肺静脈隔離術の前方のラインを示す．また茶色のタグは上大静脈隔離術のラインを示す（p.167，図 1 参照）

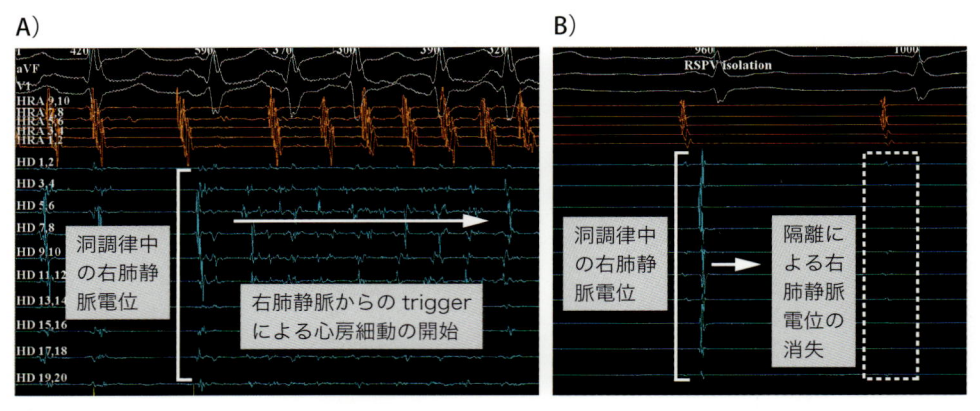

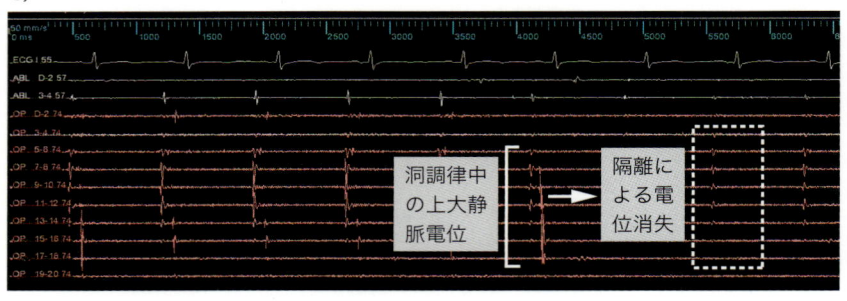

❽ **❼**の症例の trigger の記録

A）**❼**の症例における右肺静脈内からの高頻度異常興奮（trigger）を記録．B）肺静脈隔離術による肺静脈電位の消失．C）上大静脈隔離術による上大静脈電位の消失（p.168，図2参照）

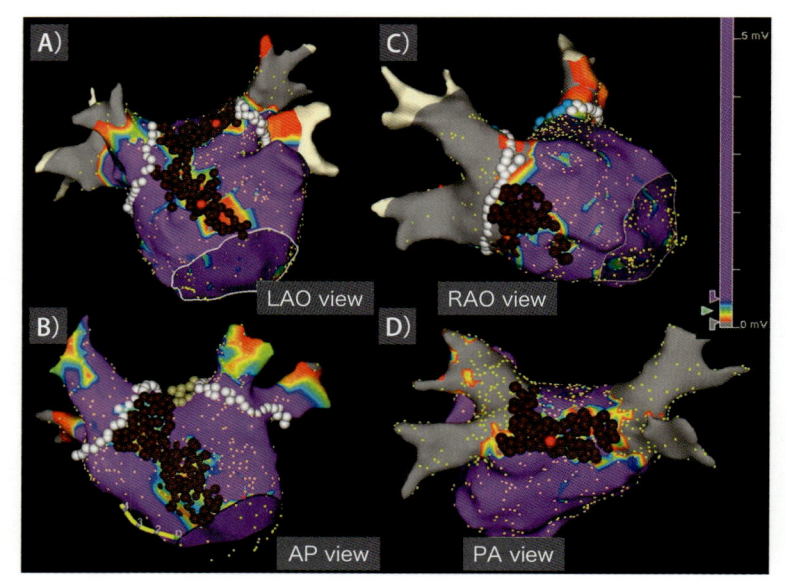

❾ voltage-based substrate modification の例

左房本体の茶色タグは左房低電位領域に対してアブレーションを行った領域を示す．紫色の部分は左房本体の非低電位領域部位（＝健常部位）を示す
文献4より転載（p.169，図3参照）

第4章3 （⓾～⓭）

A)

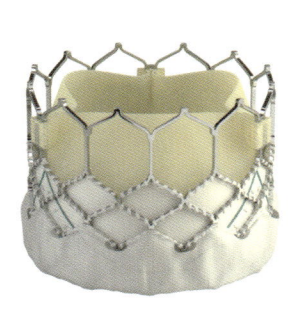

B)

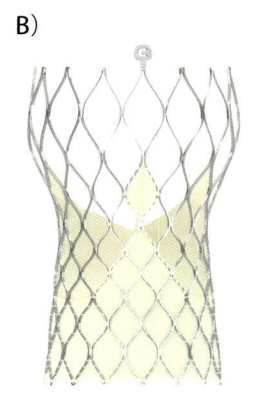

SAPIEN 3（エドワーズライフ
サイエンス社）
バルーン拡張型生体弁
14～16 Fr eSheath
サイズ：20, 23, 26, 29 mm

Evolut R（日本メドトロニック社）
自己拡張型生体弁
14 Fr InLine Sheath
サイズ：23, 26, 29 mm

⓾ **日本で使用できる経カテーテル生体弁**
画像提供：A）エドワーズライフサイエンス社：https://www.edwards.com/jp/professionals/products/
SAPIEN3/#，B）日本メドトロニック社：http://www.medtronic.com/us-en/healthcare-professionals/
products/cardiovascular/heart-valves-transcatheter/transcatheter-aortic-valve-replacement-platform.
html（p.228，図1参照）

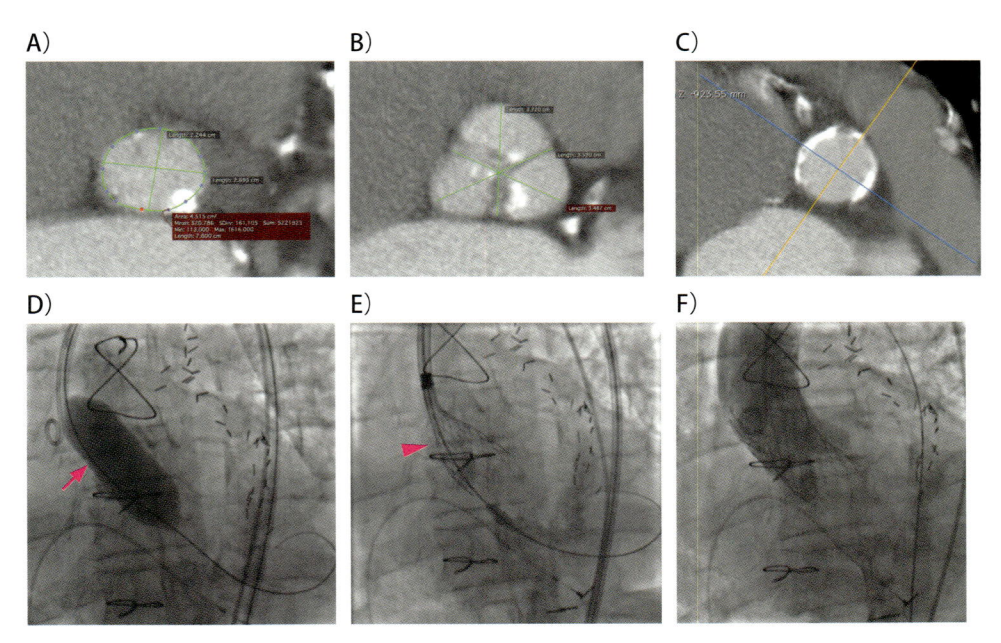

⓫ **Evolut R 29 mm で治療した経大腿動脈アプローチの TAVI**
A）面積 4.52 cm², 周囲長 76.0 mm, 最小 22.4 mm, 最大 27.0 mm, 平均 24.7 mm．B）バルサルバ洞 32.2
mm/35.9 mm/34.8 mm．C）石灰化した ST 接合部．D）20 mm バルーンで前拡張（➡）．E）Evolut R 29 mm
を 2/3 までゆっくりと展開（➡）．F）最終留置後の最終造影（弁周囲逆流はごくわずか）（p.229，図2参照）

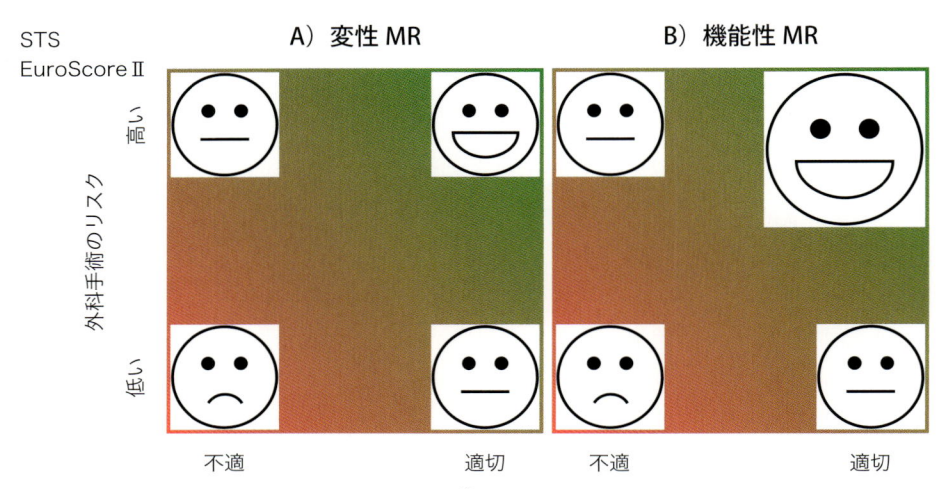

STS
EuroScore II

A）変性 MR　　　　　　　　B）機能性 MR

外科手術のリスク　高い／低い

不適　　　　　　適切　　　　　　不適　　　　　　適切

MitraClip® 治療に適した解剖かどうか

⓬ **MitraClip® 治療の患者選択におけるコンセプト**
変性MR（A）と機能性MR（B）における患者選択における考え方．基本的には，図の緑色をターゲットゾーンと考え，なかでも😊のゾーンであれば適応としてはきわめて妥当であると考えられる（p.230，図3参照）

A）　　　　　　　　　　　　　　B）

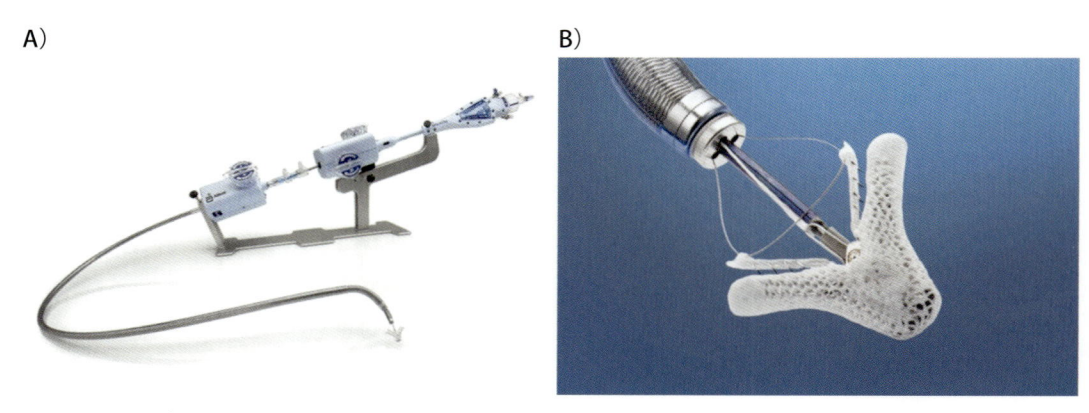

⓭ **MitraClip® システム**
画像提供：アボット バスキュラー ジャパン株式会社：https://www.vascular.abbott/us/products/structural-heart/mitraclip-mitral-valve-repair.html（p.231，図4参照）

第4章4 (⓮〜⓱)

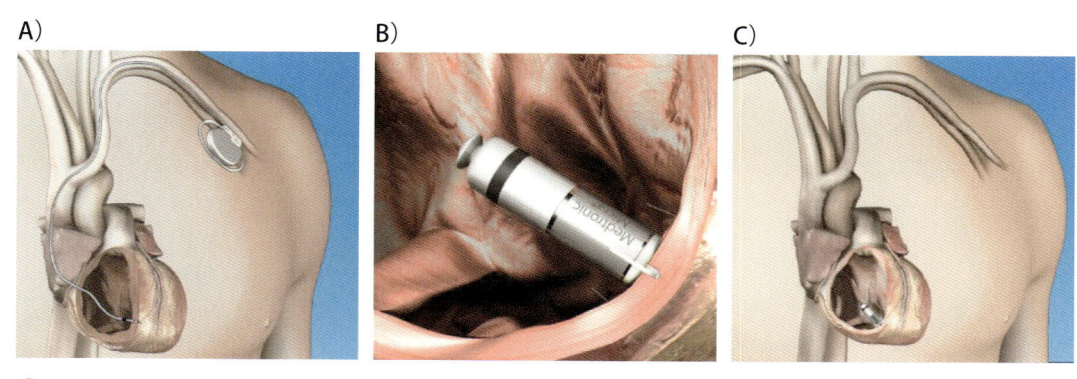

A）　　　　　　　　　　B）　　　　　　　　　　C）

⓮　経静脈的恒久的植込み型ペースメーカーおよびリードレスペースメーカー
A）従来の経静脈的恒久的植込み型ペースメーカー，B）リードレスペースメーカー（Micra™, Medtronic），
右心室内置後拡大図，C）Bの縮小図　画像提供：日本メドトロニック株式会社
（p.233，図1参照）

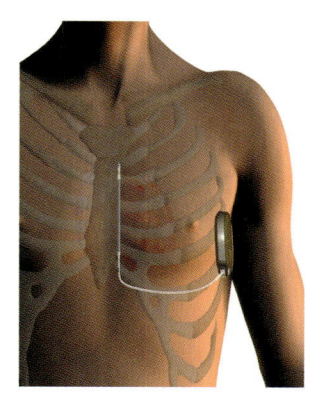

⓯　皮下植込み型除細動器（S-ICD）
皮下植込み型除細動器（EMBLEM™, Boston Scientific），リー
ドおよび植込み型除細動器（ICD）本体はすべて皮下に植込むシ
ステムであり，経静脈リードに伴う合併症リスクがなくなった
画像提供：ボストン・サイエンティフィックジャパン株式会社
（p.234，図2参照）

除細動電極
（セルフジェリング）

心電図電極
・ドライ
・4 つの電極で 2 誘導

レスポンスボタン

コントローラ
・二相性 150J
・心電図，着用時間
などを記録

⑯ **着用型自動除細動器（WCD）**
入浴・シャワー時以外は着用が必要である．不整脈検出のアラーム発現時に意識がある場合は，患者本人がレスポンスボタンを押すことで誤作動を防ぐことができる．図は，LifeVest®（旭化成ゾールメディカル社）画像提供：旭化成ゾールメディカル社　着用型自動除細動器　ZOLL® Medical 社ホームページ（http://lifevest.zoll.com/）（p.235，図3参照）

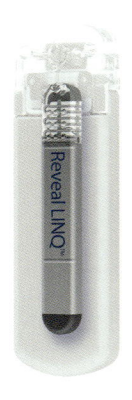

⑰ **植込み型心電図記録計**
大きいデバイス（半透明）は従来の植込型心電図計（Reveal™ XT, Medtronic），小型化（45 × 7 × 4 mm）された植込み型心電図計（Reveal LINQ™, Medtronic）が，近年日本で使用可能となった
画像提供：日本メドトロニック株式会社（p.236，図4参照）

増刊 レジデントノート

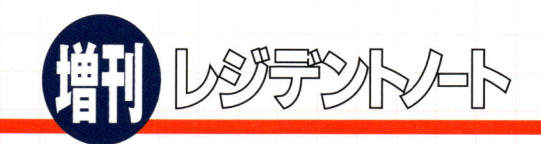

循環器診療のギモン、
百戦錬磨のエキスパートが
答えます！

救急、病棟でのエビデンスに基づいた診断・治療・管理

1. 絶対帰してはいけない胸痛，帰しても安心な胸痛を教えてください

水野 篤

● Point ●

・帰宅可能ということについて思いを馳せる

・Does this patient？（この患者さんは？）

・胸痛は定性→定量→アルゴリズムから学ぶ

はじめに

今回，自分に与えられたテーマは「胸痛＝chest pain」である．胸痛に関してのギモンということで，主たるトピックは「帰宅可能性」ということである．そもそも帰宅していいかどうか？ということを真剣に考えたことがある人がどのくらいいるのだろうか？ 初期臨床研修の間にはそのようなことを考える間もないかもしれないが，今回は少しゆっくりそのことを考えてみてほしい．臨床現場で医療をしていると目の前しかみえなくなるが，実際に自分が家で胸痛があり，病院に受診，そして帰宅するというシチュエーションを想像してみてほしい．そうすれば，何を求めているのか？ ということが理解できるだろう．逆に医療従事者の観点だけいえば，数多く来る患者に対して，帰宅・入院など目の前からいなくなる，表現はよくないが患者をサバくことだけが1つの目標・アウトカムになってしまいうる．このギャップを認識してもらったうえで本稿に入っていただければと思う．

1. まず「帰宅させる」ってことの意味

上述したが，まず「帰宅させる」ということは病院で継続的に特別な処置が必要ではないということを意味することが多い．実際には帰宅可能性についての報告は非常に少ないが，欧米では入院と外来での違いなどは保険制度で決定されている部分がある．日本では基本，今病院で必要とする処置，例えば酸素投与，心電図でのモニタリングなどが必要なくなれば医学的に帰宅可能であると考えられることが多い．しかし，最近は高齢者やADLが低い方が増えてきており，医学的適応ではないが，帰宅できないということがありえる（？）がこのあたりは本書の範疇を超えるのでどこかで再度考えていただきたい．

本稿ではまず，「帰宅させる」ということは

表1　胸痛の鑑別：緊急性の高い病態

- 急性冠症候群：acute coronary syndrome
- 大動脈解離（急性大動脈症候群）：aortic dissection
- 肺塞栓症：pulmonary embolism
- 緊張性気胸：tension pneumothorax
- 心タンポナーデ：pericardial tamponade
- 縦隔炎：mediastinitis（例：食道破裂）

> 医師（ならびにそれに準ずる医療従事者）・患者・家族が患者の不確実性を自宅で許容できる状態ということ

で定義されると考えられる．医療は不確実性に満ち溢れているので，帰宅させるという行為は，より明確にすれば確実なことはないが，（急変する確率は低いので）ひとまず安心してほしいというような落としどころを探す交渉術である．この交渉術の方法も本稿の範疇を超えるので，今回はこの意思決定の根拠となりうる情報について触れていきたいと思う．

2. 胸痛の鑑別

さんざんこのような書籍で胸痛の鑑別の解説はされているだろうから，正直再度記載するのすら憚られるが，一応ジェネラルなところから進めておく．

どういうものを区別するかであるが，まず胸痛の原因をカテゴリーで分類する．心臓・肺・消化管・筋骨格筋・精神的なもの，そしてそれ以外（帯状疱疹などよく見逃される）に分類され，まず何より緊急性＝生命の危機となる（life threatening）な病態を同定する必要がある（表1）．これらの鑑別には病歴聴取および検査所見が重要となる．そして，それぞれの疾患に関しての検査前確率から病歴・身体所見・検査による尤度比を用いて，検査後確率を求めるのである．ジェネラルな皆さんにとっては当たり前の話であるが，一応ここで復習しておいてほしい．当然これらの診断の確率が高いようであれば帰宅するのではなく，経過観察する必要がある．このあたりについてここから深掘りしていけたらと考える．頻度としては筋骨格系が高いが，せっかくの循環器の書籍，そして編者の永井先生からの依頼ということで，循環器疾患，特に急性冠症候群を例に考えていきたいと思う．

3. この胸痛は急性冠症候群か？

まず急性冠症候群という用語の理解については大丈夫だろうか？ 過去には心筋梗塞という表現が主体であったが，あくまで病理の結果としての心筋壊死を考慮しているので，もっと臨床的に急いで冠動脈の治療が必要である患者群を再度定義しなおしたものが，急性冠症候群（acute coronary syndrome：ACS）である．ACSは通常ST上昇型急性心筋梗塞，非ST上昇型急性心筋梗塞，不安定狭心症の3つが含まれる．胸部不快感があった時点でACSを疑い，その3つのイメージをもっておいてもらえば問題ない．そして，ST上昇があれば兎にも角にもprimary PCIを行う

STEP 1
まずここを覚える

STEP 2
尤度比（感度・特異度でもよい）をチェック

Table 2. Performance of Chest Pain Characteristics in Diagnosing Acute Coronary Syndrome[a]

Test	No. Studies	Patients	% (95% CI) Sensitivity	Specificity	LR+ (95% CI)	I^2, %[b]	LR− (95% CI)	I^2, %[b]	%[c] PPV	NPV
Radiation to both arms[49]	1	2718	11 (8-15)	96 (95-96)	2.6 (1.8-3.7)		0.93 (0.89-0.96)		28	12
Pain similar to prior ischemia[49]	1	2718	47 (42-53)	79 (77-80)	2.2 (2.0-2.6)		0.67 (0.60-0.74)		25	9
Change in pattern over prior 24 h[49]	1	2718	27 (23-32)	86 (85-88)	2.0 (1.6-2.5)		0.84 (0.79-0.90)		23	11
"Typical" chest pain[d,47,54,60,62,71]	6	14 584	66 (58-74)	66 (49-83)	1.9 (0.94-2.9)	98	0.52 (0.35-0.69)	95	22	7
Worse with exertion[e,49,73]	2	5049	38-53	73-777	1.5-1.8		0.66-0.83		18-21	9-11
Radiation to neck or jaw[37,49,60]	3	4018	24 (15-36)	84 (76-90)	1.5 (1.3-1.8)	0	0.91 (0.87-0.95)	7.2	18	12
Recent episode of similar pain[73]	1	2331	55 (50-60)	56 (54-59)	1.3 (1.1-1.4)		0.80 (0.71-0.90)		16	11
Radiation to left arm[37,47,49]	3	13 613	40 (28-54)	69 (61-76)	1.3 (1.2-1.4)	0	0.88 (0.81-0.96)	69	16	12
Radiation to right arm[49]	1	2718	5.4 (3.4-8.3)	96 (95-97)	1.3 (0.78-2.1)		0.99 (0.96-1.0)		16	13
Associated diaphoresis[e,49,60]		3249	24-28	79-82	1.3-1.4		0.91-0.93		16-17	12-12

図1 "Does this" シリーズでチェックすること
表は文献3より引用

ため循環器内科医を呼ぶということだけは忘れてはいけない．あくまで初学者のためであるが，通常 ACS を疑う胸痛の基本は以下の3つであり，これぐらいは覚えておく必要がある．

・安静時，20分以上持続
・新規発症し，身体活動を制限される
・増悪する狭心症で，以前の狭心症よりわずかな運動で起きたり，持続時間が長くなる

また，この「3. この胸痛は急性冠症候群か？」は JAMA のお決まりのナンバー "Does this" シリーズを読んでほしいという強い願いである[3]．いろいろな疾患の病歴，検査による尤度比などが記載されており，まず初学者にはこのそれぞれの項目をしっかり覚えてもらうだけでも非常に有益である（図1，STEP1）．そして余裕があれば尤度比までチェックしておきたし！（図1，STEP2）

4. 覚えること多くて大変なんですけど…そこでリスクスコア

「それもう（図1の項目と尤度比を覚えること）無理です…」というイメージがわくだろう．これらの確率計算はベイズ統計の流れだが，おそらくほとんどすべてを計算するのは不可能である．ということでどれかを捨てていくしかないのである．うまく捨てて，まとめてくれているものがある．これがリスクスコアである．

ACS のうち，ST 上昇型急性心筋梗塞（STEMI）はよいのだが，それ以外の診断に悩むことになる．そこでリスクスコアを使用する．有名なのは TIMI だが，最近 HEART Score も知られてきている．あと GRACE，PURSUIT，HFA/CSANZ rule とか，AHCPR algorithm とかいろいろある（図2）が，今回は TIMI risk score に注目して考えてみよう．まず表2でリスクファクターの数を数える．そして図3では，Antman らの報告[1]を参考に，14日以内のイベント確率をみてみよう．

Table 5. Performance of Clinical Decision Tools in Diagnosing Acute Coronary Syndrome[a]

Risk Level	Threshold	LR (95% CI)[b]	% I^2	Predictive Value[c]
High				
HEART score[18,20,21,23]	7-10	13 (7.0-24)	89	66
TIMI score[d]	5-7	6.8 (5.2-8.9)	56	50
Intermediate				
HEART score[18,20,21,23]	5-6	2.4 (1.6-3.6)	96	26
TIMI score[d]	3-4	2.4 (2.1-2.7)	77	26
HFA/CSANZ rule[38,58,63]	High risk	2.8 (2.6-3.0)	0	29
Indeterminate				
HEART score[18,20,21,23]	4	0.79 (0.53-1.2)	88	11
TIMI score[d]	2	0.94 (0.85-1.0)	23	12
Low				
HEART score[18,20,21,23]	0-3	0.20 (0.13-0.30)	78	2.9
TIMI score[d]	0-1	0.31 (0.23-0.43)	96	4.4
HFA/CSANZ rule[38,58,63]	Low to intermediate risk	0.24 (0.19-0.31)	10	3.5

図2　さまざまなリスクスコア
表は文献3より引用

表2　TIMI risk score：リスクファクター

①年齢（65歳以上）
②3つ以上の冠危険因子（家族歴，高血圧，脂質異常症，糖尿病，喫煙）
③既知の冠動脈の有意（＞50％）な狭窄
④心電図における0.5 mm以上のST偏位の存在
⑤24時間以内に2回以上の狭心症状の存在
⑥7日間以内のアスピリンの服用
⑦心筋障害マーカーの上昇

これらのリスクファクターの数の合計を計算.
文献3より引用

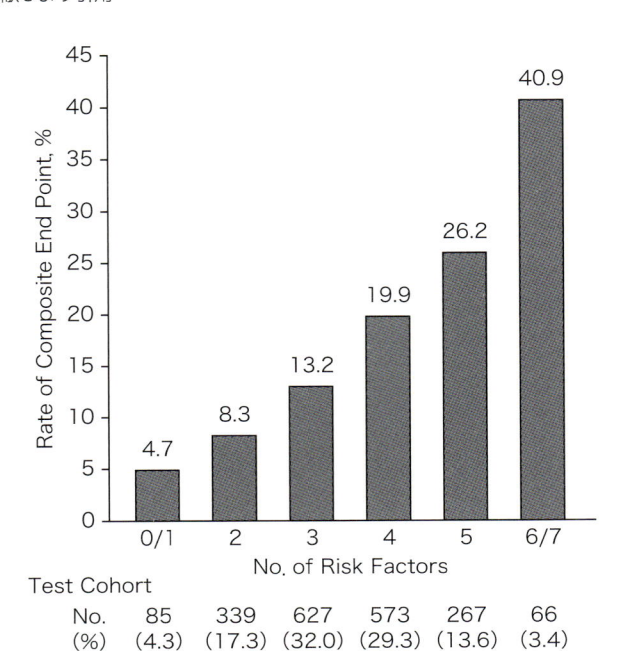

図3　TIMI risk score：14日以内のイベントの確率をみる
文献1より引用

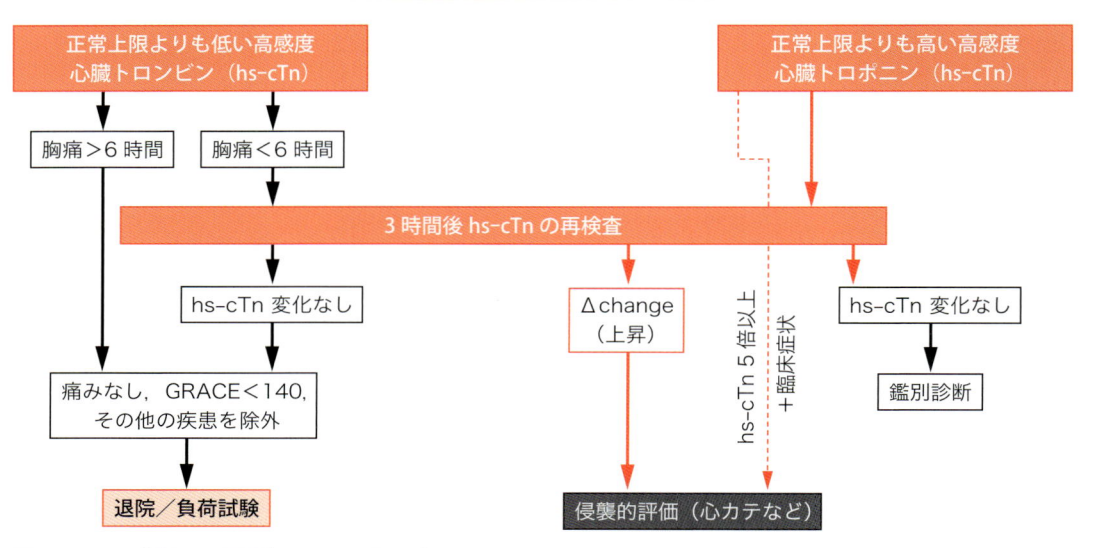

図4 2〜3時間での再評価のアルゴリズム
GRACE：Global Registry of Acute Coronary Events score, hs-cTn：high sensitivity cardiac troponin, ULN：upper limit of normal. 99th percentile of healthy controls.
文献4より引用

例えば，リスクスコアが1点であれば，確率が4.7％ということがわかる．これは死亡率，心筋梗塞，血行再建を必要とする再発性の重症虚血が発症する確率である．

5. 問題はここからだ，確率をどうやって使う？

実際にはこの確率からどのように考えるかである．4.7％という確率が高いのか，低いのか？このあたりが最初にあげた交渉術の出番となるのである．AI時代となり，これらの数字は容易に出てくるであろう．それらを先生方がどのように臨床に生かしていくのか？ ということが問われるわけである．実臨床ではリスクスコアが1であれば通常外来でフォローするということになるだろう．このあたりの低い確率も許容できないのであれば，カテーテル検査をするために入院するしかなくなるという流れである．HEART Scoreも同様の使い方を行うことが多い．

それでもまだ少し実臨床とは解離があるという感じもあるかもしれない．なぜなら，実臨床ではもっと情報を集めうるからである．トロポニンであったり，さらには時間経過をみることができる．実際に上述のHEARTやTIMIは時間軸での評価をしていないので次には時間軸もふまえた考え方で進めてみよう．

6. 時間軸を加味して，ACSを除外してゆく

これは2015年のESCのガイドラインが参考になるだろう（図4）[4]．まず基本的な2〜3時間

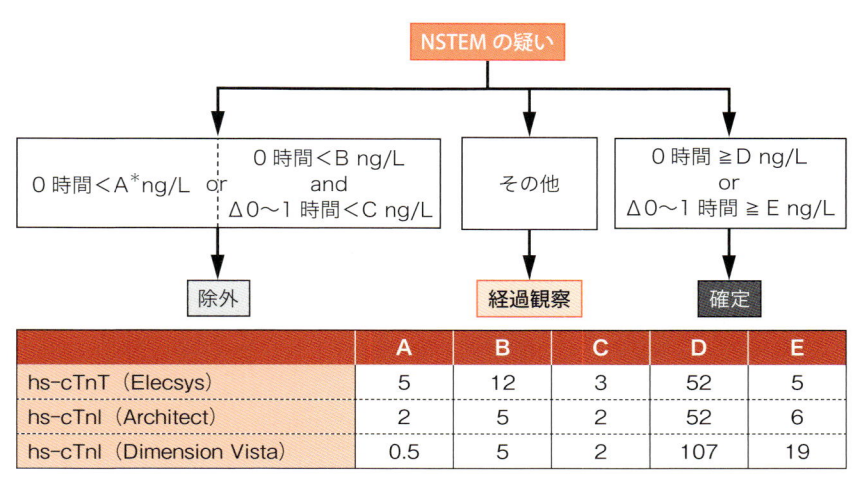

図5　0もしくは1時間での再評価のアルゴリズム
文献4より引用

での再評価のアルゴリズム（'rule-in' and 'rule-out' algorithms）を示す．ポイントはトロポニンが重要だということである．この評価は実臨床でまずトロポニンをフォローするということで，より病態生理的で日本人も親和性の高い除外診断が可能となっているように感じられる．さらに，0もしくは1時間での再評価のアルゴリズム（0 h/1 h rule-in and rule-out algorithms，図5）が公開されたのはかなり物議をかもす結果となった[2]．これらの流れからは時間軸での評価も重要であるが，やっぱりその場で評価したいのでは？ という回帰である．実際にこれらの歴史的変遷もふまえながら，実際の臨床現場では確率と時間軸を加味したアルゴリズムの「いいとこどり」をして診療してもらいたい．

おわりに

　ここまで「帰してはいけない胸痛」ということで，定性的評価から確率を含めた定量的評価，実際のアルゴリズムまで話を広げてきた．基本は患者の様子をみながらの交渉術であるため，細かいところより，患者の安心・安全をどのように得るのか，そしてそれらの医療資源とのバランスを考慮するというきわめて難しい判断である．本稿で述べたそれぞれの項目を参考に実臨床で学んでいってほしい．

文献・参考文献

1) Antman EM, et al：The TIMI risk score for unstable angina/non-ST elevation MI：A method for prognostication and therapeutic decision making. JAMA, 284：835-842, 2000

2) Crea F, et al：Should the 1h algorithm for rule in and rule out of acute myocardial infarction be used universally? Eur Heart J, 37：3316-3323, 2016

3) Fanaroff AC, et al：Does This Patient With Chest Pain Have Acute Coronary Syndrome?：The Rational Clinical Examination Systematic Review. JAMA, 314：1955-1965, 2015

4) Roffi M, et al：2015 ESC Guidelines for the management of acute coronary syndromes in patients presenting without persistent ST-segment elevation：Task Force for the Management of Acute Coronary Syndromes in Patients Presenting without Persistent ST-Segment Elevation of the European Society of Cardiology（ESC）. Eur Heart J, 37：267-315, 2016

プロフィール

水野　篤（Atsushi Mizuno）
聖路加国際病院循環器内科
確率を科学する時代がきたのでぜひそのあたりも学習していただけたらと思います.

2. ショック症例から心原性ショックを短時間で鑑別するコツを教えてください

山根崇史

●**Point**●

・各ショックの違いを理解する

・血圧だけでなく，循環不全が改善されたかを必ず確認する

・悩んだら循環器内科医にコンサルトして血行動態評価を行い答え合わせを！

はじめに

　皆さんどうしてもショックの患者さんを目の前にすると慌ててしまうのではないだろうか？ まずは補液だ！ う～ん，あと昇圧薬も使わないと！ イマイチよくならないから強心薬も使っちゃえ！ こうなるとたとえそれで落ち着いたとして何が治療に効いたかもわからなくなってしまう．そこでショックの患者に遭遇しても慌てなくてすむよう，まずはショックの種類を理解し，その対策を考えていこう．

> **症例**
> 82歳男性
> 主訴：全身倦怠感，意識レベル低下
> 現病歴：高血圧にて近医通院中．1週間前より徐々に食事摂取量が低下し，労作での息切れも自覚するようになったため外出しなくなった．今朝同居する長男が患者本人を起こしに行ったところ，呼びかけには反応するものの力が入らず自力で起き上がることができなくなっており救急要請し，救急搬送された．
> 来院時バイタル：意識レベル JCS Ⅱ-10，血圧 90/70 mmHg，心拍数 130回/分（不整），SpO₂ 四肢冷感著明で測定不可，呼吸数 22回/分，体温 35.2℃

　この患者さんがショックであることは一目瞭然かと思うが，ではどうやって対応していけばいいだろうか？

1. ショックの種類と血行動態からみたその鑑別

　一般的にショックは「組織酸素需要と供給のバランスの破綻をもたらす急性循環不全」と定義され，以下の4つに分類される．

・平均動脈圧＝心拍出量(CO)×体血管抵抗(SVR)

⇩

心拍出量(CO)＝1回拍出量(SV)×心拍数(HR)

> 前負荷
> 心収縮力
> 後負荷

・体血管抵抗(SVR)＝(平均動脈圧－右房圧)／心拍出量(CO)
・動脈血酸素運搬量(DO_2)＝心拍出量 ×1.38×Hb×SaO_2×10

図1　心拍出量と規定する因子
CO：cardiac output, SVR：systemic vascular resistance, SV：stroke volume, HR：heart rate

①循環血液量減少性ショック（出血，脱水，熱傷など）
②血液分布異常性ショック（敗血症，アナフィラキシー，脊髄損傷など）
③心外閉塞・拘束性ショック（肺塞栓，心タンポナーデ，緊張性気胸など）
④心原性ショック

　これらのショックの違いを理解するために，まずは心臓に関して復習しよう．心原性ショックの患者は基本的に心拍出量が低下していることが主病態である．心拍出量（CO）＝1回拍出量（SV）×心拍数（HR）であり，この1回拍出量を規定する因子が前負荷・収縮力・後負荷である（図1）．左心室にとっての前負荷とは本来は左室拡張末期容積（left ventricular end-diastolic volume：LVEDV）あるいは左室拡張末期圧（left ventricular end-diastolic pressure：LVEDP）のことをいうが，その測定が困難であるため，通常われわれは肺動脈楔入圧（PCWP）で代用する．よく中心静脈圧（CVP）あるいは右房圧（right atrial pressure：RAP）が左心室の前負荷として代用されているのをみかけるが，図2をみてわかるように**CVPあるいはRAPは右心室の前負荷を反映するものであり，左心室の前負荷の直接的指標ではないため，注意が必要だ**．ここは心原性ショックに対応するうえで非常に重要なポイントである．左心室にとっての後負荷は全身血管抵抗（SVR）となる．以上をふまえたうえで，それぞれのショックの血行動態をまとめると表のようになる．

2. ショック患者に対する初期蘇生

1 基本の対応：輸液，血管収縮薬，強心症

　ショックの患者に対する初期対応としては2001年に敗血症性ショックの患者を対象として報告されたEarly Goal Directed Therapy（EGDT）がよく知られている（図3）．現在ではその有効性も疑問視され，あまり推奨されなくなっているが，ただ実際にショックの患者を目の前にしたときにまず何をするかということに関してはある程度EGDTに準じた対応が行われているのが現実ではないだろうか．つまり，まずは輸液負荷をする，そして昇圧薬（血管収縮薬）を使う，それでもダメなら強心薬を使用してみるというステップである．実際に症例の患者を目の前にしたときには，ショックと判断した時点でまずは輸液負荷を行い反応が不良であれば血管収縮薬を開始して血圧を上げようとするのではないだろうか？　その間にエコーなど画像検査で原因検索を

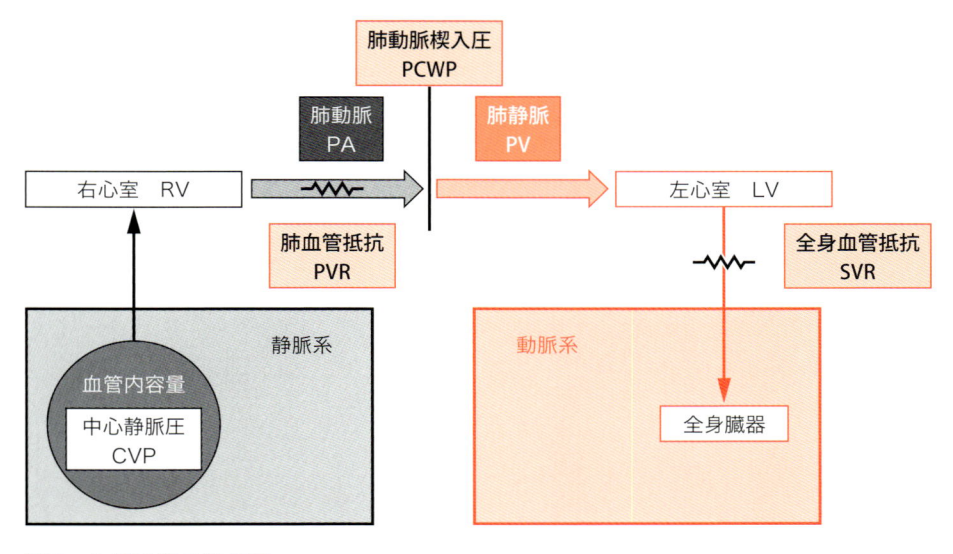

図2　血行動態の模式図
左心室の前負荷はPCWPが代用され後負荷はSVRである．〰〰〰は血管抵抗を示す．
CVP：central venous pressure，RV：right ventricular，PA：pulmonary artery，
PVR：pulmonary vein resistance，PCWP：pulmonary capillary wedge pressure，
PV：pulmonary vein，LV：left ventricular，SVR：systemic vascular resistance

表　各ショックの血行動態

	CVP/RAP	PCWP	CO/CI	SVR/SVRI
循環血液量減少性ショック	↓	↓	↓	↑
血液分布異常性ショック	↓，→	↓，→	→，↑	↓
心原性ショック	↓，→，↑	↑	↓	↑

CI：cardiac index（心係数）

行っていく流れではないかと思う．もしこの患者が循環血液量減少性ショックであれば輸液負荷が，血液分布異常性ショックであれば血管収縮薬が著効してショックから離脱ができるかもしれない．実際に症例の患者は病歴からも1週間前から食事が十分とれていないことから脱水傾向にある可能性は十分ある．ショックの患者のなかでは循環血液量減少性，あるいは血液分布異常性ショックが大部分であるため，この輸液と血管収縮薬で効果を期待しつつ心外閉塞・拘束性ショックとなるようなそのほかの原因検索を画像検査にて行っていくというのが日常的であろうし，それで十分である．

② 心臓の異常がある場合

　ではここで原因検索の過程で行った心エコーで心機能が低下している，あるいは心機能は良好でも重症弁膜症を合併している，などの心臓の異常がわかるとどうだろう？場の雰囲気は一気にこれは心原性ショックではないか，と一変するだろう．ただしこの時点でも，もともと心機能が悪い患者が食事もとれていないのに利尿薬を内服し続けて循環血液量減少性のショックになっているかもしれないし，もともと心機能が悪い患者が重症感染症にかかって血液分布異常性のショックにかかっているかもしれず，心機能が悪いだけでその患者のショックの原因が心原性ショック

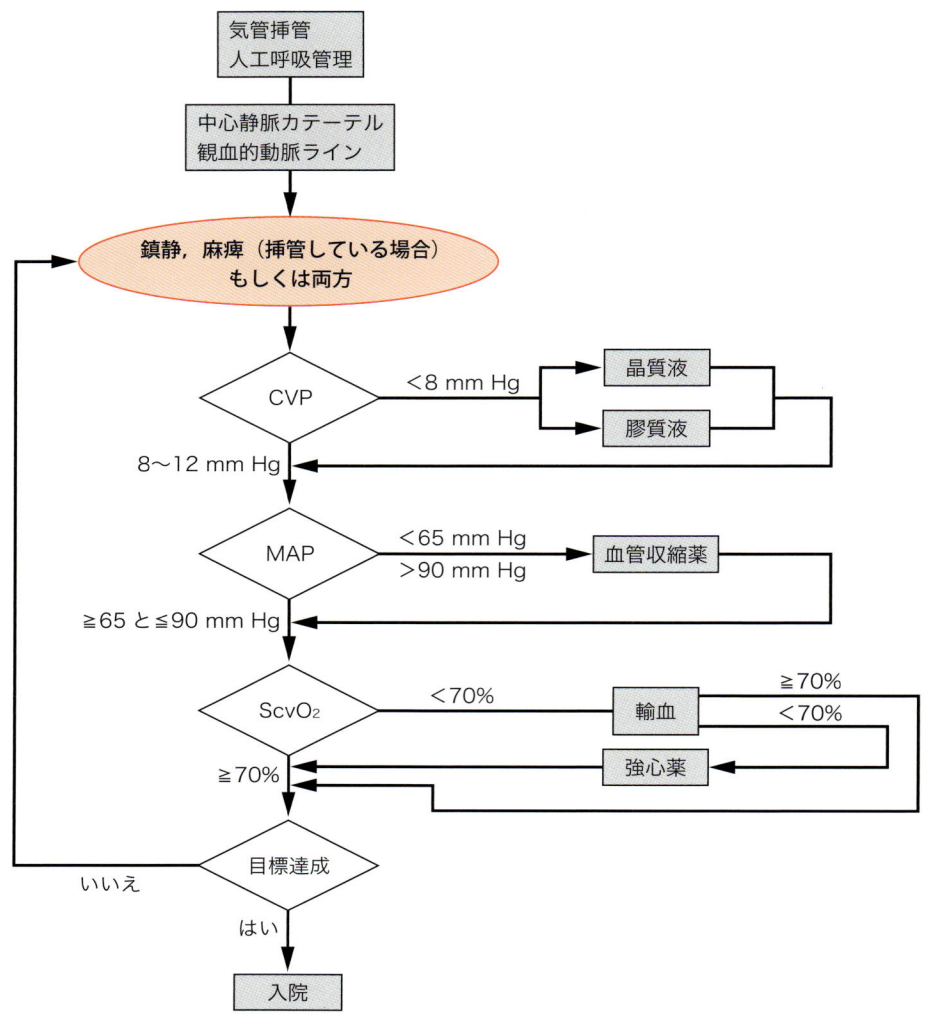

図3 Early Goal Directed Therapy（EGDT）
MAP：mean arterial pressure（平均動脈圧）
文献1より引用

であると決めるのは短絡的である．ではここまでの時点で循環器内科医が診察して心原性ショックと診断できるような特異的な所見があるかというとそれは"No"である．心原性ショックのメインの病態は低心拍出量症候群（low cardiac output syndrome：LOS）になる．つまり，主な自覚症状としては全身倦怠感や食欲低下であり，1回拍出量が少ない分，脈圧は低いが代償として頻脈となる．ただし，ほかのショックでも同様の症状は認めることが多い．一方，通常心不全患者に特徴的な体うっ血や肺うっ血は認めない場合も多く，そういった所見がないから心原性ショックではないとは言い切れない．ただ1つ言えることは，もし心原性ショックであれば，輸液負荷と血管収縮薬をどれだけ行っても状態はよくならない．血管収縮薬を十分量使用すれば血圧は上昇するはずである．それでも頻脈は改善しないし，患者の自覚症状も改善しない．それは低拍出自体が改善していないからである．

3. 心原性ショックに対するGoalをどうするか？

1 低拍出の指標：SvO₂，乳酸菌

それでは心原性ショックかどうかを判断するために低拍出をどうやって診断するかというのは非常に難しい問題である．EGDTでは混合静脈血酸素飽和度（SvO₂）を指標に強心薬を使用することが推奨されているが，これは右心カテーテルを使用しないと測定できない指標である．そこで，最近は中心静脈オキシメトリーカテーテルが販売され，中心静脈血酸素飽和度（ScvO₂）で代用されることも多くなっている．これは非常に有用な指標である．動脈血酸素運搬量（DO₂）は図1に示してあるように心拍出量が低下すると低下するため，末梢で消費された後の静脈血の酸素飽和度であるSvO₂やScvO₂が低下する．つまり心原性ショックの場合，血管収縮薬を使用して血圧が上昇してもSvO₂やScvO₂は上昇せず低いままである．もう1つ最近指標とされているのが乳酸値であり，どのようなショックであれ循環不全があれば血中乳酸値は上昇する．2016年の敗血症の診断基準[4]では乳酸値の2 mmol/L以上の上昇と定義されている．この乳酸値に関しても，心原性ショックの患者であれば低拍出を改善しない限りは改善しない．つまり，心原性ショックは輸液負荷や血管収縮薬を使用してもSvO₂やScvO₂が改善せず，乳酸値も低下しない病態，ということになる．

2 適切な輸液量，血管収縮薬投与の指標

もう1つ難しいのがどれだけ輸液負荷あるいは血管収縮薬を使用して十分と判断するのか，という指標の点である．EGDTの使用が見直されている1番の問題点もこの指標にある．Frank-Starling曲線にあるように，ある一定以上の前負荷がかかると心拍出量は頭打ちになる．まだまだ心拍出量を増やそうと輸液をし続けても心拍出量は増加せず，CVPとPCWPだけが上昇して肺うっ血をきたしてしまう．血管収縮薬を使用するということは心臓からすると後負荷が増大して心拍出量は低下してしまうリスクがある．つまり，漫然と鑑別のためにほかの治療を行った結果心原性ショックが悪くなるという可能性もあるわけである．さらに，実臨床では単純に1つのショックだけではない場合もたくさんある．そもそも心原性ショックの患者はCVPが低い場合も高い場合もあり，当初はCVPもPCWPも低く脱水だと思い輸液負荷を行ったところ，CVPとPCWPは十分上昇したけど心拍出量は十分改善せず心原性ショックの治療を要する結果となるケースもある．心原性ショックだと思い強心薬を使用して十分心拍出量は改善したものの，SVRが低くて血圧が維持できず血管収縮薬を併用して治療するケースもある．つまり，こういった心原性ショックの患者の診断・治療において最も重要なことは「疑い早めに評価を行う」ことである！

4. 血行動態評価が重要

重症の心原性ショックの患者の場合，静注の強心薬を使用しても立ち上がらず，大動脈内バルーンパンピング（IABP）といった機械的サポートを必要とする場合も多々あるため，少量でも強心薬を使用して様子をみるというのは危険である．また，ショックから離脱するまでは臓器不全も進行し，患者の状態もどんどん悪くなるため，それぞれの評価を短時間で行う必要がある．

われわれがコンサルトを受けるとまずは右心カテーテルを挿入して血行動態を評価する．右心カテーテルはルーチンでの使用は否定的な報告も出てネガティブな意見も聞くが，あくまでルー

チンでの使用は意味がないというだけであり，こういった重症患者を救命するには必須のツールである．右心カテーテルを挿入すれば先の図1であげた血行動態のパラメータがすべてわかるわけだから，その結果を読み解き，そもそも心原性ショックなのか，心原性ショックであれば前負荷・収縮能・後負荷のどこに問題があるのかを把握する．そのうえで治療を開始し，治療に対する反応を経時的にモニタリングしてショックを離脱させることができる．もう1つ重要なことは，**右心カテーテルを行う前に自分が立てた仮説に対する答え合わせができる**という点であり，これは臨床能力を磨くうえで非常に重要である．先に述べたように，いろいろやってなんとなくよくなった，ではなく，自分はこういう所見から心原性ショックだと思ったけれど結果的にどうだったのか，ということを積み重ねることが大変大きな経験になる．それを積み重ねることで，ショックの患者に対する診断・治療のスキルがさらに向上することになる．

おわりに

　ショックの患者は，ショックが遷延すると状態は刻一刻と悪化していく．なかなか特徴的な心不全症状を認めない場合も多いので，初期蘇生に反応が不十分だった場合には早めにコンサルトして血行動態評価を行うようにしよう．

文献・参考文献

1) Rivers E, et al：Early goal-directed therapy in the treatment of severe sepsis and septic shock. N Engl J Med, 345：1368-1377, 2001
2) Yealy DM, et al：A randomized trial of protocol-based care for early septic shock. N Engl J Med, 370：1683-1693, 2014
3) Marik PE, et al：Does central venous pressure predict fluid responsiveness? A systematic review of the literature and the tale of seven mares. Chest, 134：172-178, 2008
4) Singer M, et al：The Third International Consensus Definitions for Sepsis and Septic Shock (Sepsis-3). JAMA, 315：801-810, 2016

プロフィール

山根崇史（Takafumi Yamane）
神戸市立医療センター中央市民病院循環器内科

3. 「失神」診断の極意を教えてください！

坂本　壮

● Point ●

・病歴がきわめて重要！ 本人だけでなく目撃者からも根掘り葉掘り聞くことを怠るな！

・心電図をとって安心するな！

・意識消失を主訴に来院するとは限らない！ 外傷患者では受傷機転を必ず確認せよ！

はじめに

　失神は救急外来で出合う頻度の高い症候である．皆さんも入浴後に卒倒した高齢患者さんや，夜間排尿時に意識消失を認めた患者さんを診察した経験があるだろう．診察時に明らかな心電図異常や消化管出血を示唆する吐血や下血／血便が認められれば診断は容易だが，多くの失神患者は来院時には無症状なことが多いものである．そのような場合に正しく対応できているだろうか？心電図を確認し，なんとなくお茶を濁して帰してはいないだろうか？ 多くの失神患者の予後は良好だが，決して見逃してはいけない疾患が含まれていることを忘れてはいけない．自信をもって対応できるように本稿では失神診断の極意を学ぼう．

1. よくある失神症例

　以下の3症例は救急外来で頻繁に経験する失神患者の例である．それぞれ "らしい" 病態，疾患を意識しながら先に読み進めてほしい．

症例1

　80歳代男性．夜間ドスンという音がしたため妻が見に行くと，トイレの前で倒れている本人を発見した．呼びかけると「大丈夫」とすぐに返答はあったが，普段と比較するとやや反応が鈍いため，心配した妻が救急車を要請した．

　救急隊到着時，3/JCS，血圧128/75 mmHg，脈拍90回/分，呼吸15回/分，SpO_2 96％（室内気），体温36.2 ℃．本人から特に訴えはない．病着時には意識は普段と同様となっていた．

> **症例 2**
>
> 　40歳代男性．帰宅途中のホームで転倒し，頭部外傷を主訴に救急搬送された．救急隊到達時，意識清明，血圧 110/68 mmHg，脈拍 98 回／分，呼吸 14 回／分，SpO2 98 %（室内気），体温 36.6 ℃．前額部に数cm大の皮下血腫を認める．

> **症例 3**
>
> 　60歳代女性．スーパーで買い物途中に卒倒し，目撃した友人が救急要請．救急隊到着時，意識清明，血圧 148/88 mmHg，脈拍 98 回／分，呼吸 12 回／分，体温 36.0 ℃，瞳孔 3/3 ＋／＋であった．麻痺は認めず，意識消失を主訴に救急搬送となった．

2. 失神の定義

　「失神とは何ですか？」と問われて，きちんと答えることができるだろうか？ 意識障害，意識消失，一過性意識消失発作（transient ischemic attack：TIA），失神，痙攣，てんかんは，重複する部分もあるが，区別し対応する必要がある．なぜなら，それぞれ原因が異なり，アプローチが異なるからである．

　失神とは，瞬間的な意識消失発作で，姿勢の緊張を維持することができず意識を消失してしまう状態であり，すみやかに改善する状態を指す．脳血流の低下によるもので，痙攣や先行する頭部外傷，明らかな意識障害などの臨床的徴候がないものとされる[1]．

　定義からわかるように，意識障害を認める患者では，原則失神ではなく，意識障害というプロブレムリストから鑑別を進めていく必要がある．例えば，高齢者が意識障害を認める場合には脳卒中などの頭蓋内疾患を積極的に疑うが，失神であった場合にはまず考える病態ではない．失神で一過性脳虚血発作（TIA）がまず考える病態でないことは説明不要だろう（理由がわからない方はきちんと勉強してほしい[2]）．

3. 失神の分類

　失神は一般的に心原性（心血管性）失神，起立性低血圧による失神，反射性失神の3つに分類される（表1）[1]．頻度として高いのは迷走神経反射や排尿や食後低血圧などの状況性失神に代表される反射性失神だが，確定診断するためには，見逃してはいけない心原性（心血管性）失神や出血や薬剤などによる起立性低血圧を除外する必要がある．これらを意識して，失神患者のアプローチを考えていこう．

4. 失神患者のアプローチ

　失神に限らないが，重篤な疾患を見逃さないためにはアプローチ法をもっておくことをお勧めする．ここでは私が普段救急外来で行っているアプローチを紹介する（表2）．

表1　失神の分類

分類		鑑別疾患
心原性（心血管性）失神	不整脈	徐脈／頻脈性不整脈，薬剤性不整脈
	器質的心疾患	大動脈弁狭窄症，閉塞性肥大型心筋症大動脈解離，肺血栓塞栓症 など
起立性低血圧	一次性自律神経障害	自律神経障害，Parkinson病 など
	二次性自律神経障害	糖尿病，尿毒症，アルコール性 など
	薬剤性起立性低血圧	アルコール，降圧薬，利尿薬 など
	循環血液量低下	出血，下痢，嘔吐 など
反射性失神	血管迷走神経反射	精神的ストレス（恐怖，疼痛 など）
	状況失神	排尿，排便，咳嗽，食後
	頸動脈洞症候群	ひげ剃り，きつめの襟元 など

文献1を参考に作成

表2　失神のアプローチ

①意識状態を確認する
②バイタルサインを確認する
③心電図を確認する
④前駆症状（特に痛み）を確認する
⑤病歴をしつこく確認する
⑥身体所見をフォーカスを絞ってとる
⑦必要な検査を行う
⑧リスク評価を行う

1 意識状態を確認する

　定義の通り，失神患者では通常すみやかに意識状態が元の状態へと改善する．そのため，救急外来などわれわれが診察する際には普段通りの意識状態へ改善しているはずである（院内急変など目の前で生じた場合には数秒から数分の意識消失時間が存在する）．目の前の患者さんの意識状態を Glasgow Coma Scale（GCS）や Japan Coma Scale（JCS）を用いて客観的に評価するだけでなく，可能であれば普段の患者さんの状態をよく知る人へ普段と変わりないかを確認するようにしよう．普段と比較し意識が悪い場合には，「意識障害」として対応する必要がある[2]．

2 バイタルサインを確認する

　失神患者ではバイタルサインもまた診察時には普段と変わらず安定していることがほとんどである．頻脈や頻呼吸を認める場合には，肺血栓塞栓症など重篤な疾患が隠れているかもしれない[3]．

　脈圧が低下している場合には，心機能の低下を示唆し，急性心筋梗塞が原因かもしれない．また，大動脈解離も失神を主訴に来院する場合があり，血圧の左右差は確認する癖をつけておくとよいだろう．頻度は高くないが，失神の原因として忘れがちな原因であるため意識しておくと救われることが少なくない．

　最も多い失神の原因である反射性失神では，失神直後は徐脈，低血圧となるのが一般的である．そのため，救急隊到着時にそのようなバイタルサインで，時間経過とともに普段と同じ状態へと

表3　心血管性失神：HEARTS

H	Heart attack（AMI）	急性心筋梗塞
E	Embolism（Pulmonary thromboEmbolism）	肺血栓塞栓症
A	Aortic dissection/Aortic stenosis	大動脈解離 大動脈弁狭窄症
R	Rhythm disturbance	不整脈
T	Tachycardia（VT）	心室頻拍
S	Subarachnoid hemorrhage	くも膜下出血

文献2より引用

変化した場合には反射性失神の可能性を示唆する1つの所見と判断できるだろう．

　バイタルサインは立位が可能であれば臥位と立位，立位が困難であれば臥位と座位でそれぞれ評価しよう．臥位と比較し立位や座位で血圧が低下（一般的に収縮期血圧20 mmHg以上の低下）する場合には起立性低血圧の可能性があると判断した方がよいだろう．通常脈拍は体位変換によって増加するが，しない場合には薬剤性や自律神経障害を疑う1つの理由となる．

3 心電図を確認する

　失神患者において最も重要な検査は心電図である．理由としては，完全房室ブロックなど失神の原因となる不整脈を検出するためであるが，初回の心電図で原因となる不整脈を拾いあげられる確率は，検査前確率にもよるが，基本的に数％程度である．これはイメージすれば理解しやすいだろう．私たちが診察している患者さんは今はなんともない失神の患者さんが多いわけであるが，不整脈が持続していたら何らかの症状があるだろう．心電図は必須だけれども，正常だからといって心原性（心血管性）を否定できるものではないことは意識しておこう．

　心血管性失神の原因として表3を頭に入れておいてもらいたい．そのうち，肺血栓塞栓症は洞性頻脈やSⅠQⅢTⅢが特徴的である．また，くも膜下出血でも高率に心電図異常がみられる．失神患者全体でみれば心電図異常を認める頻度は少ないが，異常があればそれは重篤な疾患のサインである可能性が高いため慎重に評価しよう．

　なお，心電図は必ず以前のものと比較することが重要である．急性の変化か慢性的なものかは緊急度に大きく影響する．自施設でのデータが存在しなければ，前医からとり寄せる努力を怠ってはいけない．

4 前駆症状（特に痛み）を確認する

　失神の原因では，大動脈解離，肺血栓塞栓症，急性心筋梗塞，くも膜下出血なども心血管性失神の原因として常に鑑別する必要がある．しかし，実際に鑑別しようと思うと造影CTなどの画像検査が失神患者全例に必須となってしまう．これはやりすぎというか適切なアプローチとはいえない．検査はリスクを回避するために行うことも救急外来ではあるが，具体的な疾患を疑い答え合わせとして行うのが理想的である．そのため，大動脈解離など心血管性失神らしい所見を把握し確認する必要がある．

　大動脈解離，肺血栓塞栓症，くも膜下出血は，発症時に疼痛を伴うのが一般的である．必ず発症時の痛みの有無を確認しよう．頭痛があればくも膜下出血，胸痛があれば大動脈解離，肺血栓塞栓症を考え身体所見をとろう．

表4　EGSYS score
　　　—病歴から心血管性失神を疑え—

動悸が先行する失神	4点
心疾患の既往 and/or 心電図異常指摘	3点
労作中の失神	3点
仰臥位での失神	2点
増悪因子・環境因子[※1]	－1点
自律神経系の前駆症状[※2]	－1点

※1 温感，混雑した場所，長期間の立位，恐怖，疼痛，感情
※2 嘔気，嘔吐
3点以上であれば心血管性失神の可能性が高いと考える
文献6を参考に作成

5 病歴をしつこく確認する（既往歴，家族歴，内服歴も含む）

　失神の原因の同定に最も寄与するのが病歴である．失神患者は意識が普段通りに戻っているはずである．認知症や転倒に伴う脳震盪症状で詳細な病歴聴取が困難なことはあるが，病歴聴取をきちんと行う．難聴を理由に諦めたりしてはいけない．

　危険な病歴を見逃さないようにする．心血管性失神らしい病歴としてEGSYS score（表4）[6]を頭に入れておこう．また，疼痛や動悸の前症状，労作時の失神，仰臥位での失神は危険と覚えておこう．

　最も頻度の高い反射性失神では発症前後に嘔気・嘔吐などの消化器症状を認めるのが典型的である．

　若年者の失神ではBrugada症候群も鑑別にあがるが，家族歴が重要である．若くして突然死した，もしくは心疾患に罹った家族がいる場合には要注意である．

　高齢者の失神では必ず薬剤性を考慮する．高齢者ではいかなる主訴においても1度は薬剤性を考える癖をもつとよい．

● mini lecture：既往歴・家族歴・内服歴は正確に聞きだそう！

1．既往歴の聞き方

「何か大きな病気に罹ったことはありますか？」という聞き方はお勧めできない．必ず具体的な疾患を意識して確認する癖をもとう．不整脈や弁膜症など表1に関連する疾患を具体的に聞くとよい．そして最も重要なことが「失神の既往」である．原因が判明していなくても失神をくり返している場合には慎重に対応する必要がある．

2．家族歴の聞き方

「ご家族のなかで大きな病気に罹ったことのある方はいませんか？」では既往歴のときと同様不十分であり，「ご家族のなかで若くして亡くなった方や心臓疾患を患った方はいませんか？」と聞こう．

3．内服歴の聞き方

超高齢化社会である本邦では，失神患者の多くを高齢者が占める．高齢者では半数以上がポリファーマシーの状態であり多数の薬剤を内服していることが多く，それゆえに薬剤による影響は常に考えておく必要がある．薬手帳を確認することは絶対事項として，可能であれば薬剤の変更歴，処方薬以外の内服薬に関しても確認しよう．処方内容が不明な場合には，面倒でもかかりつけ医に確認する努力を怠ってはいけない．

6 身体所見をフォーカスを絞ってとる

　失神によって外傷を伴うことが少なくないため，全身を観察する癖をつける．特に頭頸部は注意深い観察が必要である．認知症や脳卒中後の患者など普段から意思の疎通が困難な患者の場合には，たとえ疼痛の訴えがなくても外傷の有無を評価する．

　聴診では収縮期雑音，特に大動脈弁狭窄症に代表される駆出性収縮期雑音（ejection systolic murmurs）の有無を右鎖骨に聴診器をあて評価する．

　下肢の診察時には必ず左右差を意識し，深部静脈血栓症（deep vein thrombosis：DVT）を疑う所見がないかを確認しよう．DVTを認める場合には肺血栓塞栓症の可能性がぐっと上がる．

　出血による起立性低血圧の原因として，消化管出血の有無は確認しよう．明らかな吐血を認める場合には診断は簡単だが，認めない場合には，眼瞼結膜の評価に加え，下血／血便の有無は確認しよう．ルーティンには必要ないが，失神の原因が特定できない場合，貧血を示唆する所見が認められるものの吐下血／血便が認められない場合には直腸診も忘れてはいけない．

　診断ミスの60 ％は不適切な身体診察から生まれるとされる[4]．必ず病変を直視することを心がけよう．

7 必要な検査を行う

　心電図は失神患者に必須だが，そのほか必要な検査はあるだろうか．一般的に血算・生化学などの採血，エコーが救急外来では行われることが多いだろう．血液ガスを採血の代わりに行っているところもあるかもしれない．採血や血液ガスでは必ず以前と比較すること※，エコーでは聴診所見と矛盾ない弁膜症所見の有無を中心に，心機能の簡便な評価，ついでに腹腔内出血の評価を数分で行うようにしよう．

> ※ Hb値はg/dLの単位からわかるように濃度であり，急性の出血では低下しないことにも注意が必要である．また，低めであっても血管内ボリュームが保たれている状態で以前と数値が変わらなければ失神の原因とは考えづらいだろう．

　画像はルーティンには必要ない．失神の原因検索というよりも，失神によって引き起こされた外傷検索目的に行う．撮影した場合には，外傷性くも膜下出血や下顎骨折を見逃さないように読影する．

8 リスク評価を行う

　失神の原因を初診時に推定はできても確定できることは少なく，その場合には心原性失神のリスクに応じて対応する必要がある．リスク評価にはOESIL，SFSR，前述したEGSYSなどがあるが，絶対的なものではなく，本稿の内容など総合的な判断が必要になる．

　積極的に心原性を疑う場合には入院してモニター管理を行う．近年ではホルター心電図よりもより長期に不整脈の検出が可能なELR（external loop recorder）やILR（implantable loop recorder）も普及している．ILRは早期に失神の原因を同定するのに有用だが，死亡率の改善や処置に伴うADLの低下などの確固たるエビデンスは現段階では存在しない[5]．

　施設ごとに失神の対応が異なるのが現状だとは思うが，重要なことは病歴を中心としたリスク評価を正しく行うことであり，それを疎かにしてなんとなく原因がわからない失神患者に「とりあえずホルター心電図」をオーダーしてはいけない．

Advanced Lecture

今まで述べたことは一般的な失神のアプローチであり，実践している先生方も多いと思う．さいごに，知らなければ対応が難しい失神の来院パターン，そして治療に勝る唯一の対応策である予防法に関して頭に入れておこう．

1 syncopal seizure：失神が原因で痙攣することもある！

失神の定義は前述の通りだが，すみやかに意識が戻らないこともあることを知っておこう．脳血流の低下が影響しているため，失神し臥位の状態となる．また不整脈が治まれば脳血流が回復し意識が戻るわけだが，それを妨げるような状態となると意識の回復までに時間がかかる．致死性不整脈によって心肺停止となる場合には卒倒した後に全身性の痙攣を認めることもある．

救急外来でよく経験する病歴は，排尿・排便後に便座に腰掛けた状態で発見され反応が乏しいというものである．臥位にして経過をみると緩徐に意識が回復する．失神ならすみやかに改善するはずだから頭に何かあるはずだと考え精査するも原因が同定できない場合にはsyncopal seizureが考えやすいだろう．

2 再発予防：予防に勝る治療なし！

不整脈の予防は困難であっても，最も頻度の高い反射性失神は予防が可能なことが多い．例えば排尿失神では，飲酒や利尿薬との関連があるため，適切な飲酒方法の指導や内服薬の調整などを考慮する．また，男性の場合には，夜間の排尿時は立位ではなく便座に腰掛けて行うようにするなどが有効となる．

失神の原因自体は問題がなくても，それによって大腿骨頸部骨折や圧迫骨折などを起こしてしまうとADLが極端に落ち，その後の生活に大きく支障をきたしてしまう．そうならないためにも，面倒くさがらず患者，家族へ予防法を伝授しよう．

5. 症例の振り返り

ここまで読めば症例1〜3の診断は比較的容易なのではないだろうか．症例1は典型的な排尿に伴う状況失神である．症例2は頻脈を認め，比較的若い方の失神である．来院時のHbは12 g/dLだったが精査の結果，出血性胃潰瘍による起立性低血圧だった．症例3は発症時に頭痛が認められたため，精査するとくも膜下出血だった．

いかがだっただろうか．もちろんこんな単純にすべてが解決するわけではない．リスク評価もきちんと行う．しかし，原因検索に重要なことは可能な限り病歴，バイタルサイン，身体所見をとることであり，これらをなくして診断することは困難である．また検査の待ち時間にリスク評価すれば決して時間のかかることではない．いろいろと検査をオーダーするよりかはよっぽど近道なのである．

おわりに：「急がば回れ」

　失神患者の多くは来院時には外傷を伴っていることはあるものの全身状態は安定している．それゆえに患者の病態を軽視しがちになるが，必ず病歴から心原性（心血管性）失神を拾いあげ，貧血や薬剤の影響も考慮し原因検索を行おう．

　救急外来で出合う頻度が高い症候だが，致命的な病態となる前に，また再発し来院しないように検査よりも病歴，身体所見に重きをおき対応してもらいたい．「急がば回れ」である．

文献・参考文献

1）Shen WK, et al：2017 ACC/AHA/HRS Guideline for the Evaluation and Management of Patients With Syncope：A Report of the American College of Cardiology/American Heart Association Task Force on Clinical Practice Guidelines and the Heart Rhythm Society. Circulation, 136：e60-e122, 2017

2）失神に出会ったら．「救急外来 ただいま診断中！」（坂本 壮／著），pp26-44, 中外医学社，2015

3）Prandoni P, et al：Prevalence of Pulmonary Embolism among Patients Hospitalized for Syncope. N Engl J Med, 375：1524-1531, 2016

4）Verghese A, et al：Inadequacies of Physical Examination as a Cause of Medical Errors and Adverse Events：A Collection of Vignettes. Am J Med, 128：1322-4.e3, 2015

5）Tanno K：Use of implantable and external loop recorders in syncope with unknown causes. J Arrhythm, 33：579-582, 2017

6）Del Rosso A, et al：Clinical predictors of cardiac syncope at initial evaluation in patients referred urgently to a general hospital：the EGSYS score. Heart, 94：1620-1626, 2008

プロフィール

坂本　壮（So Sakamoto）
順天堂大学医学部附属練馬病院救急・集中治療科
西伊豆健育会病院内科 非常勤医
著書：
救急外来 ただいま診断中！．中外医学社．2015．
ビビらず当直できる 内科救急のオキテ．医学書院．2017．
救急外来診療の原則集―あたりまえのことをあたりまえに．シーニュ．2017．
座右の銘：「継続は力なり」，「No Passion, No Education ！」

「他人のことに関心をもたない人間は苦難の道を歩まねばならず，他人に対しても大きな迷惑をかけることになる．人間のあらゆる失敗はそういう人たちの間から生まれるのです」．アルフレッド・アドラー（Alfred Adler）の言葉です．患者さんに関心をもちよりよい診療を，仲間に関心をもちよい仲間をつくりましょう．

4. ERにおける心電図判読のコツ，絶対見逃してはいけない波形を教えてください

西原崇創

●Point●

- ・患者背景からリスクを考慮し，柔軟に所見を拾う
- ・心電図変化がないから大丈夫とはいえない
- ・心電図は可能な限り比較する

はじめに

　ERにおいて心電図の有用性は計り知れないものがある．循環器三大救急疾患である"急性冠症候群""大動脈解離""肺血栓塞栓症"，失神や動悸における不整脈診断，電解質異常や内服薬物に伴うQT延長などはその代表といえよう．

　今回は，そのなかでも特に心電図が診断や治療の意思決定に大きく関与する"急性冠症候群"に注目したいと思う．

1. 心電図判読にもリスク層別化が必要

　急性冠症候群は冠動脈硬化に伴うプラーク破綻[1]が主病態であり，重篤な病態であることはご存じのことと思う．典型的な症状と心電図変化があれば診断は容易であるが，少なからずアプローチに難渋するケースも存在する．

　胸部症状を伴った患者が来院した際，読者の皆さんは心電図をどのように判読しているだろうか．悩ましい状況の際に心にとどめておくべきこととして，まず以下の2つのメッセージをあげたいと思う．

　"クライテリアに縛られず柔軟に所見を拾う"
　"心電図変化がないから問題ないとはいえない"

　典型的なST上昇や低下，異常Q波や陰性T波など，これらの変化がごくわずかであったり，もしくは仮にほとんど目立たない場合でも"所見あり"と認識し行動すべきときがある．最初に急性冠症候群は「冠動脈硬化に伴う」と書いたが，まさにこの点が重要で，心電図を判読する際も患者背景を重視し，リスクの層別化を図り，リスクありと考えられる場合，常に"クロ"ではないか？と考えながらアプローチする姿勢が重要である．ごくわずかな変化でも高リスクケースな

表　急性冠症候群の"リスクあり"と考えるポイント

・年齢
高齢になればなるほどリスクが上がる
・冠危険因子の存在
家族歴，喫煙，アルコール多飲，高血圧症，脂質異常症，糖尿病， 長期のステロイド内服に伴う代謝異常，肥満
・既往歴
狭心症，心筋梗塞の既往，冠動脈バイパス術の既往，他の血管疾患，腎不全
・典型的胸痛
胸部絞扼感 　→刺すような局所の痛みや呼吸で変化する場合，心原性でない可能性が高い
肩への放散 　→両肩や右肩への放散は要注意！
歯痛

ら，より感度高く所見を拾う姿勢が重要である．単に一般的なクライテリアのみを意識した判読ではその後の意思決定が遅れることもあるように思う．

では，どのような場合"リスクあり"と考えるかについて，簡単に表にまとめてみよう．

これらの患者背景をふまえ，リスクが高いと判断された場合，わずかな波形の変化にも着目すべきである．では，例をあげてより深く学習する．

1 断続的な胸痛を認めた症例

まず，図1の心電図をみてみよう．図1の最終診断は下壁梗塞であるが，初診の段階では前胸部誘導のわずかな低下のみが目立っていた．断続的な胸痛を認めた後，最も強い自覚症状を認めた際，Ⅱ，Ⅲ，aVFでST上昇を認めた．このケースは経時的に心電図変化を追えた稀なケースであるが，年齢は50歳代，喫煙歴，さらに糖尿病の既往があり，高リスク群と判断され，ERで経過観察されていた．専門医がみればもっと早くアプローチできた可能性は否定できないが，リスクありと判断し，心電図変化を経時的に追ったことがターニングポイントになった．

ちなみに，下壁梗塞の早期にaVLの陰性TやST低下が目立つ場合があり，記憶にとどめておくと役に立つだろう[2]．

2 典型的な胸痛を認めた症例

次に，図2Aをみてみよう．本例も典型的な胸痛を認めた1枚である．前胸部誘導でのST低下が目立っている．STが低下しているところがあれば，上昇している誘導を探すというのは定石であるが，本例ではそれは目立たないようである．目の前の患者の胸痛は持続している．いったい何が起きているのだろうか？図2Bの心電図は胸部誘導を反転させた図で，反転させるとSTが上昇している．つまり，ST低下は後壁側でのST上昇を鏡像変化として捉えたものと解釈できる．よくみると，V2やV3のR波高が目立ち，Ⅰ，aVLでわずかにST上昇しているようにみえる．これらのことから後壁梗塞と診断できる．目の前に記録した心電図をただ裏返すだけで適切な診断に至ることができる．現場では記録した心電図をライト越しに裏返してみてみれば一目瞭然である．

A）初診時

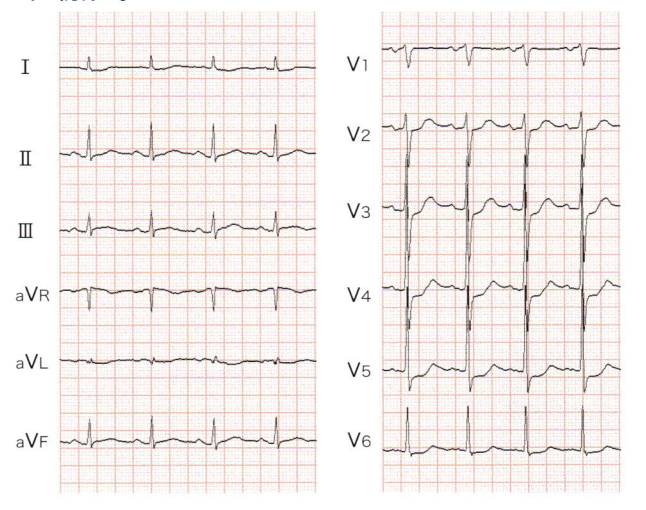

B）最も強い自覚症状を認めたとき

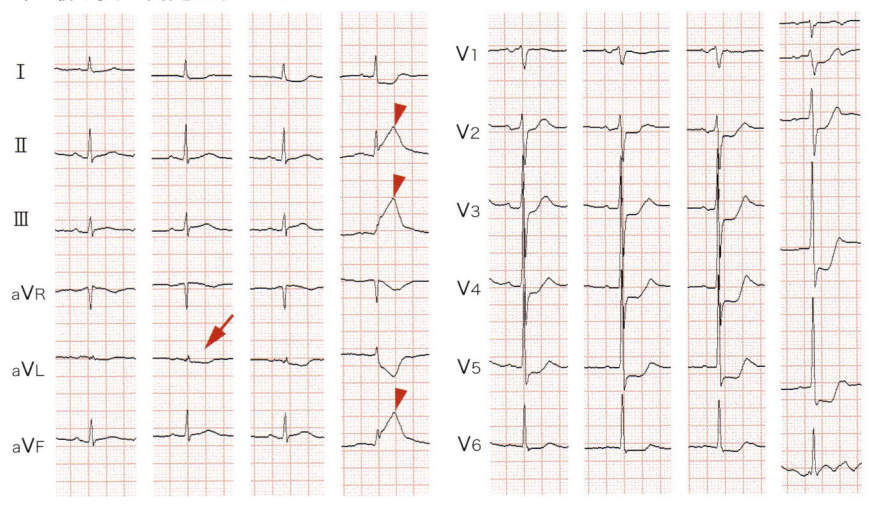

図1　断続的な胸痛を認めた症例
A）前胸部誘導がわずかに低下しているようにみえる以外に一見目立った所見はない．
B）上記のケースは，経時的に観察するとⅡ，Ⅲ，aVFでST上昇を認めるようになった（▶）．ごくわずかなST低下が実は急性下壁梗塞症の初期段階を反映していたことがわかる．また，下壁梗塞の初期にaVLのST低下（➡）が目立つことがある

●専門医からのワンポイントアドバイス1
クライテリアに縛られず柔軟に判読する

3 持続する胸痛を認めるが心電図変化がみられない症例

　次に，図3をみてみよう．持続する胸痛を認めていたが，心電図変化はほとんどみられない．心電図だけではどうも診断はできそうにない．心電図には限界がある．このケースは回旋枝の梗塞（図4）であり，最も心電図変化を捉えにくい．背側誘導（V7〜V9）を記録すれば診断できた

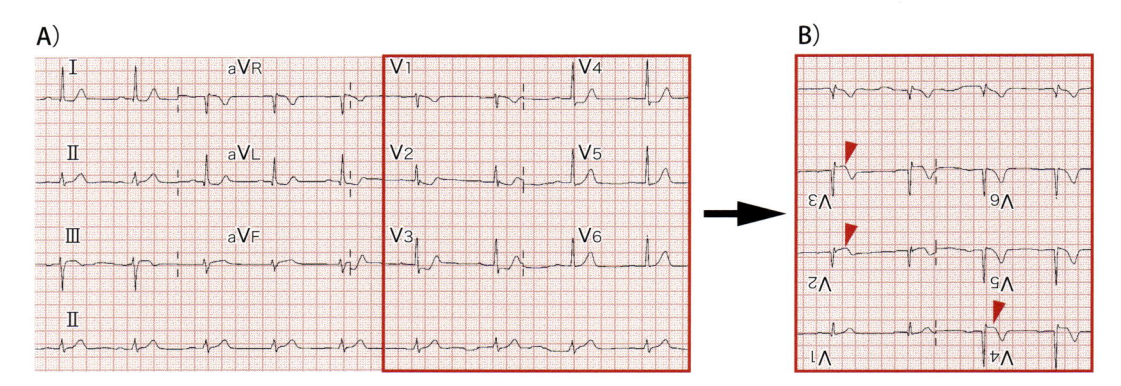

図2 典型的な胸痛を認めた症例
Aは通常の心電図である．前胸部誘導のST低下，V2やV3ではR波が目立っている．Bは記録を反転させたものである．STが上昇していることがわかる（▶）．つまり，もとの心電図は背側のST上昇の鏡像変化であるととらえることができる

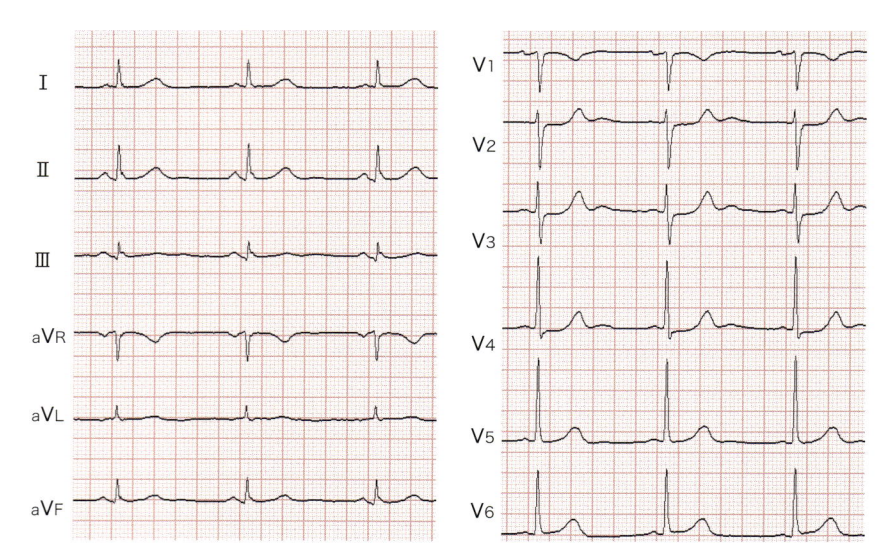

図3 持続する胸痛を認めるが心電図変化がみられない症例
持続する胸痛を主訴に来院．一見，心電図変化はほとんどないようにみえる

かもしれない．ただ，実際の現場を想定するとそのような余裕がないこともあるように思う．すべてを心電図で結論を出そうとせず，病歴や迅速検査，心エコーなどほかのモダリティを駆使して診断すべきことも現場では存在する．

●専門医からのワンポイントアドバイス2
心電図変化がないから問題ないとはいえない

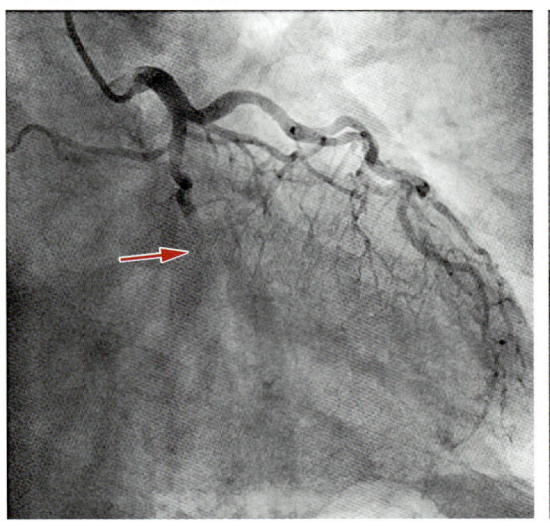
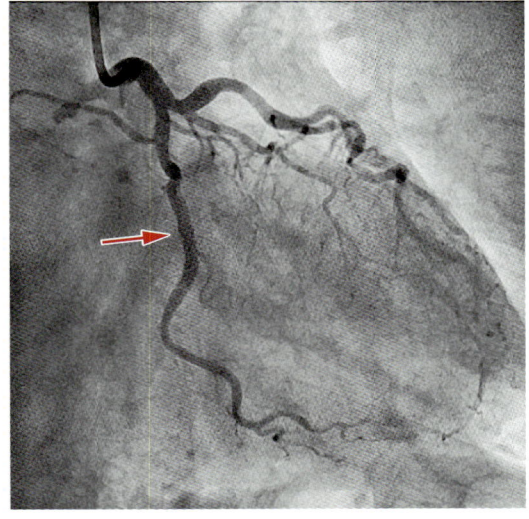

A）梗塞された回旋枝　　　　　　　　B）治療後の回旋枝

図4　回旋枝の梗塞
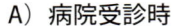 → は回旋枝を示す．回旋枝の梗塞では心電図変化が目立たないこともしばしばである

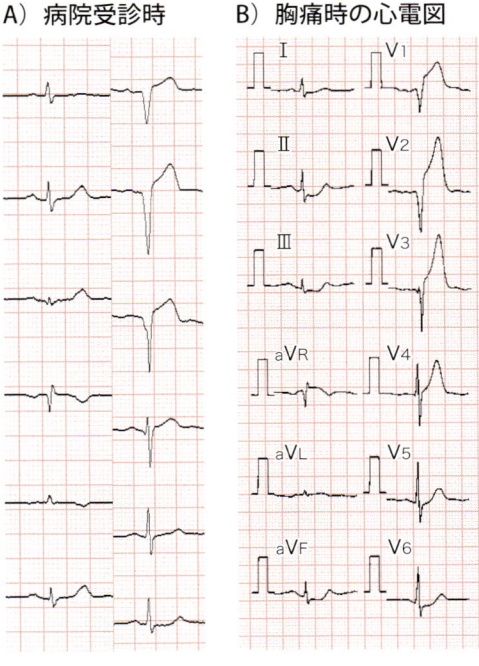

A）病院受診時　　B）胸痛時の心電図

図5　受診時と有症候時の心電図の比較
受診時の心電図（A）ではST変化は目立たないが，胸痛時（B）には明らかに前胸部でSTは上昇し肢誘導でST低下を認めている

2. 比較することの重要性

　高リスクの場合はわずかな変化を捉え，また心電図変化がなくても早急にアプローチすべき状況もあることを述べてきた．ここでは，比較することの重要性を考えたいと思う．

　では，図5をみてみよう．胸痛を主訴に近医から紹介されたケースである．過去に心筋梗塞を

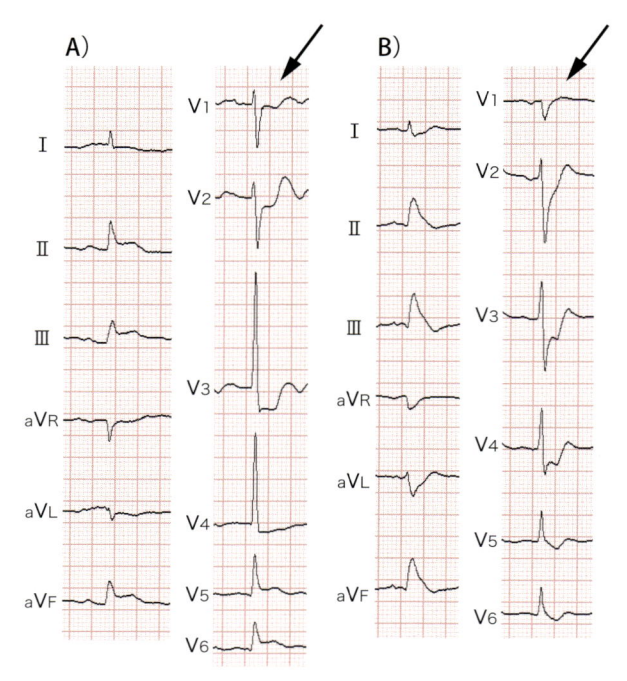

図6　急性下壁梗塞の症例
　急性下壁梗塞では，V1に注目すると
ST変化が症例ごとに異なることに気
づく（→）．V1でSTが平坦もしく
は上昇している場合，右冠動脈近位
での閉塞を想起する必要がある

発症しており，前胸部誘導はQSパターンになっている．当院受診時の心電図（図5A）をみるだけでは梗塞後の所見のみであり，異常所見は目立たないが，近医で記録された有症候時の心電図（図5B）では，前胸部誘導のST上昇と，肢誘導でのST低下が明らかである．このことから前壁領域の急性冠症候群の再発であることを読みとることができる．梗塞部位のST変化は異常として捉えにくいことがある．このようなときに，比較できる記録があると診断精度が上がる．

●専門医からのワンポイントアドバイス3

心電図は比較して評価する

3. 局在と重症度を予測する

　教科書に書かれている冠動脈の局在について改めて議論するつもりはない．ここでは，より突っ込んだ内容を紹介したいと思う．

1 急性下壁梗塞の症例

　図6をみていただきたい．図6A，BいずれもⅡ，Ⅲ，aVFでST上昇があり，急性下壁梗塞であることがわかる．では，図6A，Bを見比べてその違いはどこにあるだろうか？　V1に注目すると図6AではSTは低下し，図6BではSTは平坦もしくはやや上昇しているようにみえる．このことは病変の局在と強く関連している．V1は右側誘導で特に右冠動脈近位を反映していると思われるため，同部位でのST上昇は近位部での閉塞を示唆するものと考えられる．単に下壁梗塞という診断だけでなく，責任病変の局在をある程度推測することが可能である．さらに右冠動脈の近位で

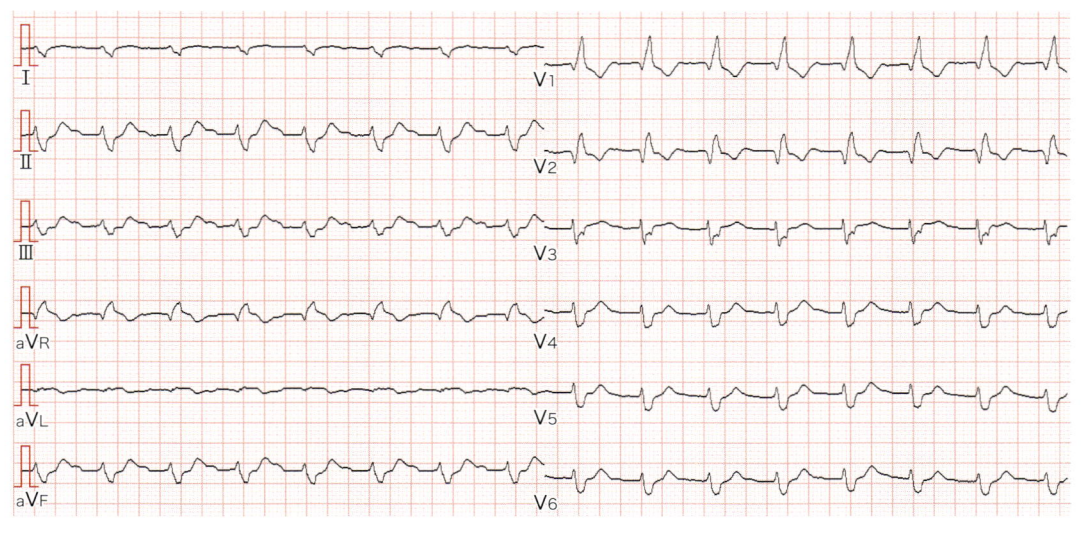

図7 胸痛，呼吸困難，ショック状態で来院した症例
　一般に右脚ブロックのST変化は判別しにくいがよくみると，aVRのST上昇が目立っていることがわかる．
左主幹部閉塞を示唆する所見である．

の閉塞を疑った場合，大動脈解離を想起する必要がある．大動脈解離が弁近位部まで及べば，多くの場合大弯側から解離するため右冠動脈に影響が出やすい．実際，図6Bの心電図は大動脈解離であった．

●専門医からのワンポイントアドバイス4
下壁梗塞でV1のSTがフラットもしくは上昇している場合，大動脈解離も疑う

② 胸痛，呼吸困難，ショック状態で来院した症例
　図7は胸痛，呼吸困難，ショック状態で来院したケースの心電図だが，右脚ブロック型でST変化が捉えにくい．病歴からは非常に重篤な状態が推測でき，心電図が右脚ブロックを示している場合，広範囲な心筋虚血を予測でき左主幹部閉塞を思い浮かべる必要がある．よくみると，aVRのみST上昇が目立っている．aVRのST上昇は主幹部もしくは3枝病変を示唆する所見として有名であるが，右脚ブロックでは異常として認識しにくいことがある．aVRの上昇と右脚ブロックがある場合，もしくは広範囲のST低下を認めた場合には左主幹部閉塞の可能性を常に考慮する必要がある[3]．

●専門医からのワンポイントアドバイス5
重症例をみたらaVRのST上昇の有無を確認する

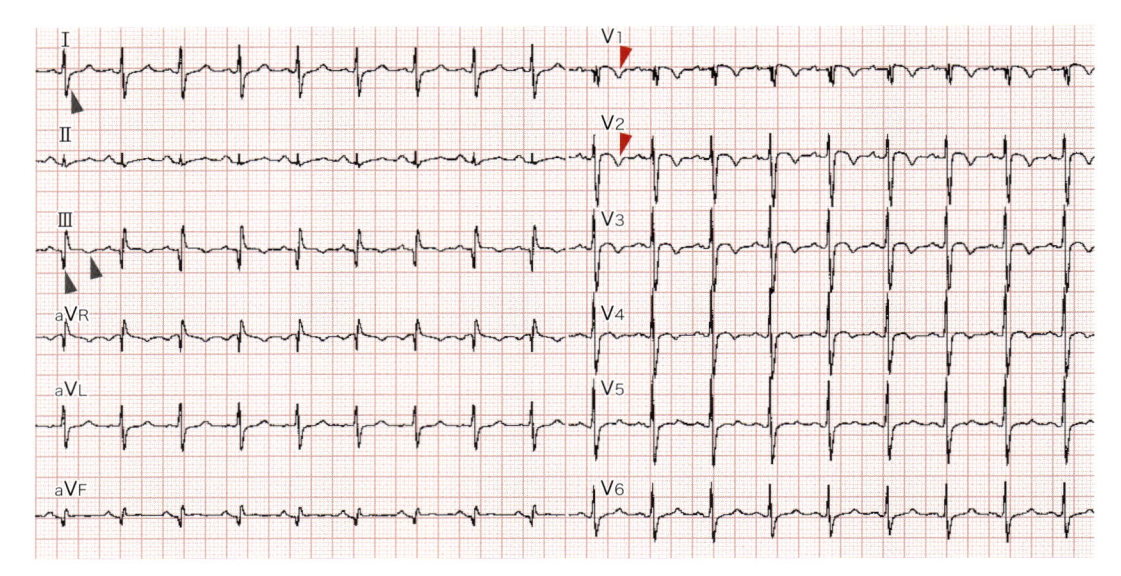

図8 突然の胸痛で受診された症例
V₁やV₂で陰性T波（▶）が目立ち，頻脈とSⅠQⅢTⅢパターン（▶）になっており，肺塞栓症の心電図であるとわかる

4. 落とし穴に注意する

　図8は，突然の胸痛で受診されたケースの心電図である．一見して頻脈と，V₁からV₄で陰性T波が目立っている．また，肢誘導ではQ波もある．ただし，虚血性変化としては非特異的な印象である．この心電図で注目すべきは前胸部誘導のT波，特にV₁やV₂のT波の陰転化がV₃のそれに比べ強いことである．前壁梗塞での陰性T波はV₃やV₄で最も目立つことが多い．このことは心尖部での虚血性変化を反映していると考えられるため，V₁やV₂でT波が強く変化することを説明できない．V₁やV₂は右室側を反映しており，T波の陰転化は急性の右室負荷を示し，このような場合，肺塞栓症を思い出す必要がある．その目でみると頻脈やSⅠQⅢTⅢがあり，肺塞栓症に典型的な変化を呈していることがわかる．ちなみに肺塞栓症で最も多い心電図変化は洞性頻脈であり，典型的とされるSⅠQⅢTⅢは報告によりさまざまだが，おおむね10％未満[4]と頻度は低い．心電図変化に虚血性変化とは異なる違和感を覚えた場合，肺塞栓症を考えたい．

●専門医からのワンポイントアドバイス6
右側で強いT波陰転化や非特異的変化をみた場合，肺塞栓症を考える

おわりに

　心電図は非常に情報量の多い，素晴らしい診断ツールである．ただ，その素晴らしいツールを使いこなせるようになるには，心電図のみを判読するのではなく，疾患それぞれの病態や特徴を十分に理解し，見落としがないように高リスク例ではより厳しい目で所見を拾う姿勢が重要である．

文献・参考文献

1) Libby P：Current concepts of the pathogenesis of the acute coronary syndromes. Circulation, 104：365–372, 2001

2) Hassen GW, et al：Lead aVL on electrocardiogram：emerging as important lead in early diagnosis of myocardial infarction? Am J Emerg Med, 32：785–788, 2014

3) Kosuge M, et al：An early and simple predictor of severe left main and/or three–vessel disease in patients with non–ST–segment elevation acute coronary syndrome. Am J Cardiol, 107：495–500, 2011

4) Panos RJ, et al：The electrocardiographic manifestations of pulmonary embolism. J Emerg Med, 6：301–307, 1988

プロフィール

西原崇創（Shuzo Nishihara）
東京医科大学八王子医療センター循環器内科
専門領域：不整脈治療，循環器全般
専門は不整脈治療ですが，循環器全般すべて診られる医師をめざして日々努力しております．
また，若手医師やコメディカルへの教育は特に重要と思っております．私どもが定期的に行っております若手医師向け勉強会"CADET"（https：//cadet32.com/）にもご興味をもっていただけたら幸いです．

5. ER における心エコーの minimum essential を教えてください

北井　豪

● Point ●

・まずは，循環器救急疾患のスクリーニングをマスターしよう

・急性心筋梗塞，急性大動脈解離，急性肺塞栓症の心エコー所見に習熟しよう

・血行動態評価を行い，急性心不全治療に活かそう

はじめに

　循環器救急疾患は，急性期の迅速な診断・治療が予後に大きく影響するので，救急の現場では一刻も早く正確な診断のもとに治療を開始することが必要である．ベッドサイドで迅速にかつ非観血的に，しかも何度でもくり返し施行できる心エコー図検査は，紛れもなく救急外来で非常に有用な検査といえる．しかし，レジデントにとって，心エコー図検査はほかの検査と比べて敷居が高くなってはいないだろうか．心エコー図検査では，かなり詳細に多様な項目・病態を評価できるが，そのすべてを理解・マスターしていなくても，基本的な断面の描出法を覚えれば，専門医でなくても短時間で多くの情報を得ることができる．

　本稿では，救急外来でいかに心エコーを効率的に診療に役立てるかを，皆さんの技量に合わせて3つのSTEPに分けて解説したいと思う．ただし，いかなる場面でも，病歴・身体所見を疎かにせず，血液検査・心電図・胸部X線などの所見と合わせて診断を進めていくことは忘れてはいけない．

STEP 1. 循環器救急（cardiovascular emergency）のスクリーニングをする

　循環器救急疾患といえば，急性心筋梗塞や心不全をはじめとした胸痛・呼吸困難が典型的な主訴になるが，実際には典型的な主訴で患者が来院するとは限らない．意識障害や心肺停止で搬送される症例，あるいは腹痛・嘔気・全身倦怠感など非典型的な症状のことも多く，循環器疾患の除外は常に考えておかなければいけない．心エコーの最大の利点は，何度でもくり返し施行可能なところである．種々の検査から診断がほぼ確定し，落ち着いた段階で循環器内科医にコンサルトをしてから行う心エコーと，皆さんがfirst lookで多数の疾患を除外するために行う心エコーは，全く別物と考えるべきだと思われる．quick look diagnosisという言葉をご存知だろうか．救

急外来での初期評価では，とにかくスピードが要求される．短時間で要点となる情報をいかにとれるかがきわめて重要になる．つまり，心エコーを1分間ほどでさっとスクリーニングをかけ，大まかな診断をつけて治療方針決定に必要な最小限の情報をまずは得るという考え方である．特にショックの患者で循環器疾患を除外するためには，

①心嚢液貯留がないか（心タンポナーデを疑う所見があるか）
②極端な心機能低下があるか〔左室駆出率（left ventricular ejection fraction：LVEF）30％以下〕
③僧帽弁・大動脈弁に大きな疣贅の付着や弁破壊・機能低下がないか
④左室の著明な圧排がないか

である．これらをさっとみておくだけで，緊急を要する疾患の除外ができるので，心エコーに全く自信のない方でも，ここを最低限マスターしておくと臨床で非常に役に立つ．

STEP 2. 三大疾患を診断する

64列MDCTが登場した際に"triple rule out"，すなわち，急性冠症候群，急性大動脈症候群，そして急性肺血栓塞栓症を1回の検査で診断・除外ができると報告された．心エコーでも同様に，これらの3つの疾患を診断・除外していく必要がある．

◼ 急性冠症候群

心筋虚血に伴う新規の左室局所壁運動異常の検出ばかりが注目されがちだが，特に心電図や血液検査で診断がほぼ確定している症例においては，心破裂などの機械的合併症の除外，大動脈解離の除外，心機能・血行動態評価が実際の臨床では重要である．

1）左室局所壁運動異常の検出

心エコーによる壁運動異常の検出は，冠動脈の支配領域を念頭に検査を進めていくのが効率的である（図1）．冠動脈の支配領域に一致しない場合は，たこつぼ型心筋障害や心筋炎なども鑑別に入れる必要がある．しかし，心エコーによる壁運動異常はすべての症例で観察されるわけではなく，またエコー描出が悪い患者やエコーに慣れていない術者の能力などにも影響される．胸部症状出現中に限れば，RWMAの検出率は80〜90％と非常に高く，STEMI（ST上昇型急性心筋梗塞）患者でのRWMA（局所壁運動異常）検出率90〜95％と比べても高いことが報告されている[1]．一方で，胸部症状が完全に消失した後での検出率は30〜50％程度と一気に下がってしまう[1]．このほかに，高度心機能低下例では重症冠動脈病変の際に，積極的に大動脈内バルーンパンピング（IABP）の使用を考慮することになるし，外科手術（CABG）を行う際にも心機能や合併する弁膜症（特に僧帽弁逆流，大動脈弁狭窄・逆流症）の評価も重要になる．

2）機械的合併症の検出

機械的合併症は稀であるが，見逃しは致命的であり，すべての症例で除外を心がけるべきである．自由壁破裂を疑う心膜液貯留や，中隔穿孔を疑う異常なカラーシグナルの有無に注目する（図2，3）．中隔穿孔の好発部位は，前壁中隔梗塞では中部から心尖部，下壁梗塞では心基部である．カラードプラ法が有用で，左室から右室へ流入するシャント血流や左室内腔側でのsuction flow（吹い込み血流）が観察される．しかし，中隔穿孔の診断においては心エコーよりも聴診所見が圧倒的に有用で，汎収縮期雑音がほぼ必発なので必ず聴診を忘れないようにしなければいけ

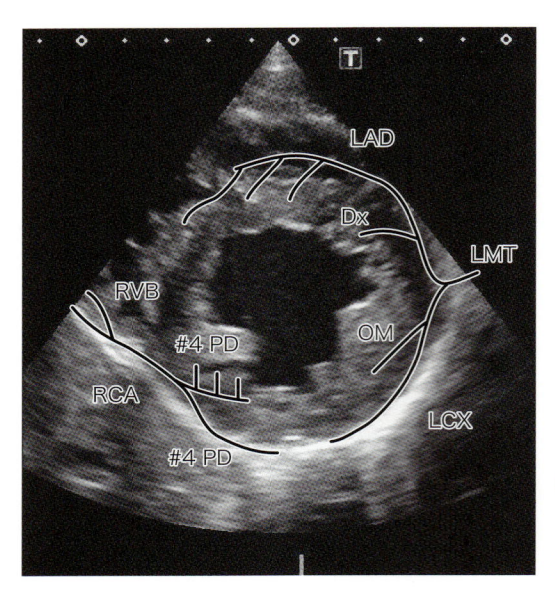

図1　傍胸骨短軸像と冠動脈支配の関係
LAD：左前下行枝，Dx：対角枝，LMT：左主幹部，RVB：右室枝，OM：鈍角枝，RCA：左冠動脈，LCX：左回旋枝，PD：後下行枝

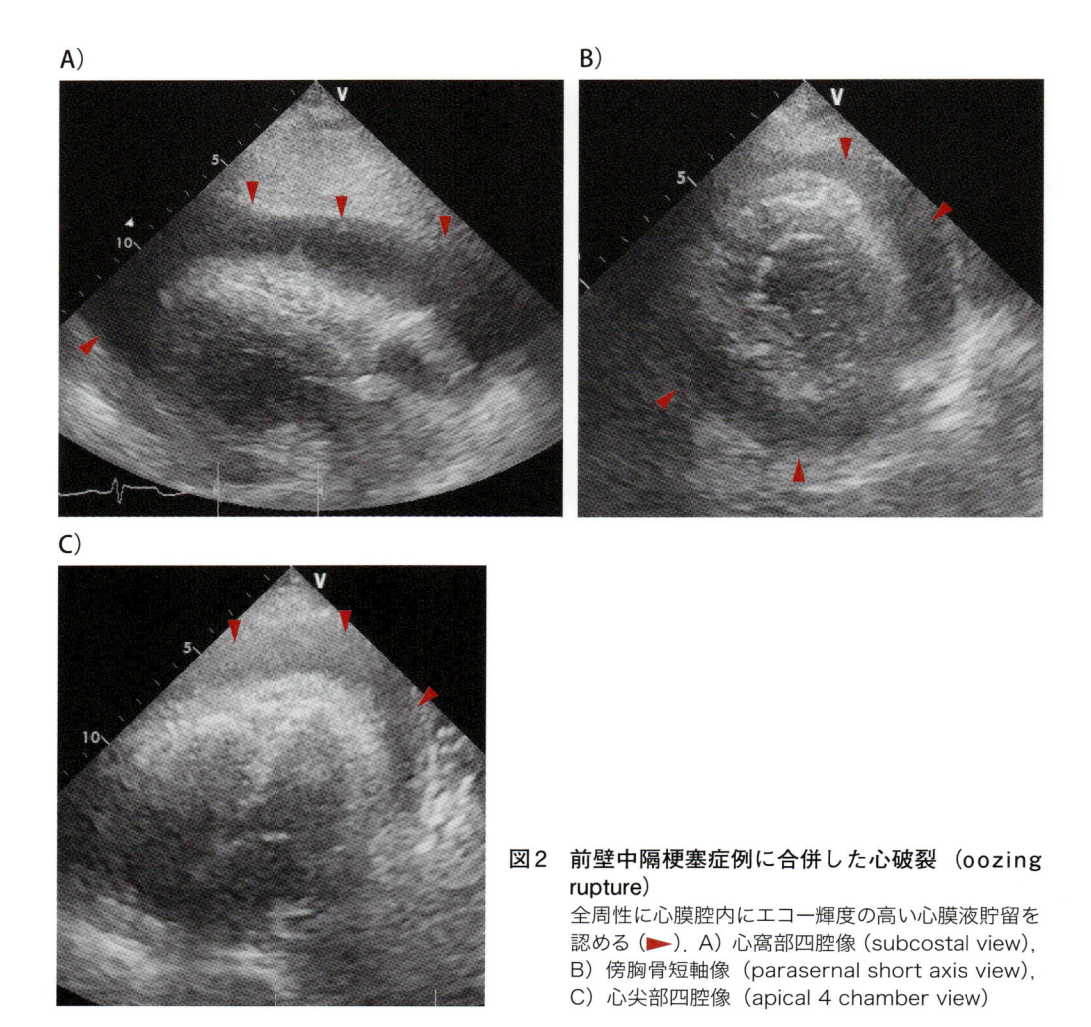

図2　前壁中隔梗塞症例に合併した心破裂（oozing rupture）
全周性に心膜腔内にエコー輝度の高い心膜液貯留を認める（▶）．A）心窩部四腔像（subcostal view），B）傍胸骨短軸像（parasernal short axis view），C）心尖部四腔像（apical 4 chamber view）

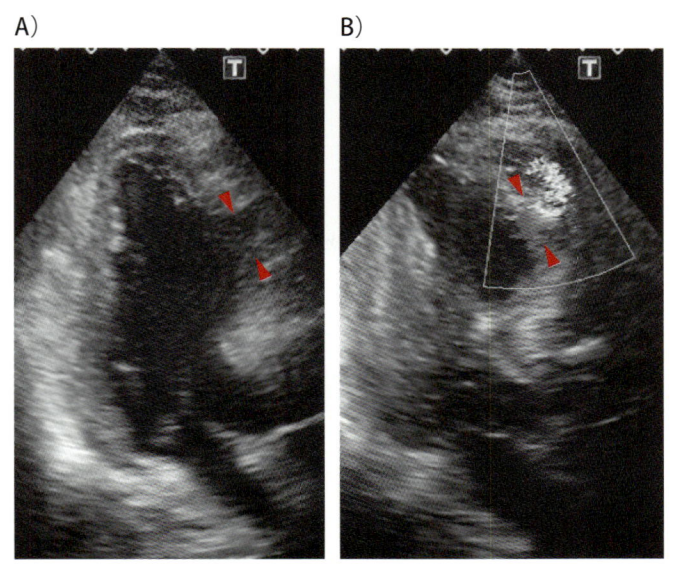

図3　前壁中隔梗塞症例に合併した心室中隔穿孔
左室から右室へのシャントが確認できる．心室中隔穿孔を▶で
示した．A）心尖部長軸像，B）同カラードプラ像（Color Atlas
①参照）

ない．乳頭筋断裂はさらに稀であるが，右冠動脈閉塞に伴う下壁梗塞の際に，後乳頭筋に生じることがある．完全断裂による超重症の僧帽弁逆流では，左室・左房間の圧較差が消失するために心雑音も聞こえないこともあり，カラードプラでも診断が難しいことがあるので注意が必要だ．ただ，通常のＢモードで僧帽弁および弁下組織を観察すれば，診断は比較的容易である．

2 急性肺塞栓症

　突然発症の呼吸困難・胸痛では，常に鑑別にあげるべき疾患である．下肢静脈からの大きな血栓による塞栓で，肺高血圧・右室圧負荷を呈する典型例では心エコーは有用で，図4のように左室は拡張期に右室に押されて"D shape"を呈する．肺動脈圧の上昇を反映して，三尖弁逆流血流速度も上昇する．右室の心尖部に比べて中部自由壁で壁運動が低下するMcConnell signも有名である（図4）．ショック症例で上記の所見があれば，肺塞栓症を強く疑い，造影CT検査に進むべきである．しかし，心エコーで上記の所見がなくても肺塞栓を否定できないので注意が必要である．ただ，この疾患は，救急外来以外にも他疾患で入院中の患者に院内発症することが多いので，本疾患を疑う所見をベッドサイドで迅速に得ることができるのは心エコーの大きな強みである．

3 急性大動脈症候群

　急性大動脈解離（classic aortic dissection），偽腔閉塞型大動脈解離（aortic intramural hematoma）と穿通性粥状硬化性潰瘍（penetrating atherosclerotic ulcer）の3つを合わせて急性大動脈症候群と呼ばれるが，いずれも胸痛・背部痛を主訴に急性発症する疾患で，見逃しは致死的となる．急性肺塞栓症と同様に，この疾患においても造影CTが何より有用で重視される検査であるが，血行動態が不安定でCT検査への移動がためらわれる場合や腎機能低下のために造

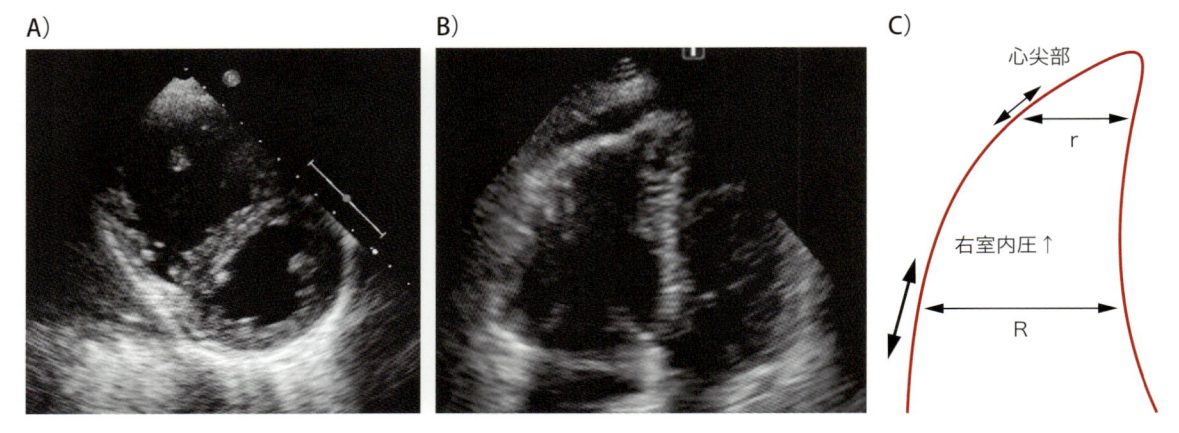

図4　急性肺塞栓症
右室は拡大し，左室を圧排しているA）傍胸骨短軸像，B）心尖部四腔像，C）McConnell sign．右室中部では内腔径（R）が心尖部内腔径（r）と比べて大きいため，圧負荷による壁運動異常が観察されやすい

影剤が使えない場合，あるいは緊急手術を要するStanford A型かどうかを除外する場合など，心エコーが有用である場面はやはり多い．A型であれば，心膜液貯留による心タンポナーデの所見や危険性はどうか，冠動脈閉塞合併による心筋虚血はどうか，大動脈弁逆流はどうか，などの評価が重要である．Stanford A型では，腹部大動脈にまで解離が及ぶDeBakey Ⅰ型が圧倒的に多く，心エコーで腹部大動脈をみるとフラップが容易に描出できることがあるので，覚えておくとよい．

STEP 3. 心機能評価・血行動態評価をする

　呼吸困難を訴える患者では，それが心不全によるものなのか，呼吸器疾患あるいはそのほかの原因かを鑑別していく必要がある．左室・左房が拡大しているか，左室収縮能が低下していないかを確認し，血行動態の評価に進む．
　うっ血の評価には，左心不全の評価としての肺うっ血（pulmonary congestion）評価と，右心不全の評価としての体うっ血（systemic congestion）評価がある．

■ 体うっ血の評価

　体うっ血の評価には，下大静脈を用いた右房圧／中心静脈圧の評価と，三尖弁逆流圧較差（tricuspid valve regurgitation pressure gradient：TRPG）を用いた肺動脈収縮期圧の評価が有用である[2]．しかし，前者は救急外来では呼吸促迫や体位の問題で十分に評価できないことも多く，また三尖弁逆流などが合併していれば正確性を欠くことも実際には多い（**表**）．次に，肺動脈圧であるが，心エコーでは圧を直接測定することはできないので，あくまで"推定値"となり，さまざまな欠点はあるが，簡便で有用な指標である．簡易ベルヌーイ式（圧較差＝$4 \times$流速[2]）を用いて，三尖弁逆流最大速度から計算する．三尖弁逆流最大速度（TRVp）$\geqq 3.4$ m/秒で肺高血圧の存在が疑われる．

表　下大静脈による中心静脈圧の推定

推定右房圧	0〜5 mmHg [3 mmHg]	5〜10 mmHg [8 mmHg]	15 mmHg
下大静脈径	＜21 mm	いずれにも該当せず	＞21 mm
呼吸性変動	＞50％		＜50％

A)

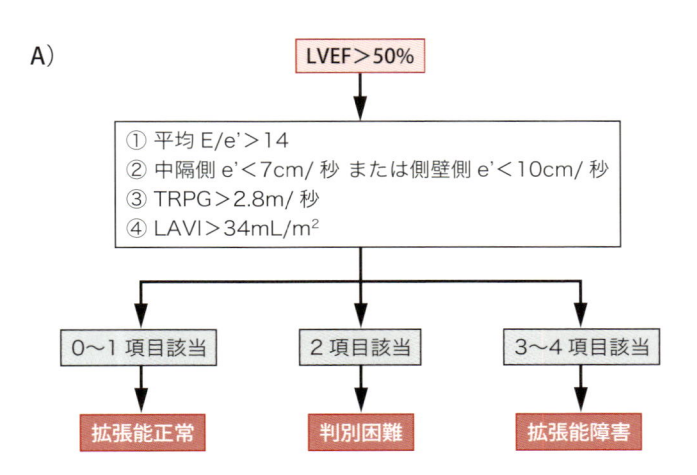

B)

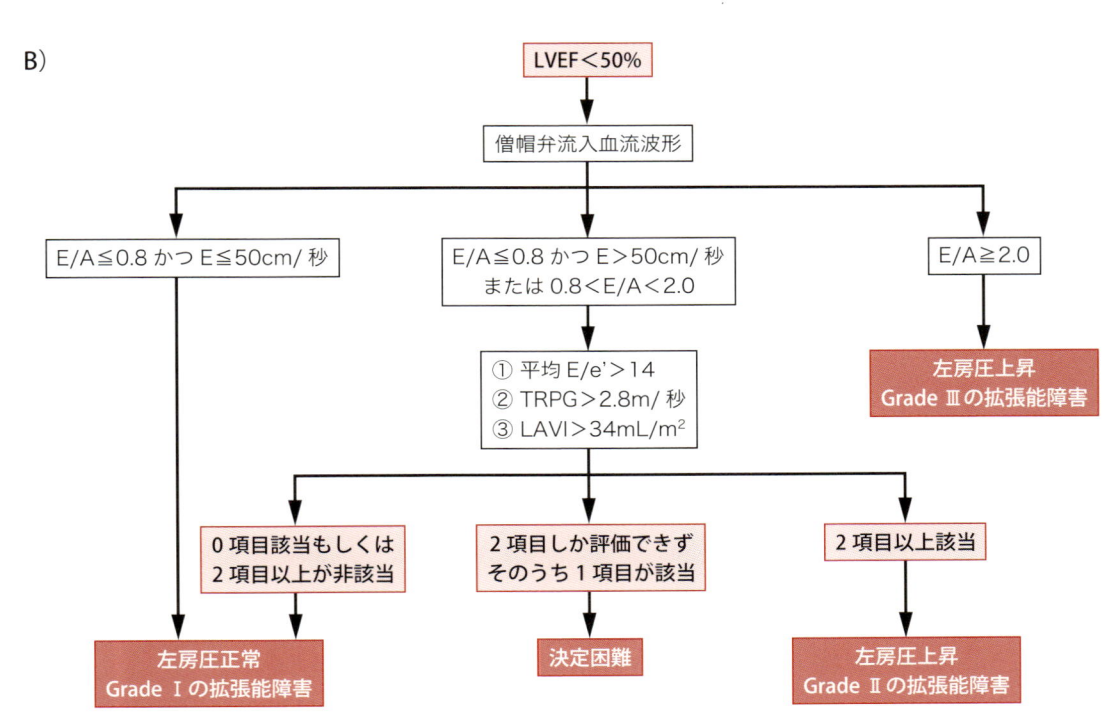

図5　左室拡張障害の評価
LVEF が50％より高い場合はＡ，50％より低い場合はＢを用いて評価する
文献4を参考に作成

② 肺うっ血の評価

　肺うっ血の評価には，左室充満圧の推定が有用で，心エコーでは左室拡張能の評価で左室充満圧を推定する．僧帽弁を通過する左房から左室への流入血流から，拡張早期急速流入波（E波）と心房収縮波（A波）の比やE波の減速時間（DT）により，拡張障害を評価できる．また，組織ドプラ法による拡張早期僧帽弁輪運動速度（e'）は，左室拡張能を表す指標の1つで，E/e'は左室充満圧の推定に有用である．しかし，左室駆出率（LVEF）低下例ではE/e'が左室充満圧を反映しない例があることも報告されており，拡張障害を評価する際には，LVEFの収縮能に合わせて異なる手順が推奨されている（図5）[3]．少なくとも救急外来では，僧帽弁流入血流波形が拘束型心筋症の波形かどうか，E/e'が高値（＞14）かどうかを評価できればよいだろう．

③ 1回拍出量の推定

　心臓の収縮能の指標としては，LVEFが最もよく用いられている指標だと思うが，LVEFは左室の大きさに大きく影響される．拡張型心筋症のようなリモデリングした大きな心臓とHFpEFでよくみられるような左室内腔が小さな心臓では，同じLVEFでも血行動態に与える影響は大きく異なる．1回拍出量が異なるからである．心不全急性期の血行動態評価では1回拍出量の評価が重要になる．心エコーで1回拍出量を推定する方法の1つとして，左室流出路速度時間積分値（velocity–time integral：VTI）を用いる方法がある．VTIは速度（cm/秒）×時間（秒）であるので，それに左室流出路の断面積を乗じると1回拍出量を推定することが可能である．

おわりに

　心エコーは救急外来での診療に必須のツールである．非典型的な主訴で来院した患者での見逃しを防ぐには，とにかく疾患を疑って，心エコーを当てることが重要である．救急外来では，十分に検査に時間をかけられないことも多いので，心エコーで何を鑑別したいか，何を診断したいか，何を把握したいか，これをしっかりと自分の頭のなかに入れておくことが重要である．

文献・参考文献

1) Zabalgoitia M & Ismaeil M：Diagnostic and prognostic use of stress echo in acute coronary syndromes including emergency department imaging. Echocardiography, 17：479–493, 2000
2) Beigel R, et al：Noninvasive evaluation of right atrial pressure. J Am Soc Echocardiogr, 26：1033–1042, 2013
3) Nagueh SF, et al：Recommendations for the evaluation of left ventricular diastolic function by echocardiography. J Am Soc Echocardiogr, 22：107–133, 2009
4) Nagueh SF, et al：Recommendations for the Evaluation of Left Ventricular Diastolic Function by Echocardiography：An Update from the American Society of Echocardiography and the European Association of Cardiovascular Imaging. J Am Soc Echocardiogr, 29：277–314, 2016

プロフィール

北井　豪（Takeshi Kitai）
神戸市立医療センター中央市民病院循環器内科
循環器専門医，超音波専門医，脈管専門医
市中病院の日常臨床から，実際の臨床に役立つデータを世界へ向けて発信していくことを目標に日々努力しています．

6. 2018年現在，心不全の診断は実際どれがスタンダードなのか？

白石泰之

●Point●

- 兎にも角にも「病歴」と「身体診察」が第一である
- BNP（脳性ナトリウム利尿ペプチド）はきわめて高い心不全診断能をもつ
- 現在の心不全診断のゴールドスタンダードは，「病歴」と「身体診察」に「BNP」を加えたものである

はじめに

　昔も今も，心不全診断のスタンダードは「一に**病歴**，二に**身体診察**」である．近年は心エコーやバイオマーカーなどの診断技術が普及し，目を引くようになってきているが，あくまで基本たる病歴や身体診察の把握があってこそのテクノロジーの進化で，順番を間違えるとロクなことにならない．本稿では，現行の診療への若干の警句も含めつつ，現代的な心不全診断戦略をいくつかのステップに分けて順に述べていく．

1. 病歴と身体診察が基本

　冒頭に述べたように，心不全診断の基本は「病歴」と「身体診察」である．採血の結果を待つ必要もないし，高価な機械も必要ない．患者から的確に情報を集めて，的確な身体診察を可能にする「よく見える目」と「よく聞こえる耳」（正常と異常を区別できることが何より重要）があり，そのうえで得られた所見を組合わせて病態を推察するアタマがあればいいのである．これらは世界中のどこで医療を行っていたとしても普遍の事実である．患者のファーストタッチを担うことが多い研修医・専攻医にとっては，ここは絶対に押さえ，かつ自信をもっておかなくてはいけないポイントである．

　まずはどのような病歴や身体所見が，心不全患者に認められるのかを確認しよう．以下に，心不全の診断に有用な古典的な情報について，呼吸困難を主訴に救急外来を受診した症例を対象としたレビュー（メタ解析）の結果を紹介する（**表1**）[1]．

表1　急性心不全患者に対する病歴，症状，身体所見の診断精度

	感度	特異度	陽性尤度比	陰性尤度比
病歴				
心不全	0.60	0.90	5.8 (4.1-8.0)	0.45 (0.38-0.53)
陳旧性心筋梗塞	0.40	0.87	3.1 (2.0-4.9)	0.69 (0.58-0.82)
冠動脈疾患	0.52	0.70	1.8 (1.1-2.8)	0.68 (0.48-0.96)
糖尿病	0.28	0.83	1.7 (1.0-2.7)	0.86 (0.73-1.0)
高血圧	0.60	0.56	1.4 (1.1-1.7)	0.71 (0.55-0.93)
喫煙	0.62	0.27	0.84 (0.58-1.2)	1.4 (0.58-3.6)
慢性閉塞性肺疾患	0.34	0.57	0.81 (0.60-1.1)	1.1 (0.95-1.4)
自覚症状				
発作性夜間呼吸困難	0.41	0.84	2.6 (1.5-4.5)	0.70 (0.54-0.91)
起坐呼吸	0.50	0.77	2.2 (1.2-3.9)	0.65 (0.45-0.92)
労作時息切れ	0.84	0.34	1.3 (1.2-1.4)	0.48 (0.35-0.67)
浮腫	0.51	0.76	2.1 (0.92-5.0)	0.64 (0.39-1.1)
倦怠感・体重増加	0.31	0.70	1.0 (0.74-1.4)	0.99 (0.85-1.1)
咳	0.36	0.61	0.93 (0.70-1.2)	1.0 (0.87-1.3)
身体所見				
Ⅲ音	0.13	0.99	11.0 (4.9-25.0)	0.88 (0.83-0.94)
頸静脈怒張	0.39	0.92	5.1 (3.2-7.9)	0.66 (0.57-0.77)
ラ音	0.60	0.78	2.8 (1.9-4.1)	0.51 (0.37-0.70)
心雑音	0.27	0.90	2.6 (1.7-4.1)	0.81 (0.73-0.90)
下腿浮腫	0.50	0.78	2.3 (1.5-3.7)	0.64 (0.47-0.87)
腹頸静脈波試験	0.24	0.96	6.4 (0.81-51.0)	0.79 (0.62-1.0)
Ⅳ音	0.05	0.97	1.6 (0.47-5.5)	0.98 (0.93-1.0)
腹水	0.01	0.97	0.33 (0.04-2.9)	1.0 (0.99-1.1)

特に高い特異度，陽性尤度比の項目を赤字で示している．
尤度比の信頼区間が1をまたぐものは□□で示している．
＊やや現状とは即さない部分もあるが，全体像を掴む意味では文献1はよい文献である．
文献1を参考に作成

1 心不全患者に認められる押さえておきたい病歴

- ・押さえておきたい病歴として，心不全（陽性尤度比5.8）や陳旧性心筋梗塞（陽性尤度比3.1）の既往歴があると「心不全」の可能性は格段に高くなる．
- ・さらに自覚症状として，夜間発作性呼吸困難（陽性尤度比2.6）や起坐呼吸（陽性尤度比2.2）があると，より「心不全」の可能性が上昇する．
- ・リアルワールドのデータで，心不全患者の訴えとして1番多いのは「呼吸困難や息切れ」であり，急性心不全患者の実に9割が何らかの呼吸困難を訴えていたという報告もある[2]．

2 心不全患者に認められる押さえておきたい身体所見

　　次に身体所見に関して，成書でもいろいろな所見が述べられているが，私が臨床で特に重要視しているのはⅢ音と頸静脈怒張の有無である．というのも，急性心不全患者の大部分は前述のとおり呼吸困難を訴えるわけであるが，これらは「うっ血」に起因することがほとんどである．呼吸困難を訴える患者でうっ血所見が認められれば，心不全の診断に一歩近づくことになり，Ⅲ音

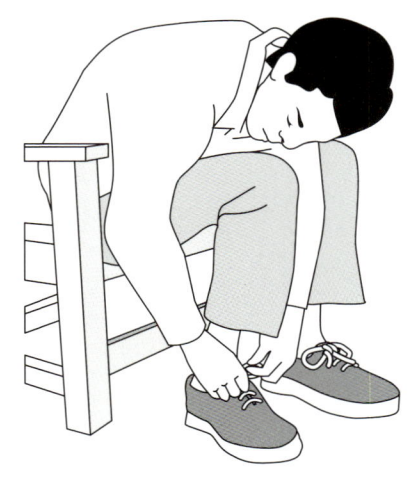

図1　bendopnea（前屈呼吸困難）

と頸静脈怒張は両者ともにうっ血の存在を疑う重要な所見である．

　Ⅲ音のメカニズムとしては，拡張早期に心室へ急速に流入した血液により心室壁が振動することで起こるといわれている．**呼吸困難を訴える患者**でⅢ音が聴取されれば，特異度99％で心不全と診断可能であるが，Ⅲ音の聴取には熟練を要するため，感度は13％と低いのが弱点である．ただし若年健常者でも，上記同様の機序でⅢ音が生じることがあるので注意を要する（生理的Ⅲ音）．

　頸静脈怒張も，なかなかに正確に判断するのは難しいが，うっ血を示唆する非常に重要な所見である．頸静脈怒張が認められれば（胸骨角から3 cmを超える），中心静脈圧≧12 cmH₂Oである可能性が高い．中心静脈圧は肺動脈楔入圧とよい相関があり，心不全で起こっている肺うっ血を評価するよい指標である[3]．さらに，頸静脈怒張は診断目的だけでなく，経時的な血行動態のモニタリング，そして予後予測にも有用である[4]．近年では，より客観性のある「肺うっ血」の評価方法として，非侵襲的な胸腔内の水分含有量（インピーダンス）の評価[5]，エコーによる頸静脈の呼吸性変動の評価などの有用性も報告されている[6]．特に，肺エコーの普及はめざましく，将来的には通常の経胸壁心エコーと同時に行うことで，その有用性はさらに高くなると考えられる．

　蛇足であるが，おもしろい所見の1つに「bendopnea」というものがある．正確な日本語訳はないが，前屈呼吸困難とでもいうのだろうか．靴紐を結ぶときのように座って前かがみになると，平均して10秒ほどで呼吸困難が出現する（図1）．bendopneaの起こるメカニズムとして，前屈により胸腔内圧が上昇し，主に左心系の充満圧（≒肺動脈楔入圧）が高くなることが推察されている．bendopneaがある患者では，右房圧および肺動脈楔入圧が高く（PCWP≧22 mmHg），心拍出も低下（CI≦2.2 L/分/m²）していることが多い[7]．患者を座らせてかがませるだけなので，通常外来でも簡便かつ短時間に評価することが可能である．

3 Framingham基準

　昔も今も，臨床心不全の診断基準として広く受け入れられているのがFramingham基準である（表2）[8]．もともとは疫学研究や臨床試験のために作成された基準であり，前述した症状と身体所見（＋胸部X線所見）を組合わせたものである．しかし，その診断精度が十分かと問われれば，大いに改善の余地があるだろう．というのも，病歴や身体所見だけで心不全を完全に除外するこ

表2　Framingham基準

大症状	小症状
発作性夜間呼吸困難	下腿浮腫
頸静脈怒張	夜間咳嗽
ラ音	労作時呼吸困難
心拡大	肝腫大
急性肺水腫	胸水貯留
Ⅲ音	肺活量減少（最大量の1/3以下）
	頻脈（120回／分以上）
大症状から2つ，もしくは大症状1つ＋小症状2つ以上で「心不全」と診断	

文献8を参考に作成

とが困難なケースも多く，ここが心不全診断のピットフォールである．肺炎や慢性肺疾患だと思っていたら，心不全も合併していたということも少なくない．そんな状況で登場したのがBNP（脳性ナトリウム利尿ペプチド）であり，その有用性はこと除外に関して疑う余地がない．その証拠に最近の心不全の大規模トライアルでは，心不全診断には病歴や身体診察（上述のFramingham基準）に加えて，BNPの値を設定しているものがほとんどである．BNPの有用性はすでに確立されたものであり，次項で簡単に紹介する．

2. BNPの有用性

　循環器診療においてBNPは今や欠くことができない存在であるが，これほどまでにBNPの使用が実臨床の現場に広がった理由は何であろうか．

　私が考えるに，それはBNPが優れたバイオマーカーに求められる条件の多くを兼ねそなえているからではないかと思われる．①予後予測，②治療効果の反映，そして何より③きわめて高い心不全診断能は特筆すべきものである．さらに最近では，臨床の現場において15～30分以内に迅速に測定できるようになったことも大きい．

1 BNPの有効性を示す研究

　心不全診断におけるBNPの有用性を示す研究はいくつもあるが，なかでもBNP試験（breathing not properly multinational）の結果が現在のBNPの立ち位置を決めた[9]．呼吸困難で救急外来を受診した患者において，病歴や身体診察のみでは心不全の正診率は74％であったのに対して，そこにBNP≧100 pg/mLを加えることにより，正診率が81.5％まで大幅に向上した（感度0.94，特異度0.70，陽性的中率74％，陰性的中率93％）．後に，この結果を加えたメタ解析も行われているが，BNP≧100 pg/mLをカットオフ値とすると，感度0.95，特異度0.63，陽性的中率67％，陰性的中率94％という上記とほぼ同様の結果であった[10]．NT-proBNPに関しても，300 pg/mLをカットオフ値とするとBNPとほぼ同等の精度が認められている．BNP/NT-proBNPの高い陰性的中率は，心不全の「**除外診断**」にきわめて有用であることを示している．

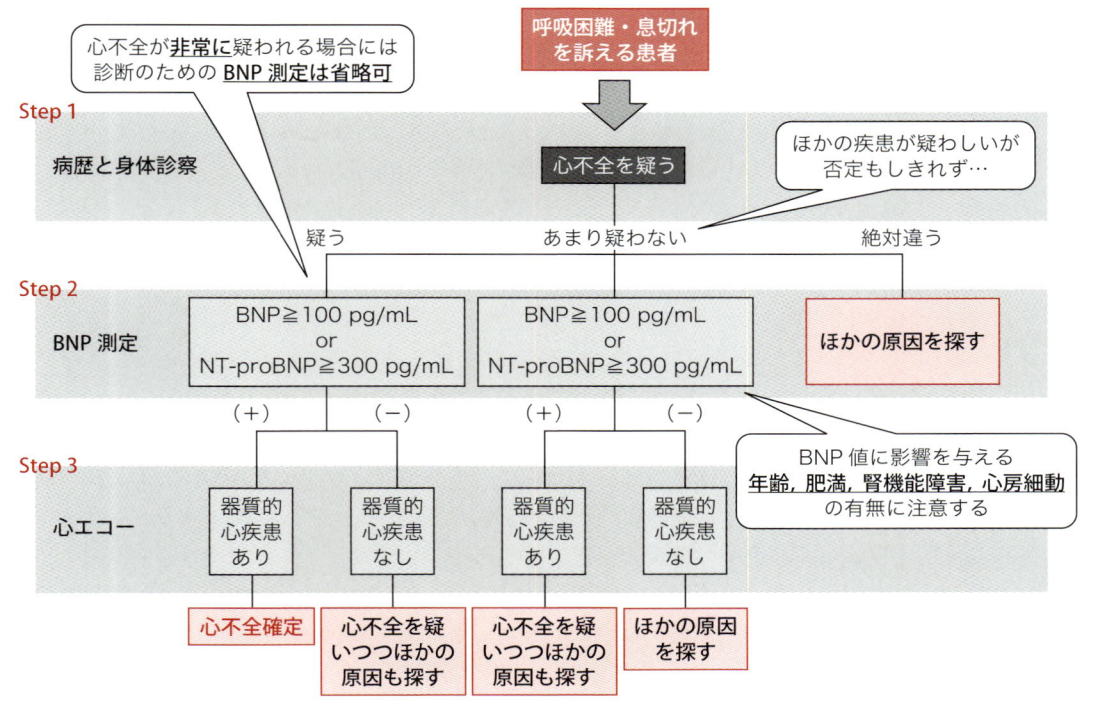

図2　心不全診断のフローチャート

2 BNP測定の実際

　病歴と身体診察のみで，明らかに心不全が診断できるケースでは，診断のためだけにBNP測定をする必要はない．心不全が否定できず，ズルズルと経過して治療介入が遅れてしまうケースが，結果としてはBNP測定が最も有用な症例である．呼吸困難で救急外来を受診・入院した患者を対象にしたPRIDE試験でも，病歴や身体診察のみを行い，入院時に診断があやふやで経過中に最終的に心不全の診断がついた患者では，経過中の医療コストが高く，さらに合併症や死亡も多く発生していた[11]．入院時に計測していたNT-proBNP $\geq$ 300 pg/mLを加えることで（盲検化しており臨床医はNT-proBNP値がわからない），実際にはこれらの患者では心不全の診断精度が大幅に向上していた．このように心不全が否定できないケースでは，BNPは積極的に測定すべきであると考えられる．

3 心不全診断のフローチャート

　私が日常診療で心不全を診断する際に，頭のなかで考えている簡易のフローチャートを参考までに載せておく（図2）．BNPを使用する際のピットフォールとして，年齢，肥満，腎機能障害，心房細動などが合併しているとBNP値の解釈には注意を要する．また，急性肺水腫の超急性期や，ほかにも特殊な病態（急性僧帽弁閉鎖不全症，僧帽弁狭窄症，心タンポナーデなど）では，急性心不全でもBNP値が上昇していないことも多い．BNP値のみを鵜呑みにして，心不全の除外をしてはいけない．心不全の診断はときに非常に難しい場合があり，症例ごとにいろいろな情報を組合わせて評価する必要がある．

海外では，日本ほどBNP測定は普及しているわけではなく，救急外来で急性心不全の診断のためにBNP測定が行われるケースは一部である．一方で，日本ではBNP測定が乱用されている感じもある．検査前確率が低い場合にもBNP測定を行い，紛らわしい結果となり，循環器医に連絡がくることも多い（心筋トロポニンにも通ずるところがある）．くり返しになるが，病歴や身体所見などで心不全が否定できない場合に，BNP測定は非常に有用な検査である．明らかなほかの原因がある場合には，BNPを測定すべきではないと個人的には考えている．

おわりに

　以上のことができれば，研修医・専攻医としては完璧である．夜間などではBNP測定ができない場合もあるだろうが，その際には病歴と身体診察＋α（採血・心電図・胸部X線など）まで行う．ベッドサイドで簡便に評価できる肺エコーは，割と容易に習得できる技術であるので研修医や専攻医にもお薦めである．循環器専門医をめざすのであれば，次に心エコーなどを行い，器質的な心疾患を同定し，心不全の確定診断をすることになる．

　診断技術の進歩により，心不全の診断精度は向上したが，一方で正確な心不全診断のために臨床家は以前より多くの情報を処理することが求められるようになった．現在の心不全診断のゴールドスタンダードといわれれば，「一に**病歴**，二に**身体診察（胸部X線など含む）**，三四が**バイオマーカー（BNP）**，五に**イメージング（心エコーなど）**」と答えるべきであろう．いずれにしても，どれか1つの症状や身体所見，検査結果をもって心不全の診断を下すことは難しく，上記のステップをきちんとふんで，最終的な診断を下す必要がある．

文献・参考文献

1) Wang CS, et al：Does this dyspneic patient in the emergency department have congestive heart failure? JAMA, 294：1944-1956, 2005

2) Gheorghiade M, et al：Congestion in acute heart failure syndromes：an essential target of evaluation and treatment. Am J Med, 119：S3-S10, 2006

3) Butman SM, et al：Bedside cardiovascular examination in patients with severe chronic heart failure：importance of rest or inducible jugular venous distension. J Am Coll Cardiol, 22：968-974, 1993

4) Chernomordik F, et al：Short- and Long-Term Prognostic Implications of Jugular Venous Distension in Patients Hospitalized With Acute Heart Failure. Am J Cardiol, 118：226-231, 2016

5) García X, et al：Noninvasive assessment of acute dyspnea in the ED. Chest, 144：610-615, 2013

6) Pellicori P, et al：Revisiting a classical clinical sign：jugular venous ultrasound. Int J Cardiol, 170：364-370, 2014

7) Thibodeau JT, et al：Characterization of a novel symptom of advanced heart failure：bendopnea. JACC Heart Fail, 2：24-31, 2014

8) McKee PA, et al：The natural history of congestive heart failure：the Framingham study. N Engl J Med, 285：1441-1446, 1971

9) Maisel AS, et al：Rapid measurement of B-type natriuretic peptide in the emergency diagnosis of heart failure. N Engl J Med, 347：161-167, 2002

10) Roberts E, et al：The diagnostic accuracy of the natriuretic peptides in heart failure：systematic review and diagnostic meta-analysis in the acute care setting. BMJ, 350：h910, 2015

11) Green SM, et al：Clinical uncertainty, diagnostic accuracy, and outcomes in emergency department patients presenting with dyspnea. Arch Intern Med, 168：741-748, 2008

プロフィール

白石泰之（Yasuyuki Shiraishi）
慶應義塾大学医学部循環器内科
専門は心不全.

7. 心不全，循環器疾患治療における呼吸器疾患／呼吸器感染症の考えかたとピットフォール

大野博司

●Point●

- よりよい慢性心不全を含む循環器診療のために，頻度の高い呼吸器疾患—特に肺気腫／COPDと気管支肺炎・肺炎の診断・治療については熟知するべきである

- 慢性心不全急性増悪，肺気腫／COPD急性増悪の呼吸ケアは非侵襲的人工呼吸器NIV／NPPVを使用する

- 慢性心不全急性増悪，肺気腫／COPD急性増悪—特に右心不全合併時の循環管理では過剰輸液は厳禁である

はじめに

　循環と呼吸は密接に関連していることを考えると，心不全をはじめとした循環器疾患の治療—つまり心血管ケアをするうえで，呼吸器系のよくある疾患，病態生理について理解することは非常に重要である．

　ここでは高齢者の循環器診療で避けて通れない慢性心不全急性増悪を適切にマネジメントするうえで，呼吸器系疾患として頻度の高い肺気腫／COPD急性増悪，気管支肺炎・肺炎の診断・治療に焦点をあてる．その理由として，日々の臨床現場でこの3つの関係について次の2点があげられるからである．

■ ① 慢性心不全急性増悪，② 肺気腫/COPD急性増悪，③ 気管支肺炎・肺炎の3つは相互に重なり合い同時に発症することも多い

　慢性心不全（chronic heart failure：CHF）と肺気腫/COPDはともに罹患率，死亡率が高い疾患であり，喫煙，高齢者，全身炎症を含むリスク因子が共通であるため，合併することも頻繁である．

　肺気腫/COPD患者の約20％で慢性心不全を合併する．また慢性心不全患者の約20～32％で肺気腫/COPDを合併する．そして両疾患を合併すると予後が悪く，慢性心不全を合併した肺気腫/COPD患者の心血管系疾患で死亡するリスクは2倍になるといわれている．

　慢性心不全急性増悪の誘因は表1，肺気腫/COPD急性増悪の誘因は表2に示す．その双方の誘因として気管支肺炎・肺炎は非常に重要であり，筆者はこれら3つが相互に関係し合っており，それぞれの疾患についてきちんとした診断・治療を行い，併存している場合を見逃さないようにすべきであると考えている（図1）．

表1　慢性心不全急性増悪の誘因

① 急性心筋梗塞（新規の急性心不全の原因で最も多い）
② 高血圧
③ 頻脈発作による左室拡張末期容量低下
④ 弁膜症
⑤ 体液量過剰
⑥ 感染症（特に気管支肺炎・肺炎は慢性心不全急性増悪の原因として最も多い）

表2　肺気腫/COPD急性増悪の誘因

① ウイルス性気道感染（上気道，下気道）
② 肺炎
③ 気管支攣縮（タバコの煙，粉塵・大気汚染，ウイルス性上気道炎）
④ 左心不全・右心不全
⑤ 気胸
⑥ 肺塞栓

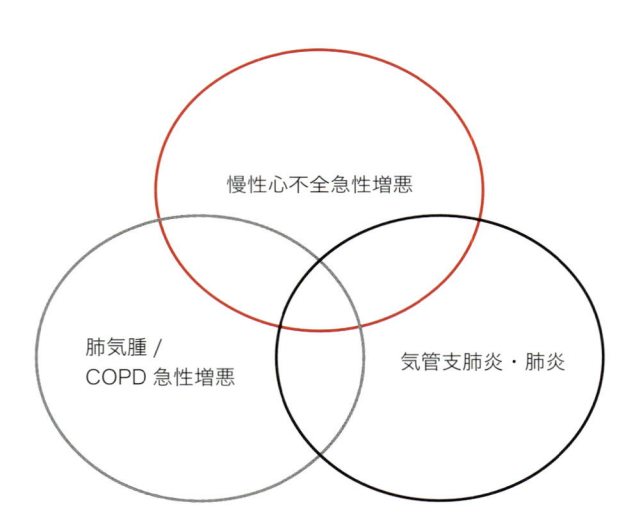

図1　慢性心不全急性増悪，肺気腫/COPD急性増悪，気管支肺炎・肺炎の相互関係

2 ① 慢性心不全急性増悪，② 肺気腫/COPD急性増悪，③ 肺炎の3つは治療経過中に合併することが多い

　読者のなかには，慢性心不全急性増悪で入院加療中に肺炎を合併，または肺気腫/COPD急性増悪で入院加療中に心不全合併を経験した方も少なくないだろう．

　当初，慢性心不全急性増悪のみ，肺気腫/COPD急性増悪のみ，気管支肺炎・肺炎のみであってもリスク因子が共通するためこれら3つは治療経過中に合併することもよくみられる．

　以上より，慢性心不全急性増悪のよりよいマネジメントのために，①肺気腫/COPD急性増悪，②気管支肺炎・肺炎の診断と治療について習熟する必要がある．そして初期対応時点で併存して

表3 慢性心不全急性増悪，肺気腫/COPD急性増悪，気管支肺炎・肺炎の診断と治療

	慢性心不全急性増悪	肺気腫/COPD急性増悪	気管支肺炎・肺炎
診断	臨床診断，胸部X線，心エコー，12誘導心電図，BNP値	臨床診断（呼吸困難，咳嗽，気道分泌物増加）	胸部X線，胸部CT，喀痰グラム染色・培養
共通する治療	酸素投与・人工呼吸器（NIV/NPPV含む）	酸素投与・人工呼吸器（NIV/NPPV含む）	酸素投与・人工呼吸器（NIV/NPPV含む）
特有の治療	血管拡張薬，利尿薬 心原性ショックでは強心薬・血管収縮薬	気管支拡張薬（β_2刺激薬・抗コリン薬）吸入，ステロイド，抗菌薬	抗菌薬

いないか，治療途中で合併していないかを常に意識しながらマネジメントすべきであり，実際の臨床での診断・治療におけるピットフォール，ポイントについて以下で述べていく．

1. 慢性心不全急性増悪，肺気腫/COPD急性増悪，気管支肺炎・肺炎の初期治療においては共通する治療と特有の治療を意識する！

症例1
　慢性心不全，肺気腫/COPD，高血圧の既往のある70歳男性．2日前からの微熱と労作時呼吸困難，気道分泌物増加しER救急搬送．
　酸素3L/分投与するも37℃台の微熱と起坐呼吸で苦しそうである．胸部X線で肺門部陰影増強あるが浸潤影・バタフライシャドーもはっきりしない，心エコーでは軽度の左心機能低下とIVC軽度拡張のみであり外来フォローと大きく変わらず，BNP 250 pg/mL．WBC 9,500/μL，CRP 2 mg/dLと軽度上昇．
　救急当直医は慢性心不全急性増悪なのか肺気腫/COPD急性増悪なのかわからず，入院加療について循環器内科，呼吸器内科にそれぞれコンサルトしようとしている．

　慢性心不全急性増悪と肺気腫/COPD急性増悪の誘因として感染症—特に気管支肺炎・肺炎は共通している．そのため，気道感染が起こって労作時呼吸困難の増悪ではどちらも起こりうる．また併存している場合，鑑別することは実際の臨床では困難または無意味であることも多い．
　このとき重要なことは①慢性心不全急性増悪，②肺気腫/COPD急性増悪，③気管支肺炎・肺炎の診断と治療—特に共通する部分と特有な部分を意識することである（**表3**）．
　特に①慢性心不全急性増悪と②肺気腫/COPD急性増悪の共通する治療として，非侵襲的人工呼吸器NIV/NPPVの有効性がわかっている．

■ 非侵襲的人工呼吸器NIV/NPPVの設定
　慢性心不全急性増悪および肺気腫/COPD急性増悪において，①低酸素血症による急性呼吸不全（＝I型呼吸不全），②高二酸化炭素血症による急性呼吸不全（＝II型呼吸不全）のどちらであるかを意識したうえで，次のようにNIV/NPPVを設定する．

> ●NIV/NPPV の設定
>
> ①圧換気の開始時は低い吸気圧／呼気圧で開始し，徐々に上げていく（例：CPAP モード 4〜5 cmH2O，ST または PCV モード IPA P8，EPAP 4 cmH2O）．
>
> ②マスクフィットが大切であり，最初に十分な説明と装着開始時は"わざと"リークをつくるように軽めに鼻・口にあて，慣れるまでの時間をつくる．最初からしっかり密着させない．
>
> ③低酸素血症による呼吸不全のケースでは，CPAP モード 5 cmH2O から開始し，酸素化をみながら 2 cmH2O ずつ上げていく．
>
> ④高二酸化炭素血症による呼吸不全のケースでは，ST または PCV モード：IPAP 8，EPAP 4 cmH2O から開始し，pH，酸素化をみながら IPAP 2 cmH2O ずつ上げていく．
>
> ⑤低酸素血症と高二酸化炭素血症による呼吸不全のケースでは，ST または PCV モード：IPAP 10〜13，EPAP 4 cmH2O から開始して，pH，酸素化をみながら調整する．吸気ピーク圧 20〜25 cmH2O までは胃拡張は起きにくいためこれらの範囲内で吸気／呼気圧を調整する．
>
> ⑥NIV/NPPV 装着後 1〜3 時間でのバイタルサイン，臨床症状，呼吸状態，血液ガス分析所見などをフォローし，増悪傾向ならば NIV/NPPV から気管挿管・人工呼吸器管理へすみやかに移行する．改善がない場合，あまり粘らないことも重要である．

●ここがピットフォール！

心不全・慢性心不全急性増悪と肺気腫 /COPD 急性増悪の鑑別・原因検索に用いられる検査のピットフォールについて解説する

①BNP

BNP カットオフ値を 100 pg/mL とすると，心不全を除外できる可能性があるが，肺気腫 /COPD で肺性心・右心不全合併でも BNP 上昇が認められるため，慢性心不全急性増悪と肺気腫 /COPD 急性増悪の鑑別に必ずしも役立たないことも多い．

その一方で，肺気腫 /COPD 患者で BNP 100〜500 pg/mL は右心不全または中等度の左心不全，または両心不全合併を考える．また 500 pg/mL 以上では明らかな心不全として心不全治療を行うべきとされている．

②胸部 X 線

滴状心やブラ，肺野透過性亢進などが進行した肺気腫 /COPD でみられる．また心不全では心拡大やバタフライシャドー，Kerley's B line が特徴的であるが，感度は低く，胸部 X 線で異常がなくても慢性心不全急性増悪および肺気腫 /COPD 急性増悪は否定できない．

③心電図

心筋虚血や不整脈による心不全増悪の誘因の検索に役立つ．しかし呼吸困難，低酸素血症がメインの場合，洞性頻脈のみのことも多い．また心不全での心房細動 AF や肺気腫 /COPD での多源性心房頻拍（multifocal atrial tachycardia：MAT）がみられることもある．

④胸部 CT

気胸，肺炎，肺塞栓の診断に有用であり，慢性心不全急性増悪，肺気腫 /COPD 急性増悪の原因検索に役立つ．しかし急性呼吸不全で酸素投与，ハイフロー療法 HFNC，非侵襲的人工呼吸器 NIV/NPPV 管理の場合は CT までの移動が困難である．

⑤心エコー

心エコーでは左室収縮能・拡張能，壁運動異常，弁膜症といった心臓の器質的異常と心嚢水貯留がわかる．しかし肺気腫 /COPD では気腫肺の影響で心機能の十分な観察が困難な場合も多い．

表4　心不全と気管支肺炎・肺炎を鑑別するための病歴，症状と身体所見

	可能性を高める特徴的な所見
心不全	・心不全の既往 ・高血圧，弁膜症，陳旧性心筋梗塞の既往 ・夜間発作性起坐呼吸 ・体重増加と明らかな全身浮腫 ・S3音，ギャロップリズム ・頸静脈怒張 ・Hepato-jugular reflux ・心尖拍動の移動
気管支肺炎・肺炎	・発熱・悪寒戦慄，倦怠感，咳，多量の喀痰 ・嚥下障害や肺気腫/COPDの既往 ・シックコンタクト（肺炎，インフルエンザ） ・易感染性（免疫不全，ステロイド・免疫抑制薬内服中など）

●ここがポイント！

慢性心不全急性増悪と肺気腫/COPD急性増悪では非侵襲的人工呼吸器NIV/NPPVによる呼吸療法が治療オプションとして重要である．

2. 肺炎と心不全の鑑別はどこまで可能か？

症例2

高血圧，脂質異常症，脳梗塞の既往がある82歳男性．ADLは車いす介助．3日前から労作時呼吸困難があり，微熱が出現した．前日に近医受診し気管支肺炎の診断でアジスロマイシンを投与された．その後も呼吸困難感が増悪し起坐呼吸となり救急搬送．

両肺野喘鳴著明であり，体重4 kg増加と頸静脈怒張と両下肢浮腫．胸部X線で両肺野バタフライシャドー．BNP 800 pg/mLと高値であり，慢性心不全急性増悪の診断で血管拡張薬ニトログリセリン，利尿薬フロセミドを投与され徐々に呼吸困難感が改善した．

肺炎と心不全は，病歴や身体所見を詳細にとることにより鑑別が可能であることが多いが（表4），慢性心不全急性増悪の誘因が気管支肺炎・肺炎であることも多く注意が必要である．

これらの病歴や身体所見に検査所見を加えると診断精度が上がる．ここではBNP値と胸部X線，肺エコーについて述べる．

BNPは心室の心筋細胞から分泌され，利尿や血管平滑筋拡張作用がある．正常値は100 pg/mL未満であり，心不全の診断では100 pg/mLをカットオフ値とすると陽性的中率は83.4 %，50 pg/mL未満の陰性的中率は96 %であり除外できる．

肺炎のX線所見には，一般に濃厚で境界明瞭な不透過陰影・浸潤影・エアブロンコグラムがみられる．心不全のX線所見では，肺静脈圧の亢進があるため上肺野の血管径が増大し，進行すると間質性肺水腫となり，Kerley's B lineが出現し，心不全の特異度が95 %，感度が97 %となり感染症との鑑別に有用である．しかし心不全では代償機構により慢性Kerley's B lineが出現しないことにも注意が必要である．

正常の肺エコーでは肺野は胸膜と平行にA lineがみられるが，心不全ではA lineが消失し縦走するB lineが3本以上，B line同士の幅が7 mm以内でみられる．また肺炎では浸潤影・consolidationが低エコーにみえることが特徴的である．

●ここがポイント！
・慢性心不全急性増悪と肺炎の鑑別では，病歴・身体所見とBNP，胸部X線，肺エコーを用いる．
・一方で，慢性心不全急性増悪の誘因が肺炎であることも多く，合併している場合は心不全への治療と肺炎への治療を同時に行うべきである．

3. 慢性心不全患者での肺気腫/COPD急性増悪の循環管理─右心不全に対する心構えを常にもつ！

症例3
　肺気腫/COPD，高血圧，慢性心不全のある85歳男性．抗コリン薬チオトロピウム吸入，抗血小板薬バイアスピリン®，ARBカンデサルタン，Ca拮抗薬アムロジピン内服中．
　2日前からの感冒様症状，咳，呼吸苦，喀痰増加でER搬送．起坐呼吸．バイタルサイン：血圧 100/60 mmHg，脈拍 120分/回 不整，体温 37.5℃，呼吸数 25回/分，SpO2 87 %（室内気）．
　聴診で両肺全体にわたって喘鳴，両下肢軽度浮腫．胸部X線で滴状心の所見あり．心エコーではEF 45 %，IVC 20 mm，呼吸性変動なし，BNP 350 pg/mL．COPD急性増悪メインでうっ血性心不全合併の診断．
　頻脈のため乳酸加リンゲル液250 mL 30分負荷したところ血圧 60/45 mmHgと低下し，慌てて中止し血管収縮薬ノルアドレナリンを開始し，電気的除細動の準備を行った．

ここでは肺気腫/COPD急性増悪の治療と循環管理─特に右心不全合併について考える．
COPD急性増悪の治療は"ABCアプローチ"＋αと覚えるとよい．

1 A：Antibiotics
　特に重症ケース（ICU入室，NIV/挿管・人工呼吸器使用），入院症例やCOPD急性増悪をくり返す場合には抗菌薬投与を行う．
　COPD急性増悪の気道感染で問題になる細菌には肺炎球菌，インフルエンザ桿菌，モラキセラ・カタラーリスがある．また入退院をくり返すケースでは医療関連感染としてMRSA，緑膿菌も考慮する必要がある．
　3世代セフェム系抗菌薬であるセフォタキシム（セフォタックス®），セフトリアキソン（ロセフィン®）を選択肢，MRSAカバーではバンコマイシン，リネゾリド，緑膿菌カバーが必要な場合，4世代セフェム・カルバペネム，アミノ配糖体，抗緑膿菌フルオロキノロン（レボフロキサシン，シプロフロキサシン）を考慮すべきである．

2 B：Bronchodilators
　気管支拡張薬として短時間作用型β2刺激薬（SABA）・抗コリン薬（SAMA）吸入を行う．特

に定量噴霧式吸入器MDIではスペーサー，エアロチャンバーを使用することで口腔内・上気道付着を最少にして効果的である．

サルブタモール（サルタノール®），イプラトロピウム（アトロベント®）吸入4〜8パフ，6〜8時間ごとに投与する．

❸ C：Corticosteroid

点滴静注または経口でのステロイド全身投与を行う．

メチルプレドニゾロン点滴静注（ソル・メルコート®），プレドニゾロン内服（プレドニン®）．

ステロイド投与量は大量である必要はなく，プレドニゾロン，メチルプレドニゾロンともに50mg/日程度とする．

これら"ABCアプローチ"でCOPD急性増悪の治療は可能であるが，クリティカルケアでの重症ケースについて，個人的には＋αとして次の2つの治療も重要だと考える．

・＋αその①：心房細動AF，多源性心房頻拍MATへの治療

不整脈AF，MATを合併すると肺高血圧からの右心不全が急激に悪化する可能性が高いため，可能な限り洞調律復帰をめざす治療を行うべきである．

使用する薬剤としては，マグネシウム補充を行い，リズムコントロールとしてアミオダロン，フレカイニドなどIc群（心機能に問題がなければ），レートコントロールとしてCa拮抗薬ジルチアゼム，ベラパミルやβ_1遮断薬ランジオロールを用いる．

・＋αその②：深部静脈血栓症DVT/肺塞栓PE合併の可能性への予防・治療

肺塞栓も重要なCOPD急性増悪の誘因になること，そしてなによりもCOPD急性増悪自体右心負荷がかかり，さらにD–ダイマー陽性となること，そして肺塞栓診断で重要な造影CT，肺血流シンチグラムは，重症COPDではあてにならない．そのためDVT/PEを疑う閾値は下げることが大切である．

疑わしければまず治療ドーズ（aPTT1.5〜2倍）でヘパリン持続静注を行う．また疑わしくなくても必ずDVT予防としてヘパリン皮下注を行うべきである．

落ち着いたらNOACs/DOACs（ダビガトラン，リバーロキサバン，アピキサバン，エドキサバン）投与を考慮すべきである．

●ここがピットフォール！

特に肺気腫/COPD急性増悪を含めた右心不全での循環管理の5つのポイントを示す．

①右室の前負荷を適切に保つ

心エコーで右室拡張がないかどうかを確認し，輸液反応性（fluid responsiveness）に応じて晶質液250 mL負荷を行う．右心不全での輸液チャレンジは1回100〜250 mLと少量で行う．右心不全では輸液反応性がないことが多く血管内ボリューム過剰ならば早期から利尿薬，腎代替療法RRTを用いマイナスバランスで管理する．

②洞調律を維持する

特にAFやMATなど頻脈性不整脈を合併した場合，レートコントロールのみでは不十分で右心循環維持のためには可能な限り洞調律を維持することが大切である．AF/MATでは電解質補正とともに適宜アミオダロンや電気的除細動を行う．

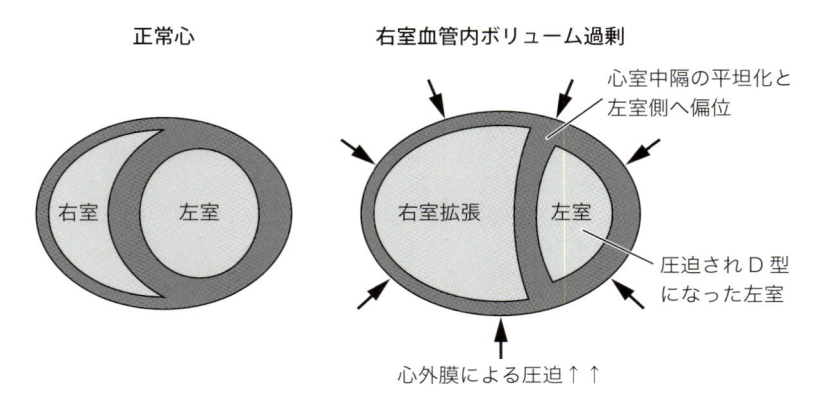

図2　心室間相互依存（ventricular interdependence）

③右室の後負荷を適切に保つ

　低酸素血症では低酸素性肺血管攣縮が起こり肺動脈抵抗上昇につながる．また高二酸化炭素血症やアシドーシスでも肺動脈抵抗上昇となるため，低酸素血症，高二酸化炭素血症，アシドーシスは補正が必要である．

　人工呼吸器管理では不適切に高い気道内圧上昇，高いPEEPは避ける（プラトー圧＜27 mmHg，最少のPEEP，低1回換気による人工呼吸器管理が推奨される）．

　肺気腫/COPD急性増悪では気道抵抗上昇による右室後負荷上昇となるため，気管支拡張薬β_2刺激薬・抗コリン薬吸入，全身ステロイド投与および血管作動薬としてエピネフリン使用を考慮する．

　閉塞性ショックで右心負荷がかかるケースではDVT/PEを合併すると急激に循環動態が破綻するため，禁忌がなければ早期からDVT/PE予防としてヘパリンによる抗凝固療法を開始すべきである．

④右室収縮能を適切に保つ

　右室拡張能の維持で強心薬ミルリノン，少量ドブタミンを用い，冠動脈血流の維持で低血圧は避け，ノルアドレナリンを早期から使用する．

⑤循環動態変化に伴い頻繁に心室間相互依存（ventricular interdependence, 図2）を評価する

　右室拡張が強いと心室中隔の左室偏位となり，1回拍出量が著明に低下するため，輸液負荷や利尿薬使用による右室前負荷の変化の際や，不整脈による心調律の変化，人工呼吸器設定・血管作動薬調整の際には頻繁に心エコーでの評価を行い最適化する．

●ここがポイント！

・COPD急性増悪治療は"ABC"アプローチを大切にする．
・さらに＋αとして，①頻脈性不整脈AF/MATの治療（可能な限り洞調律復帰をめざす），②DVT/PE予防または治療を必ず行うべきである．

●専門医にコンサルトするタイミング

　慢性心不全急性増悪，肺気腫/COPD急性増悪，肺炎の３つの疾患は，急性期医療の現場では呼吸困難の原因疾患として頻度も高く，病歴，身体所見，X線・血液検査（BNP値など）で明らかな単独疾患の場合は鑑別が可能なこともあるが，特に高齢者の場合，それぞれが独立した疾患群というよりむしろ相互に関連し増悪因子となって合併していることが多々ある．循環器領域を専門としつつも呼吸器内科および感染症内科および集中治療の視点も大切である．以下に３つの視点について解説をする．

①呼吸器専門医の視点

　肺気腫/COPD急性増悪および安定した後での吸入薬の選択が必要な場合，また急性期では病原微生物決定のための気道分泌物採取や心不全・肺炎で説明ができない肺野異常影（肺癌やBOOPなど）への気管支鏡検査や，特に肺気腫/COPD急性増悪がメインの換気不全に対する非侵襲的人工呼吸器NIV/NPPV管理が必要な場合はコンサルトする必要がある．

②感染症専門医の視点

　市中肺炎のようにみえて病院内肺炎・医療関連肺炎の可能性が否定できない場合，そして気管支肺炎・肺炎の治療効果が乏しくほかの病原体（結核，真菌・PCP，ウイルスなど）の可能性が否定できない場合，適切な抗菌薬選択および投与量・投与間隔の調整などが必要な場合はコンサルトする必要がある．

③集中治療医の視点

　ショック（心原性±敗血症性）で循環作動薬が必要な場合，非侵襲的人工呼吸器NIV/NPPVおよび挿管・人工呼吸器管理が必要な場合，急性呼吸促迫症候群ARDSが否定できない場合で集学的治療が必要ならば早期にコンサルトする必要がある．

Advanced Lecture

■ 左心不全も右心不全も過剰輸液に注意を！

　気管支肺炎・肺炎といった感染症からの敗血症・敗血症性ショックでは乳酸加リンゲル液，0.9％食塩水での輸液反応性（fluid responsiveness）を意識した輸液負荷が初期治療では重要であるが，慢性心不全急性増悪（＝多くが左心不全を伴う）や肺気腫/COPD急性増悪（＝多くが右心不全を伴う）では，輸液負荷には注意が必要である．

　これは治療初期から３号液や５％ブドウ糖液といった維持液を用いるべきということではない．蘇生輸液は乳酸加リンゲル液，0.9％食塩水でかまわないが，輸液負荷が必要と判断する場合，**①常に少量（＝100〜250 mL/時程度）で行うこと**，および**②輸液負荷前後での動的指標の変化や心エコーでの心室間相互依存といった循環動態・病態の把握**が重要である．

　特にショック・循環不全を伴っている場合は，輸液負荷以上に強心薬ドブタミン，ミルリノンや血管収縮薬ノルアドレナリンの早期使用が病態改善および救命のためには重要であることを付け加えておく．

おわりに

　慢性心不全急性増悪の誘因および鑑別として，肺気腫/COPD急性増悪と気管支肺炎・肺炎は頻度が高く重要な疾患である．これら2つの疾患について，病態生理と診断・治療を理解することは非常に重要である．

　エビデンスとともに私見もちりばめながら実際の臨床でのピットフォール，ポイントをまとめたので読者の日々の臨床に役に立てば幸いである．

文献・参考文献

1) Mebazaa A, et al：Acute heart failure and cardiogenic shock：a multidisciplinary practical guidance. Intensive Care Med, 42：147–163, 2016

2) Arrigo M, et al：Understanding acute heart failure：pathophysiology and diagnosis. Eur Heart J Suppl, 18：G11–G18, 2016

3) Hawkins NM, et al：Heart failure and chronic obstructive pulmonary disease：diagnostic pitfalls and epidemiology. Eur J Heart Fail, 11：130–139, 2009

4) Chhabra SK & Gupta M：Coexistent chronic obstructive pulmonary disease–heart failure：mechanisms, diagnostic and therapeutic dilemmas. Indian J Chest Dis Allied Sci, 52：225–238, 2010

5) Güder G, et al：Chronic obstructive pulmonary disease in heart failure：accurate diagnosis and treatment. Eur J Heart Fail, 16：1273–1282, 2014

6) Rutten FH, et al：Heart failure and chronic obstructive pulmonary disease：An ignored combination? Eur J Heart Fail, 8：706–711, 2006

7) Ko FW, et al：Acute exacerbation of COPD. Respirology, 21：1152–1165, 2016

8) Lichtenstein DA & Mezière GA：Relevance of lung ultrasound in the diagnosis of acute respiratory failure：the BLUE protocol. Chest, 134：117–125, 2008

9) Volpicelli G, et al：Usefulness of lung ultrasound in the bedside distinction between pulmonary edema and exacerbation of COPD. Emerg Radiol, 15：145–151, 2008

10) King C, et al：Management of right heart failure in the critically ill. Crit Care Clin, 30：475–498, 2014

11) NHLBI/WHO Workshop Report：Global Initiative for Chronic Obstructive Lung Disease. Global strategy for the diagnosis, management, and prevention of chronic obstructive pulmonary disease. Updated 2014.

12)「COPD（慢性閉塞性肺疾患）診断と治療のためのガイドライン 第4版」（日本呼吸器学会COPDガイドライン第4版作成委員会/編），メディカルレビュー社，2013

13)「ICU/CCUの薬の考え方，使い方 ver.2」（大野博司/著），中外医学社，2015

14) Gehlbach BK & Geppert E：The pulmonary manifestations of left heart failure. Chest, 125：669–682, 2004

プロフィール

大野博司（Hiroshi Oono）
洛和会音羽病院ICU/CCU
生命の危機にある患者が助かるための努力を惜しまないこと，どんな不利な状況下でも患者・家族に希望を与えられるよう笑顔でいられること，自分のやりたいことを形にしてくれるICUスタッフ・病院上層部への感謝，いつも温かく見守り続けてくれる妻への感謝―『努力，笑顔，感謝』の3つを大切に悪戦苦闘の日々がまだまだ続きます．

8. 心不全の原因特定にはどのタイミングでどのようなアプローチが理想的ですか？

横田　卓

● Point ●

- ・急性心不全では，血行動態がダイナミックに変化する
- ・急性心不全診療では，「血行動態の把握」と「心不全の原因特定」が重要である
- ・初期対応においては，早期介入が必要な疾患を優先して原因検索を行う

はじめに

　急性心不全が疑われる患者が搬送されてきた場合，血行動態がダイナミックに変化するため，迅速かつ正確な診断が求められる．急性心不全患者の診察のポイントは「血行動態の把握」と「心不全の原因特定」であるが，限られた時間のなかで効果的な初期対応を実践するためには，「心不全の原因特定」の適切なタイミングを覚えておく必要がある．

　本稿では，急性心不全患者を診察する際の心不全の原因特定のタイミング，さらには初期対応の際の効果的なアプローチの方法について解説する．

1. 急性心不全の原因疾患

　心不全の原因を鑑別する前に，まずどのような基礎疾患があるか理解しておこう．急性心不全の主な原因疾患および増悪因子を表に示す．特に心不全の急性増悪をくり返す慢性心不全患者では，基礎疾患とともに心不全の増悪因子を調べることが大切である（例：急性心不全の基礎疾患は"拡張型心筋症"で，増悪因子は"過剰な塩分摂取"であった）．心不全の増悪因子を明らかにし是正することは，その後の円滑な心不全治療や心不全増悪の再発予防につながる．

●専門医のクリニカルパール

急性心不全の原因検索では，基礎疾患のみならず心不全の増悪因子も調べる！

表　急性心不全のおもな原因疾患および増悪因子

原因疾患
1. 急性冠症候群 　a) 不安定狭心症・急性心筋梗塞 　b) 急性心筋梗塞に伴う合併症（僧帽弁逆流，心室中隔穿孔など）
2. 不整脈 　a) 徐脈性不整脈（洞不全症候群，高度房室ブロックなど） 　b) 頻脈性不整脈（心房細動，心室頻拍など）
3. 心タンポナーデ
4. 弁膜症 　a) 弁逆流（僧帽弁閉鎖不全症，大動脈弁閉鎖不全症など） 　b) 弁狭窄（僧帽弁狭窄症，大動脈弁狭窄症など）
5. 高血圧性心疾患
6. 心筋疾患 　a) 特発性心筋症（拡張型心筋症，肥大型心筋症，拘束型心筋症，不整脈源性右室心筋症など） 　b) 特定心筋症（虚血性心筋症，甲状腺機能亢進症・低下症，膠原病，心サルコイドーシス，心アミロイドーシス，筋ジストロフィ，アルコール性心筋症，薬剤性心筋症，産褥性心筋症など）
7. 先天性心疾患（心房中隔欠損症，心室中隔欠損症など）
8. 心筋炎
9. 感染性心内膜炎
10. たこつぼ心筋症
11. 大動脈解離
12. 右心不全（肺血栓塞栓症，肺高血圧，収縮性心膜炎など）
13. 高心拍出性心不全（敗血症，甲状腺中毒症，貧血，脚気心など）
14. 心臓手術後の合併症（人工弁の弁機能不全など）
増悪因子
1. 塩分の過剰摂取
2. 服薬アドヒアランス不良（例：薬の飲み忘れ）
3. 過労（＝身体的ストレス）
4. 精神的ストレス
5. 感染症（感冒，急性肺炎など）
6. 貧血
7. 腎機能低下
8. 過度の血圧上昇
9. 薬剤（NSAIDs，陰性変力作用を有する薬剤など）

2. 急性心不全の診断・治療手順

　急性心不全患者を診察する場合の初期対応のフローチャートを図1に示す．急性心不全は初期対応が適切に行われないとその後の治療経過が複雑かつ困難になる．限られた時間のなかで診断・治療を行わなければならないため，原因疾患の鑑別について，優先順位をつける必要がある．

3. 早期に心不全の原因特定が必要な疾患

　心不全の原因特定のタイミングについては，緊急度が高く，早期の治療介入（例：緊急外科手術，緊急カテーテル治療，緊急ペースメーカー治療）が有効な疾患を優先して検索する．原因特

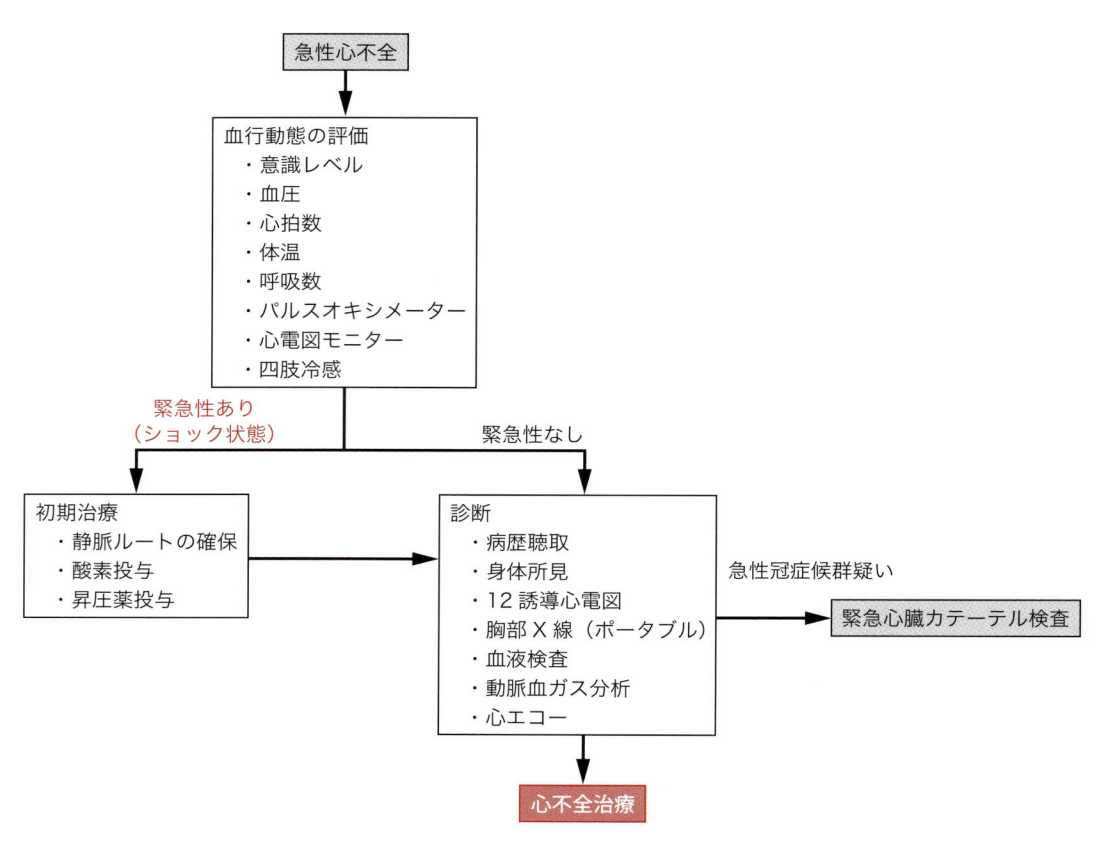

図1 急性心不全の診断・治療手順

定を急ぐべき疾患のうち，ぜひ覚えておきたい疾患を以下に示す．これらは血行動態の把握とほぼ同時に原因の鑑別を行う必要がある．

1 急性冠症候群

　急性心不全患者を診たら，まず急性冠症候群（不安定狭心症・急性心筋梗塞）の可能性を念頭において原因検索を進める．特に急性冠症候群に特有の症状（胸痛），心電図所見（ST変化など），血液検査所見（心筋逸脱酵素の上昇），あるいは心エコー所見（左室壁運動異常）を認めた場合は，禁忌となりうる合併症がない限り，緊急心臓カテーテル検査の適応がある．経皮的冠動脈インターベンション（PCI）など血行再建術により早期に心筋虚血を解除することができれば，心筋ダメージを最小限にするのみならず，その後の心不全治療を容易にすることが期待される．

●ここがポイント

急性心不全患者を診たら，急性冠症候群の可能性を考える！

2 不整脈

　心機能が正常な患者では，不整脈単独で心不全を発症することは稀である．一方，心機能が低下した患者では，徐脈性または頻脈性不整脈により容易に心不全が悪化する．このため，急性心

不全の初期対応において，不整脈の有無を確認する必要がある．

1）徐脈性不整脈

血行動態の悪化や一過性の脳虚血症状を生じる徐脈があり，アトロピンに無反応な患者では，原因疾患が何であれ緊急一時的ペーシングを行う．特に急性心筋梗塞や劇症型心筋炎では，完全房室ブロック，心停止，洞性徐脈を生じやすい．

Advanced Lecture

■ 高度房室ブロックをみたら心サルコイドーシスを想起する

心サルコイドーシスの合併症の1つに，高度房室ブロックがあげられる．このため，高度房室ブロックの患者を診たら，ペースメーカー治療のみならず，基礎疾患として心サルコイドーシスがないか原因検索を行う必要がある．

2）頻脈性不整脈

まず洞性頻脈では，積極的な心拍数の抑制を行わずに心不全治療を優先する．心不全の改善とともに自然に正常洞調律に回復するはずである．ただし，貧血や甲状腺機能亢進症といった頻脈の明らかな原因がある場合は，これらの異常を是正する必要がある．

一方，血行動態が破綻した心室性不整脈（持続性心室頻拍など）に対しては，電気的除細動が最も有効である．また，頻脈性心房細動を有する場合はジギタリス（ジゴシン®）やランジオロール（オノアクト®）（短時間作用型β遮断薬）による心拍数のコントロールが必要となる．もし脈拍コントロールのみで心不全が改善しない場合は，塞栓症リスクを評価したうえで，抗凝固療法を十分行い，電気的あるいは薬物学的除細動を試みる．さらに，左室壁運動が亢進しているにもかかわらず心不全症状を呈している場合は高心拍出性心不全を疑い，頻脈傾向の場合は，心不全の原因として甲状腺機能亢進症を鑑別する必要がある．

❸ 心タンポナーデ

心エコーにて心嚢液貯留を中等量〜大量に認めた場合は，心タンポナーデを疑う．心嚢液が貯留し心嚢内圧が上昇すると，拡張期の静脈還流が障害されて心室充満に支障をきたし，心拍出量の低下と静脈うっ血を生じる．左心系よりも右心系の方が低圧のため心嚢液貯留の影響を受けやすく，発症初期は右室または右房の拡張早期の虚脱を認めることが多い．

また，急性から亜急性に心嚢液が貯留した場合，しばしばショックに陥るため，迅速な対応が要求される．このような緊急対応が必要となる疾患は，外傷，大動脈解離，急性心筋梗塞（左室自由壁破裂・Dressler症候群など）などである．

緊急時には，ベッドサイドにて心エコーガイド下に穿刺・ドレナージを行う．ただし，外傷，大動脈解離，心筋梗塞後の左室自由壁破裂による心タンポナーデでは，開胸による緊急ドレナージが必要となるケースがほとんどである．

❹ 急性弁膜症

急性弁膜症はいずれの弁でも起こりうるが，本稿では頻度の高い僧帽弁・大動脈弁逆流を中心

に解説する．弁膜症の診断には心エコーが最も有用である．

1）急性僧帽弁逆流

　急性発症の僧帽弁逆流は，急激な左心系への容量負荷により肺水腫や心原性ショックを引き起こす．主な原因は感染性心内膜炎，急性心筋梗塞，あるいは特発性の腱索断裂・乳頭筋断裂である．血管拡張薬・カテコラミンなどの薬物治療で血行動態が改善しない場合は，緊急外科手術を検討しなくてはならない．IABP（大動脈内バルーンパンピング）は，ショック状態の際に手術まで血行動態を維持するために使用される．

2）急性大動脈弁逆流

　急性大動脈弁逆流の主な原因は，大動脈解離，感染性心内膜炎，外傷などである．特に大動脈基部の解離あるいは薬物治療のみでは血行動態が安定しない急性大動脈弁逆流では，容易に心原性ショックとなるため，緊急外科手術を検討しなくてはならない．なお，急性大動脈弁逆流では，ショック状態に対してIABPを使用することは，かえって逆流量を増加させることになり，原則禁忌である．

5 急性心筋梗塞の機械的不全（左室自由壁破裂・心室中隔穿孔・僧帽弁乳頭筋不全）

　急性心筋梗塞の機械的不全は，急性期の脆弱な心筋組織の破綻により生じ，頻度が高いわけではないが，発症した際には心原性ショックとなり，多くは緊急手術が必要となる．これらの合併症がみつかった場合は早めに心臓外科医へコンサルトする．

1）左室自由壁破裂

　急性心筋梗塞後の左室自由壁破裂の治療成績はきわめて不良で，初期死亡率は20％に達する[1]．多くは心筋梗塞後1〜7日目に発症する．発症には，徐々に血性心膜液が貯留し心タンポナーデとなるoozing（slow-rupture）型と急激に破裂するblow-out型がある．左室自由壁破裂が疑われた場合，直ちにベッドサイド心エコーを行い，心嚢液貯留を認めた場合は迅速な心嚢穿刺・ドレナージを行う．心嚢液が血性であれば，緊急外科手術が必要である．

2）心室中隔穿孔

　心筋梗塞後2〜3日目をピークに，多くは2週間以内に発症する[2]．聴診上，新たに発生した胸骨左縁第4肋間付近の汎収縮期雑音でみつかるケースが多い．心室中隔穿孔が疑われた場合，直ちにベッドサイド心エコーを行い，カラードプラ法による心室中隔の左右シャント血流の存在で確定診断する．左前下行枝を責任血管とする前壁梗塞で最も頻度が高く，心尖部寄りの中隔に穿孔を認めることが多い．また下壁梗塞で発生した場合は，基部中隔に穿孔を認める．

　治療のタイミングは個々の症例により異なるが，心原性ショックをきたしている場合は緊急外科手術が必要となる．もしIABPを含む内科治療により血行動態が安定化した場合は，慢性期（急性心筋梗塞発症数週間後）に待機的外科手術を行う．

> **症例**
> 85歳女性．
> 　急性心筋梗塞（前壁）のため緊急心臓カテーテル検査を施行し，左前下行枝#7 100％閉塞に対してPCIを施行し，0％に改善した．その後治療経過は良好であったが，心筋梗塞発症7日目にうっ血性心不全を発症し，心エコーにて心室中隔にシャント血流を認め（図2），心室中隔穿孔と診断した．内科的に心不全治療を行い，心不全が代償化した後，待機的に心室中隔穿孔に対するパッチ閉鎖術を行い，内服薬調整後，元気に退院した．

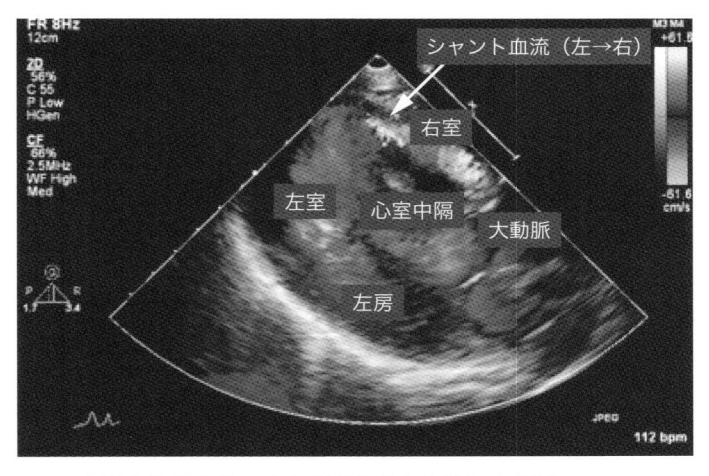

図2　急性心筋梗塞後に心室中隔穿孔を合併した症例
心エコー上，胸骨左縁長軸像（カラードプラ法）にて心尖部よりの
心室中隔にシャント血流を認める（Color Atlas ②参照）

3）僧帽弁乳頭筋不全

　急性心筋梗塞後に認める僧帽弁逆流の多くは，軽度〜中等度であり，血行再建術により軽快するケースも多い．しかし，乳頭筋断裂・腱索断裂による急性僧帽弁逆流を生じた場合は，保存的治療のみでの救命は困難であり，直ちに内科的治療を開始し，血行動態の安定化を試みながら，準備が整いしだい，準緊急的に外科手術を行うことが推奨される．

4. 血行動態の改善を優先し，心不全が代償化してから原因特定を行ってもよい疾患

　内科的治療のみで血行動態が安定化するような慢性疾患（拡張型心筋症，肥大型心筋症，一部の特定心筋症など）においては，まず血行動態の改善を優先し，心不全が代償化してから詳細な評価・検査を行い，原因を特定することが可能である．

おわりに

　急性心不全患者の初期対応においては，血行動態の把握とともに，緊急度が高くなおかつ早期の治療介入が有効な原因疾患を優先して鑑別する必要がある．急性心不全は血行動態がダイナミックに変化するため，限られた時間のなかで対応を迫られることが多く，血行動態の把握とほぼ同時に原因鑑別を行うべき疾患と，血行動態が安定化してから十分な時間をかけて原因特定を行ってもよい疾患に分けて初期対応を行うことが，心不全治療の成功への鍵となる．

文献・参考文献

1) Pappas PJ, et al：Ventricular free-wall rupture after myocardial infarction. Treatment and outcome. Chest, 99：892-895, 1991
2) Brandt B 3rd, et al：Ventricular septal defect following myocardial infarction. Ann Thorac Surg, 27：580-589, 1979

プロフィール

横田　卓（Takashi Yokota）
北海道大学大学院医学研究院循環病態内科学
1998年 北海道大学医学部卒業
2009年 北海道大学大学院医学研究院循環病態内科学・助教
2011年 コペンハーゲン大学（デンマーク）・博士研究員
2013年 北海道大学大学院医学研究院循環病態内科学・助教

9. 急性大動脈症候群の最新 Evidence Based Diagnosis を教えてください

真鍋 晋

● Point ●

- 胸痛は，痛みの性質，放散，発症時の強さの3点を確認する

- 胸痛に伴う脈拍の消失，血圧の左右差，巣状神経学的異常の出現は高率に急性大動脈症候群を疑う

- D-ダイマー測定は急性大動脈解離の除外に有用とされ，500 ng/mL 以下であれば可能性は低い

はじめに

　急性大動脈症候群は比較的稀な疾患と考えられる．代表的疾患である急性大動脈解離の人口10万人あたりの1年間の発症頻度は3〜6人だが[1]，鑑別が難しいとされる急性冠症候群（約440人/10万人）や肺塞栓症（約69人/10万人）と比べると明らかに少なく，胸痛患者全体のなかで急性大動脈解離が占める割合は2％にすぎない[2]．一方，最近の調査でも急性大動脈解離のきわめて高い急性期死亡率が報告されている．特に上行大動脈に解離が及ぶA型では病院搬送までにすでに半数が死亡し，病院までたどり着いた患者の半数が入院中に死亡している[3]．このように急性大動脈症候群は，"たまにしか遭遇しないのに，きわめて恐ろしい疾患"であり，救急外来では"決して見逃してはいけない疾患"の1つといえる．ここでは急性大動脈症候群の診断のコツについて，いくつかの重要なエビデンスを紹介しながら検討を行う．

1. どのようにして発症するのか？

　急性大動脈症候群とは1990年頃提唱された比較的新しい概念である[4]．急性大動脈解離のほかにIMH（intraluminal hematoma）やPAU（penetrating atherosclerotic ulcer）が含まれる．これら3つの疾患には多くの共通点がみられる（図1）．急性大動脈解離では，亀裂した内膜から血流が血管壁内に侵入し，中膜が引き裂かれ偽腔が形成される．IMHでは大動脈の vasa vasorum の破裂や粥腫内の出血から動脈壁内の梗塞，血腫が形成される．PAUでは粥腫の破綻から限定的な内膜断裂を引き起こす．これら3つの病態の基盤として，高血圧や遺伝的疾患による弾性線維の変性や平滑筋細胞の過疎化があり，動脈壁，特に中膜組織が脆弱になっていることがあげられる．これら3つの病態は必ずしも独立したものとはいえず，従来急性大動脈解離と考えられたも

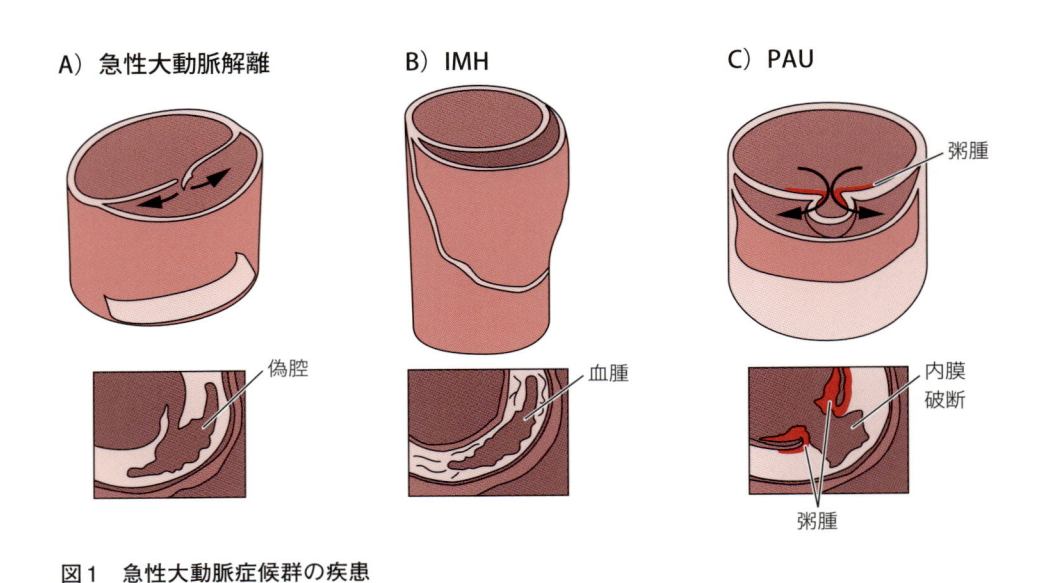

図1　急性大動脈症候群の疾患
➡は血流を示す．
文献5，6を参考に作成

のの10～20％にIMHやPAUが含まれ，IMHやPAUの一部はその後急性大動脈解離に進展する．
また患者背景や症状，予後を含め，その臨床像はかなり近いと考えられる．

2. どのようなときに疑うのか？

　急性大動脈症候群は，頻度が少ないうえに特異的な所見に乏しく，早期に正しく診断するのが
難しい疾患といえる．最初から正しく解離の診断を受けたのは全体の3割しかなく，4割の症例
で24時間以上たってから診断がなされたと報告されている[7]．診断の決め手となるのは造影CT
など画像イメージングである．ただ，数多ある急性胸背部痛の全例にCTを行うことは現実的で
なく，やはり病歴と身体所見から解離に特徴的な所見を探し出し，疑わしい患者群をピックアッ
プすることが大切である．ここでは急性大動脈解離を疑うのに役立つ病歴や身体所見の特徴を解
説する（**表1**）．

■ 病歴

　胸痛に関する3つの基本的な質問を行うことが重要である．①痛みの性質，②放散，③発症時
の強さを明らかにする．急性大動脈症候群では，**大動脈性疼痛**（aortic pain）と呼ばれる特徴的
な痛みが起こる．性質はとにかく強い痛みで，"生涯で最も強い"としばしば表現される．裂け
る，または破れるような性質であったり，痛みの部位が移動することもある．放散は，しばしば
肩甲間や背部に及ぶ．最も特徴的なのは，発症直後から最大限の痛みで始まることで，急性冠症
候群などでは痛みの程度が漸増するのと対照的である．こうした突発性疼痛は大動脈解離の多く
の症例でみられ（感度84％），これがなければ解離の可能性は低下する（オッズ比0.3）[2]．こう
した痛みに関する3つの質問を確実に行うことで急性大動脈解離の91％を正しく診断でき，1つ
でも省略されると49％まで正診率が低下すると報告されている[8]．

表1　大動脈解離の診断に有用な症状，身体所見

	感度	尤度比	
		陽性	陰性
突然の痛み	84％	1.6	0.3
裂けるような痛み	39％	1.2〜11	0.9〜0.4
移動性疼痛	31％	1.1〜7.6	0.6〜1.0
脈拍の消失	31％	5.7	0.7
巣状神経症状	17％	6.6	0.7
拡張期雑音	28％	1.4	0.9
胸部X線の異常	90％	2.0	0.3

①どの程度の頻度で表れるのか（感度）
②所見がみられた場合，診断の可能性はどの程度高まるか（陽性尤度）
③所見がみられない場合，可能性はどの程度低くなるのか（陰性尤度）
文献2を参考に作成

表2　大動脈解離の診断に有用な胸部単純X線写真所見

①縦隔の拡大
②大動脈隆起（knob）の拡大
③上行大動脈と下行大動脈の径の違い
④血液の局所的な血管外漏出による大動脈辺縁の不鮮明化
⑤石灰化徴候：内膜石灰化像と大動脈隆起外側縁の1cm以上の分離

2 身体所見

　脈拍の消失や血圧の左右差は大動脈解離でみられる所見として有名だが，頻繁にみられる所見ではない（感度31％）．しかし，もし胸痛患者にこれらの所見がみられれば強く解離を疑う（オッズ比5.7）．巣状の神経症状についても同様のことがいえ（感度17％，オッズ比6.6），胸痛患者に脳梗塞のような所見があれば，やはり解離を強く疑う[2]．一方，大動脈弁閉鎖不全に伴う拡張期雑音は，感度，陽性尤度比いずれも低く，診断的価値はやや低いと考えられる．

3 胸部単純X線写真

　胸部単純X線写真で解離を疑う所見を表2に列挙する．こうした所見のいずれかが解離症例のほとんどでみられ（感度90％），X線所見で全く異常がなければ解離の可能性はやや低いと考えられる（オッズ比0.3）．ただこうしたX線所見はいずれも主観的であいまいな所見が多いため，個人的には胸部単純X線写真は解離の診断の決め手として利用するのはやや難しいと考えている．

4 D-ダイマー

　D-ダイマーは，急性大動脈解離に限らずさまざまな疾患で上昇するため，診断の特定にはあまり有用ではない（特異性46.6％）．しかし，ほとんどの解離症例では上昇するため（感度96.6％），D-ダイマー低値（500 ng/dL以下）は解離の除外に有用な指標と考えられる[9]．

5 総合的判断

　解離の診断精度をさらに高めるために，これらの特徴的な所見を組合わせる方法も報告されて

表3 所見の組合わせと急性大動脈解離の階層別尤度比

所見の数	階層別尤度比	95％CI
3	66	(4.1〜1,062)
2	5.3	(3.0〜9.4)
1	0.5	(0.3〜0.8)
0	0.1	(0.0〜0.2)

いる[10]. ① 大動脈性疼痛，② 血圧左右差（≧20 mmHg），③ 縦隔陰影の拡大の3つの所見を
ピックアップし，3つすべてが揃うと解離である可能性はきわめて高く（オッズ比66），1つもみ
られなければその可能性はわずかしかない（オッズ比0.1）（表3）.

3. 見逃さないためにはどうすればよいのか？

　前述のように特徴的な所見をピックアップし，疑わしい場合には造影CTを行って早急に診断
をつけることが重要である．しかし一方で，解離症例の6.4％では痛みの訴えがなく，さらに脈
拍の消失などの特異的な所見に乏しい場合などに診断が遅れてしまうことも報告されている[11]．
急性大動脈症候群のような急性期致命率の高い疾患では，見逃さないことが重要であり，特に救
急外来などでは“解離の可能性は確かに否定できるのか？”と自問する習慣が必要である．

　急性大動脈症候群を見逃さないための手段として，米国心臓病学会がリスク評価法を提唱して
いる（図2）[12]．急性大動脈症候群の診断は画像イメージングさえ行えばそれほど困難ではない．
そこで，どのような場合に画像イメージングを行うべきかをアルゴリズムで提示している．まず
患者背景，痛みの性状，身体所見の3つの観点からリスク評価を行い，1つでもリスクがあれば
積極的に大動脈イメージング（造影CT，MRI，経食道エコー）を行っておくことを推奨してい
る．本リスク評価法を，後に急性大動脈解離と判明した2,538例に適用すると，ほとんど（95.7％）
の症例で大動脈イメージングを施行することになり，まさに“見落とさないための”スクリーニ
ング法であることが示されている．

Advanced Lecture

1 人口調査から見える現在の大動脈解離

　これまで急性大動脈解離の発症頻度は，人口10万人に対し2〜3人程度と考えられていた[1]．
これは病院単位で行った後ろ向き調査から得られた結果であり，この方法では病院到着前に死亡
した症例が反映されにくいことが問題とされていた．そこで，オックスフォード大学のグループ
が，英国オックスフォードシャー州在住の人口92,728人を10年間（2002年〜2012年）にわ
たって追跡調査を行った[3]．その結果，追跡期間中に52人が急性大動脈解離を発症し，人口10
万人の1年あたり発症頻度は6人（95％CI：4〜7）と推測された．37例（71.2％）がA型，15
例（28.8％）がB型解離であったが，特筆すべきはA型解離の18例（48.6％）が病院到着前に
すでに死亡しており，13例は自宅で，5例は病院到着時に死亡が確認された．病院まで生存して
搬送された場合の30日死亡率はA型47.4％，B型13.3％と高く，また生存退院できた症例の5
年生存率はA型85.7％，B型83.3％と比較的良好であった．

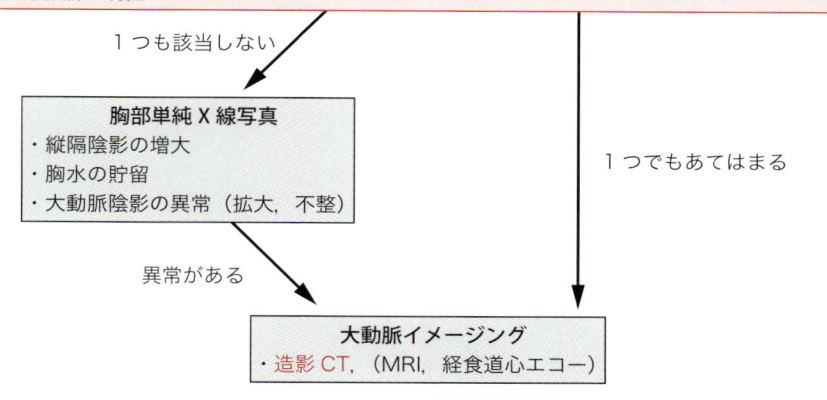

図2　急性大動脈症候群を見逃さないためのリスク評価法
文献12を参考に作成

2 急性大動脈解離を見逃せばどうなるのか？

　解離を見逃して帰宅させてしまうと，どのようなことが起こるのだろうか？　それにはCTや開心術が十分に施行できなかった時代の治療経過が参考になる．Anagnostopoulosらは1972年に6つの急性大動脈解離の臨床経過をまとめ，診断から1日以内の死亡率が38％，2日以内で50％，7日以内では70％であったと報告している[13]．一方で，1990年代後半にA型解離でありながら手術を選択しなかった場合の治療経過をみると，1日以内の死亡率が24％，2日以内で29％，7日以内では44％と報告している[14]．このように急性大動脈解離は特に最初に24時間の致命率がきわめて高く，見逃して帰宅させてしまうと病院外で死亡となる危険がかなり高いことがうかがえる．

おわりに

■ "急性大動脈解離を見逃して，帰宅させてしまった！"

　救急外来でのこのような事態は，医師として最も罪の重い過ちの1つである．そうしないために何が重要か？　まずは病歴聴取や身体所見といった基本的な診断法を大切にすること，患者の抱えている"痛み"そのものに興味を示し，何か異常はないかよく観察することである．また救急外来では細かな診断よりも，見逃してはいけないものをしっかりと把握しておくことこそが重要となる．胸痛であれば5大致死的疾患である急性冠症候群，肺塞栓，気胸，食道破裂，そして急性大動脈解離を除外することをまず心がける．

文献・参考文献

1) Nienaber CA & Clough RE：Management of acute aortic dissection. Lancet, 385：800-811, 2015

2) Klompas M：Does this patient have an acute thoracic aortic dissection? JAMA, 287：2262-2272, 2002

3) Howard DP, et al：Population-based study of incidence and outcome of acute aortic dissection and pre-morbid risk factor control：10-year results from the Oxford Vascular Study. Circulation, 127：2031-2037, 2013

4) Tsai TT, et al：Acute aortic syndromes. Circulation, 112：3802-3813, 2005

5) Coady MA, et al：Pathologic variants of thoracic aortic dissections. Penetrating atherosclerotic ulcers and intramural hematomas. Cardiol Clin, 17：637-657, 1999

6) Berger F, et al：Thoracic Aorta – the Acute Aortic Syndrome Aortic Dissection, Intramural Hematoma and Penetrating Ulcer：http://www.radiologyassistant.nl/en/p441baa8530e86/thoracic-aorta-the-acute-aortic-syndrome.html

7) Hansen MS, et al：Frequency of and inappropriate treatment of misdiagnosis of acute aortic dissection. Am J Cardiol, 99：852-856, 2007

8) Rosman HS, et al：Quality of history taking in patients with aortic dissection. Chest, 114：793-795, 1998

9) Suzuki T, et al：Diagnosis of acute aortic dissection by D-dimer：the International Registry of Acute Aortic Dissection Substudy on Biomarkers（IRAD-Bio）experience. Circulation, 119：2702-2707, 2009

10) von Kodolitsch Y, et al：Clinical prediction of acute aortic dissection. Arch Intern Med, 160：2977-2982, 2000

11) Harris KM, et al：Correlates of delayed recognition and treatment of acute type A aortic dissection：the International Registry of Acute Aortic Dissection（IRAD）. Circulation, 124：1911-1918, 2011

12) Rogers AM, et al：Sensitivity of the aortic dissection detection risk score, a novel guideline-based tool for identification of acute aortic dissection at initial presentation：results from the international registry of acute aortic dissection. Circulation, 123：2213-2218, 2011

13) Anagnostopoulos CE, et al：Aortic dissections and dissecting aneurysms. Am J Cardiol, 30：263-273, 1972

14) Hagan PG, et al：The International Registry of Acute Aortic Dissection（IRAD）：new insights into an old disease. JAMA, 283：897-903, 2000

プロフィール

真鍋　晋（Susumu Manabe）
土浦協同病院心臓血管外科
当院は救急搬送も多く，解離，心筋梗塞，外傷…と，バラエティーに富んだ経験を積むことができます．学んだ知識が決して"絵にかいた餅"にならぬよう，日々の診療のなかで活かす努力を継続してください．

10. 急性肺血栓塞栓症の最新 Evidence Based Diagnosis を教えてください

辻 明宏

● Point ●

- acute PTE の臨床的確率を評価し，検査を進める
- 心エコーにて右心負荷所見があり，患者が不安定なら，acute PTE の治療を優先する

はじめに

　急性肺血栓塞栓症（acute pulmonary thromboembolism：acute PTE）は，わが国においても高齢化や食事の欧米化，画像診断技術の発達および疾患の認知度上昇に伴い，診断数は増加傾向である[1]．2012年の時点でわが国において15,000人を超える患者が肺血栓塞栓症を発症した．日常の診療現場において決して稀な疾患ではなくなってきており，看過することのできない疾患である[1]．acute PTE は，無症状で偶然の画像検査にて発見される場合もあれば，一部の症例では，突然死として発症する場合もあり，発症様式は多岐に及ぶ．欧米の報告によれば，致死的PTEを発症した患者のうち，生前PTEと診断されなかった患者の57 ％が死亡した．一方で，生前PTEと診断された患者で死亡したのは7 ％であった[2]．いかに早期に診断し治療に結びつけるかがacute PTE の診療において重要である．今回acute PTE に対する最新の診断に関して概説する．

1. acute PTE の診断への手がかり

　acute PTE の大半の症例が，下肢静脈の深部静脈血栓症（deep vein thrombosis：DVT）から遊離した血栓が，肺動脈を閉塞することにより発症する．そのためacute PTE を疑う際には，DVTの存在も常に考えておく必要がある．acute PTE およびDVTを総称して静脈血栓塞栓症（venous thromboembolism：VTE）といわれる．

　DVTの発症する機序としては，Virchowの3徴（①静脈血のうっ滞，②静脈壁の損傷，③静脈血液内の凝固能亢進）が提唱されている（表1）．これらのリスクが重なれば重なるほどVTEの発症頻度が上がる．まず病歴聴取において最近の安静や手術の有無，内服の確認（ピルなどのホルモン剤，ステロイド薬，抗精神病薬），遠距離旅行の有無などを聴取する．

　acute PTE と診断された主な自覚症状としては，呼吸困難（50 ％）が1番多くみられ，時折胸痛，咳嗽，血痰を認める場合がある．また重症例では失神をきたす場合もある[3]．しかしながら，これらの胸部の自覚症状は，ほかの疾患（心不全，気胸，急性冠症候群，肺炎，大動脈解離など）

表1 Virchowの3徴

静脈血うっ滞
長期臥床，長距離旅行，肥満，うっ血性心不全，脳血管障害 下肢麻痺，静脈への物理的圧迫（妊娠による子宮の拡大）など

静脈壁の損傷
手術による損傷，外傷，骨折，熱傷 各種カテーテル検査，静脈炎など

凝固能亢進
先天性 アンチトロンビンⅢ欠乏症，プロテインC欠乏症，プロテインS欠乏症，異常フィブリノーゲン血症，高ホモシステイン血症
後天性 抗リン脂質抗体症候群，**悪性疾患**，経口避妊薬，ステロイド薬，エストロゲン製剤，手術，妊娠，脱水，多血症など

表2 acute PTEの臨床的確率（Wells スコア）

各項目		スコア	
① 深部静脈血栓症の症状		3.0	
② 肺塞栓症以外の診断が考えにくい		3.0	
③ 心拍数＞100回／分		1.5	
④ 過去4週間以内の安静臥床もしくは手術		1.5	
⑤ 深部静脈血栓症もしくは肺塞栓症の既往		1.5	
⑥ 喀血		1.0	
⑦ 悪性腫瘍		1.0	
スコア合計	＜2.0	2.0〜6.0	＞6.0
acute PTEの可能性	低い	中間	高い
acute PTEである確率	3.6％	20.5％	66.7％

文献4を参考に作成

でもよく認められる症状であり，acute PTE に限られた症状ではない．そのためなかなか肺血栓塞栓の診断に至らない場合もある．一方でDVTの症状として特徴的な片側下肢腫脹，疼痛，発赤などが併存する場合は手がかりになる場合もある．

また肺血栓塞栓症の他覚的所見として，頻脈，頻呼吸，経皮的酸素飽和度（SpO$_2$）の低下，重症例では低血圧，心肺停止に至るものもある．しかしながら軽症例においては，いずれの他覚的所見を認めない場合もあり注意が必要である．

また画像，採血検査を行う前に病歴聴取や臨床症状より肺血栓塞栓症かどうかを判定する場合，acute PTE の臨床的確率を評価するため Wells スコアが提唱されている．表2に示す通り Wells スコアでは，合計7項目を評価する．各項目陽性所見があればそれぞれの項目に該当するスコアをつけ，7項目のスコア合計にて判定する．スコア合計により3段階にリスク評価され，スコア合計が高ければacute PTE である確率も高くなる．

2. acute PTE の診断

1 スクリーニング検査

臨床症状および身体所見よりacute PTEが疑われた場合，心電図，胸部X線検査，血液ガス，血液検査（特に凝固系検査であるD-ダイマー），心エコーなどを施行する．スクリーニング検査では肺血栓塞栓症の確定診断を下すことはできないが，他疾患（急性冠症候群，心タンポナーデ，肺炎，気胸など）の鑑別と acute PTE の補助的診断を得ることが可能となる．

acute PTE を疑う心電図所見としては，ＳⅠＱⅢＴⅢパターン（四肢誘導のⅠ誘導での深いS波，Ⅲ誘導での異常Q波，Ⅲ誘導での陰性T波），右脚ブロック，右側前胸部誘導（Ⅴ1–Ⅴ3）の陰性T波，肺性P波，右軸偏位などがある．胸部X線では，下行肺動脈の拡大，末梢肺血管陰影の消失，肺門部肺動脈の膨隆などが肺血栓塞栓症を疑う所見としてあげられる．しかしながら，心電図，胸部X線においても acute PTE に特異的な所見とは言い難く，両検査も他疾患（肺炎，気胸，心不全など）の除外において有用である．

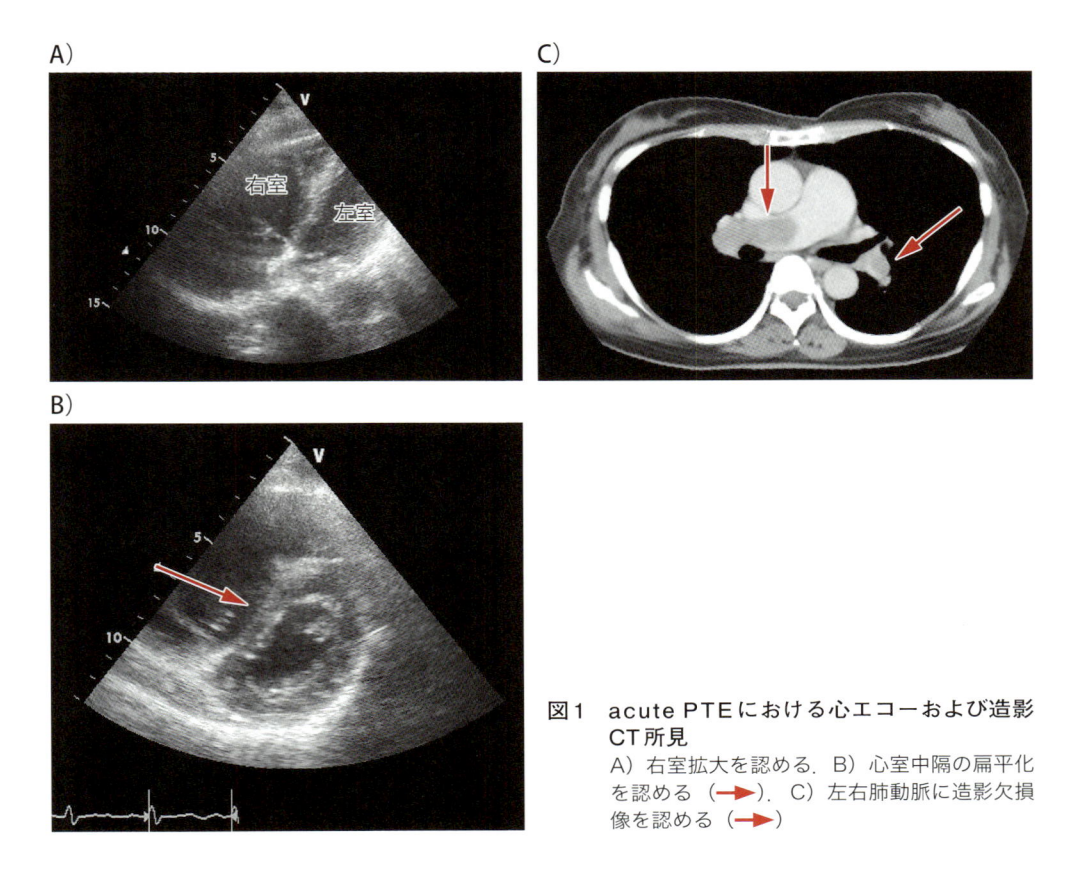

図1　acute PTEにおける心エコーおよび造影CT所見
A）右室拡大を認める．B）心室中隔の扁平化を認める（➡）．C）左右肺動脈に造影欠損像を認める（➡）

　採血検査においては，血液ガス検査にて通常低炭酸ガス血症を伴う低酸素血症を示す（低酸素により頻呼吸になり，体内からの二酸化炭素の放出が促進されるため）．血液凝固マーカーであるD–ダイマーが，VTEの除外診断には有用である．D–ダイマーが上昇していなければ，ほぼ静脈血栓塞栓症は否定することができる．また心エコーは非侵襲的でベッドサイドにおいても施行可能であり，他疾患（急性心筋梗塞，心タンポナーデなど）の鑑別にも非常に有用である．またacute PTEの重症例では図1A，Bのごとく右心負荷所見（右心拡大，心室中隔の扁平化：➡）を認める．右心負荷所見があればacute PTEを強く疑う客観的指標となる．また下肢静脈エコーにて原因となる深部静脈血栓症を認めれば，同様に肺血栓塞栓症を強く疑う．

2 確定診断のための画像検査

　acute PTEの確定診断には，肺動脈内の血栓の存在を確認する必要がある．造影剤アレルギーや腎不全を有さない症例において胸部造影CTによる評価が簡便性，実用性の面において優先される．胸部造影CTにて肺動脈内に造影欠損像を認めれば（図1C：左右肺動脈に造影欠損像を認める：➡），肺動脈内の血栓の存在と判断しacute PTEの確定診断となる．造影剤アレルギーや腎不全を有する症例においては，肺血流シンチグラフィーにて代替的に確定診断する場合もある．

3 鑑別診断

1）急性冠症候群および心不全

　同様に呼吸困難と胸痛を認めるが，心電図，胸部X線および心エコーなどにて鑑別は可能であ

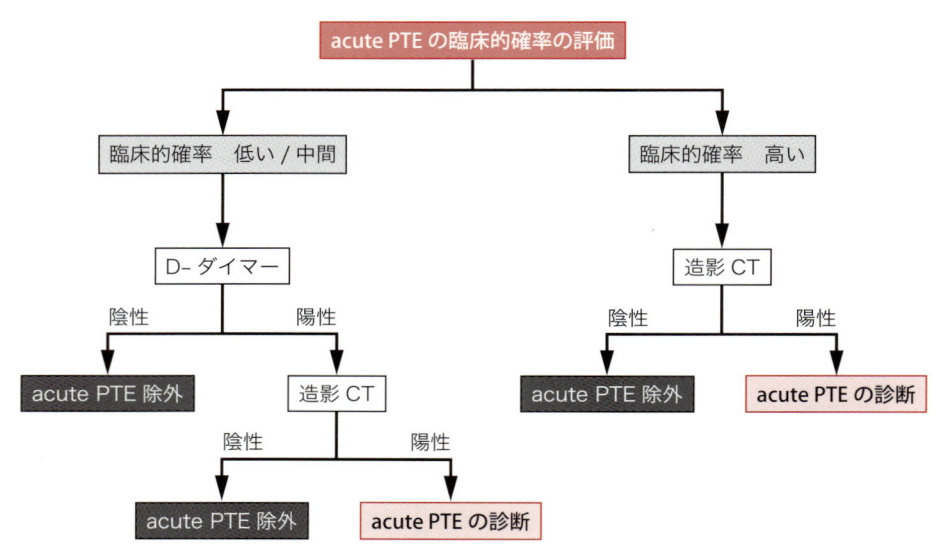

図2 ショックや低血圧を呈さないacute PTE疑いの診断アルゴリズム
文献5を参考に作成

る.

2）大動脈解離
同様にD–ダイマーの上昇を認めるが，造影CTを施行することにより鑑別は可能である.

3）気胸
同様に胸痛と呼吸困難を認めるが，胸部X線にて鑑別は可能である.

3. acute PTEの診断アルゴリズム

2014年ESCガイドラインで提唱されたacute PTEの診断アルゴリズムを提示する[5].

まずショックや低血圧を呈さないacute PTEを疑う患者の診断アルゴリズムを図2に示す.

Wellsスコアを用いた臨床的確率の評価を行い，臨床的確率が低いもしくは中間ならD–ダイマーを測定し，陰性ならacute PTEは除外される. D–ダイマーが陽性なら造影CTを施行し確定診断を行う.

一方でショックや低血圧をきたしている高リスクのacute PTEを疑う患者の診断アルゴリズムを図3に示す. すぐにCTが施行不可能なら，心エコーにて右心負荷の有無を検索する. 右心負荷を認めすぐに検査ができないなら，造影CTの前にacute PTEの治療を優先する. 右心負荷を認める重症acute PTE患者においては，診断よりまず治療を優先することが大事である.

おわりに

今回acute PTEの診断に関して概説した. 自覚症状もない軽症例から心肺停止状態で発症する例まで重症度の範囲はきわめて多岐にわたる. まず初期対応時に本疾患を思い浮かべ，早期診断

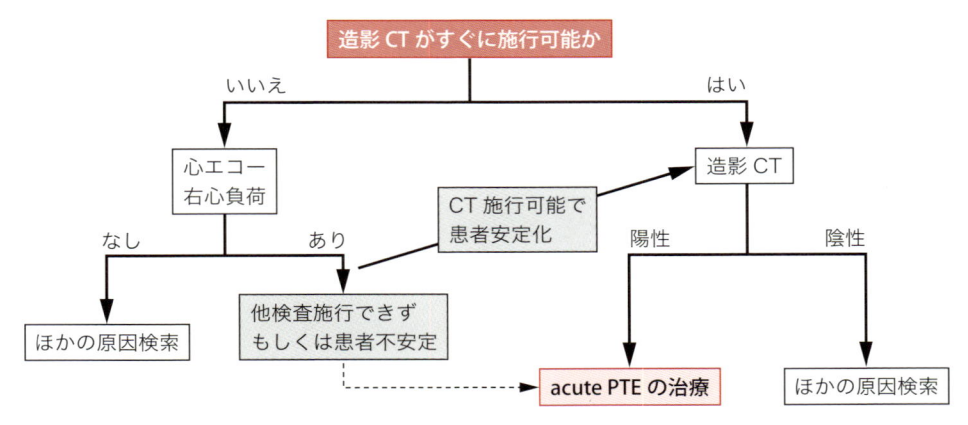

図3　ショックや低血圧を呈する高リスクのacute PTE疑いの診断アルゴリズム
文献5を参考に作成

から早期治療につなげることが肝要である.

文献・参考文献

1) Nakamura M, et al：Current management of venous thromboembolism in Japan：Current epidemiology and advances in anticoagulant therapy. J Cardiol, 66：451–459, 2015

2) Cohen AT, et al：Venous thromboembolism（VTE）in Europe. The number of VTE events and associated morbidity and mortality. Thromb Haemost, 98：756–764, 2007

3) Pollack CV, et al：Clinical characteristics, management, and outcomes of patients diagnosed with acute pulmonary embolism in the emergency department：initial report of EMPEROR（Multicenter Emergency Medicine Pulmonary Embolism in the Real World Registry）. J Am Coll Cardiol, 57：700–706, 2011

4) Wells PS, et al：Derivation of a simple clinical model to categorize patients probability of pulmonary embolism：increasing the models utility with the SimpliRED D–dimer. Thromb Haemost, 83：416–420, 2000

5) Konstantinides S, et al：2014 ESC guidelines on the diagnosis and management of acute pulmonary embolism：The task force for the diagnosis and management of Acute Pulmonary Embolism of the European Society of Cadiology（ESC）Endorsed by the European Respiratory Society（ERS）. Eur Heart J, 35：3033–3069, 3069a–3069k, 2014

プロフィール

辻　明宏（Akihiro Tsuji）
国立循環器病研究センター病院心臓血管内科部門肺循環科
今も決して要領はよくない．特に若かった頃は，一段と仕事のできが悪かった．でもそのとき無駄と思えた努力も今の私の財産である．

1. 急性冠症候群に対する再灌流療法の適応と適切なタイミングを教えてください

川上将司

●Point●

- ・ST上昇型急性冠症候群は早期再灌流療法（primary PCI），非ST上昇型急性冠症候群はリスク層別により再灌流療法のタイミングを検討する

- ・primary PCIは症状出現から原則12時間以内に行う．ショック，虚血の持続，致死性不整脈がある場合は12時間以降でもprimary PCIの適応である

- ・非ST上昇型急性冠症候群のリスク層別にGRACEやTIMIリスクスコアが有効である

はじめに

　急性冠症候群に対する治療には薬物療法と再灌流療法がある．急性冠症候群はST上昇型急性冠症候群（ST elevation acute coronary syndrome：STEACS）と非ST上昇型急性冠症候群（Non-ST elevation acute coronary syndrome：NSTEACS）に分かれるが，ST上昇の有無でその後の再灌流療法の適応やタイミングが大きく変わるため，この両者の鑑別はきわめて重要である．

　また再灌流療法には血栓溶解療法，経皮的冠動脈インターベンション（percutaneous coronary intervention：PCI），冠動脈バイパス術（coronary artery bypass graft：CABG）があるが，急性冠症候群においてはPCIによる血行再建術がスタンダードになっている．

　ここでは急性冠症候群の再灌流療法の適応と適切なタイミングについて，STEACSとNSTEACSに分けて説明したい．

1. ST上昇型急性冠症候群は早期再灌流療法！

　ST上昇は冠動脈の完全閉塞を意味する．冠動脈の血流途絶が20分以上持続すると心筋の壊死が始まるため，早急に血流を再開させる必要がある．そのため，発症から再灌流療法までの時間（＝総虚血時間）を可能な限り短縮させることがSTEACS診療の根幹である．したがって，再灌流療法は短時間で確実に冠動脈の再開通が得られるPCIが第一選択となり，primary PCIと呼ばれている．

　胸痛を訴えた患者が病院で再灌流療法を施行されるまでの時間軸には，症状の出現→救急隊接触→病院到着→再灌流療法という流れが存在する（図1）．以前は病院に到着してからカテーテル

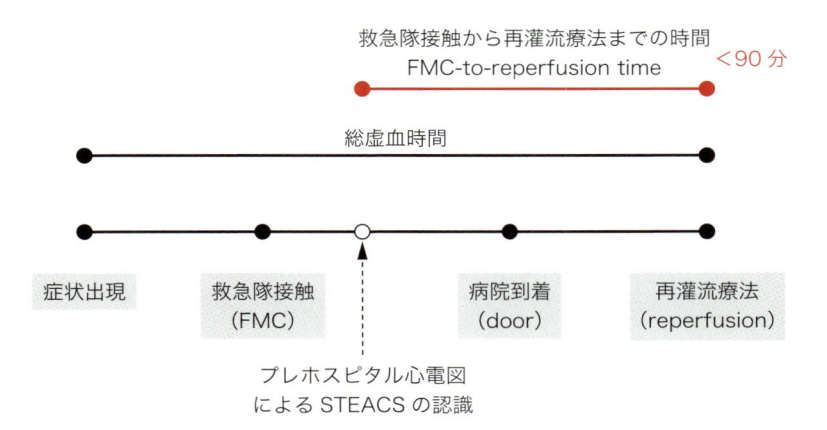

救急隊接触から再灌流療法までの時間
FMC-to-reperfusion time　＜90分

総虚血時間

症状出現　救急隊接触（FMC）　病院到着（door）　再灌流療法（reperfusion）

プレホスピタル心電図
によるSTEACSの認識

図1　ST上昇型急性冠症候群のタイムマネージメント
ESC2017のガイドラインではFMCを心電図でST上昇を認識した時間と
定義した

室で再灌流療法を行うまでの時間，いわゆるdoor-to-balloon timeを90分未満（心電図でST上昇を認識した時間）とすることが目標に掲げられてきたが，現在の欧米のガイドライン[1, 2]では救急隊接触から再灌流療法までの時間，すなわち**first medical contact（FMC）-to-reperfusion time を90分未満とすることを目標**としている．

治療時間の目標の設定が病院到着からではなく，救急隊接触時へと前倒しになった意味は，STEACSの診療がプレホスピタル（病院前）の段階から始まるということである．プレホスピタルでは急性冠症候群が疑われた場合には10分以内に12誘導心電図（モニター心電図ではない）を施行しSTEACSを早期に認識すること，その所見を根拠にprimary PCIが実施可能な施設へ搬送すること，PCI実施施設は患者が搬入される前からprimary PCIの準備を始めておくことが早期再灌流達成への重要な要素となる[1]．

STEACSの治療のキーワードは「早期再灌流療法（primary PCI）」であることを覚えておいてほしい．

●ここがポイント
STEACSは原則早期再灌流療法（primary PCI）を行う．

2. primary PCIの適応

STEACSに対して早期再灌流が重要ではあるが，冠動脈が閉塞し血流が途絶した時間が続くと壊死が進行し再灌流を行っても心筋の救出（サルベージ）はできなくなる．primary PCIの適応となるのは発症からどれくらい時間が経った場合であろうか．最新のSTEACSのガイドライン（2017年ESC）[1]を表1に示す．

原則症状出現から12時間以内のSTEACS患者はprimary PCIの適応となる．まずは「12時間」が適応を決めるキーワードである．しかし症状出現から12時間以上経過した患者でもprimary PCIの適応となる病態があり，①虚血症状・所見が残存，②心原性ショックを合併，③持続する心室

表1　primary PCIの適応（ESC2017）

	COR	LOE
虚血症状≦12時間かつST上昇が持続	I	A
推奨時間以内であれば血栓溶解療法よりprimary PCIを行う	I	A
もしprimary PCIができない場合，症状が出現して12時間以内で，かつ禁忌がなければ血栓溶解療法が推奨される	I	A
ST上昇が消失しても以下の持続する虚血所見があればprimary PCIを行う ・血行動態が不安定・心原性ショック ・薬物療法に抵抗性の再発性・持続性胸痛 ・致死性不整脈・心停止 ・心筋梗塞の機械的合併症 ・急性心不全 ・くり返すST・T波の変化，特に一時的なST上昇	I	C
症状が消失し，ST上昇が改善した場合も24時間以内の冠動脈造影を行う	I	C
症状出現から12時間を過ぎても以下があればprimary PCIを行う ・持続性の虚血症状 ・血行動態が不安定 ・致死性不整脈	I	C
症状出現から12〜48時間経っていてもルーチンでprimary PCIを行う	IIa	B
症状出現から48時間を過ぎて症状のない患者の梗塞血管にPCIを行う	III	A

COR：class of recommendation, LOE：level of evidence
文献1より引用

性不整脈の出現である．

　また症状出現から12時間が過ぎても，48時間以内であれば無症候性であってもルーチンにprimary PCIを行うことが2017年のESCのガイドラインからclass IIa（エビデンスレベルB）となった．これはBRAVE-2試験[3, 4]という，同時間枠の患者に対する小規模ランダム化試験においてprimary PCIが予後を改善させた結果に基づいている．

　しかし症状出現から48時間を過ぎた患者においては，ルーチンのPCIは推奨されていない．これは発症3〜28日後の患者に対するPCIと薬物療法併用と，薬物療法単独での予後を比較したOAT試験[5]において，PCIと薬物療法併用は優位性を示すことができなかった結果に基づいている．

3. ST低下だけでは冠動脈閉塞部位を推測できない

　NSTEACSは非ST上昇型心筋梗塞と不安定狭心症に分けられ，両者は心筋壊死の有無，すなわち心筋トロポニン値の上昇の有無で区別される[6]．心筋トロポニン値の上昇を認めない場合は不安定狭心症になり，不安定狭心症の症状は古典的には新規発症，増悪，安静時発症とされている[7]．

　ST上昇はその誘導から冠動脈の閉塞血管を推測することは可能であるが，**ST低下だけではその誘導から責任病変を推測することはできない**．通常ST低下はV4〜6誘導にみられることが多いが，その理由は明らかではない．1つの説としてR波の高さとST低下は比例関係にあり，R波の高い誘導でST低下を認めやすいためといわれている．

表2 非ST上昇型急性冠症候群のリスク層別（ESCガイドラインより）

very-high-risk criteria
・血行動態が不安定・心原性ショック
・再発する・持続する薬剤抵抗性の胸痛
・致死性不整脈・心停止
・心筋梗塞の機械的合併症
・急性心不全
・くり返すST-T変化，特に一過性のST上昇
high-risk criteria
・心筋梗塞によると考えられる心筋トロポニン値の上昇・低下
・症候性・無症候性問わず，ST-Tの有意な変化
・GRACEリスクスコア＞140
intermediate-risk criteria
・糖尿病
・腎機能低下（eGFR＜60 mL/分/1.73 m^2）
・左室駆出率（LVEF）＜40％，またはうっ血性心不全
・発症早期の梗塞後狭心症
・PCIの既往
・CABGの既往
・GRACEリスクスコア110～139
low-risk criteria
・上記のいずれも該当しない

GRACE：global registry of acute coronary events，LVEF：left ventricular ejection fraction
文献8より引用

●ここがピットフォール

ST低下の誘導で冠動脈閉塞部位の推測はできない．

4. 非ST上昇型急性冠症候群はリスク層別！

　STEACSのキーワードが「早期再灌流療法」であれば，**NSTEACSのキーワードは「リスク層別」である**．NSTEACSは病態の複雑さ，重症度の多様さ，そのために生じる戦略の選択肢の多さによって，血行再建術のタイミングが異なる．そのため，欧米のガイドライン[8, 9]ではまずはリスク層別を行い（表2），その階層によって治療のタイミングを決定するアルゴリズムを提唱している．

　ESCのガイドライン[8]ではリスク層別の項目の1つに**GRACEリスクスコア**（http://www.gracescore.org/WebSite/Default.aspx）を採用しており，年齢，心拍数，収縮期血圧，クレアチニン値，Killip分類，心停止による入院，心筋マーカーの上昇，ST偏位の8項目を用いて評価する[9]．それぞれの因子に重み付けがされており，入院時や6カ月後の死亡率などが予測可能である．ESCのガイドライン[8]ではGRACEリスクスコア＞140をhigh-risk（高リスク）へ，110～140をintermediate-risk（中リスク）へ層別している．

　またAHAのガイドライン[9]では**TIMIリスクスコア**（図2）[10]を採用している．7つの項目を

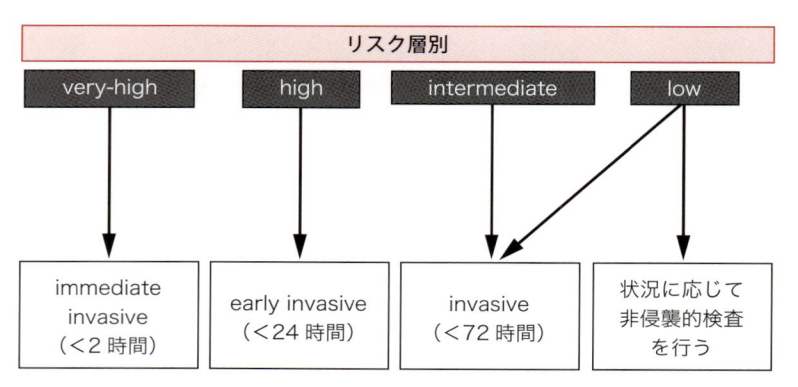

下記項目を満たす場合，各1点として計算
・65歳以上
・冠疾患の危険因子を3つ以上
・50％以上の冠動脈狭窄を有している
・ST変化がある
・24時間以内に2回以上の狭心症発作
・7日間でアスピリンが開始
・心筋マーカーの上昇

スコア	イベント発生率（％）
0〜1	4.7
2	8.3
3	13.2
4	19.9
5	26.2
6〜7	40.9

イベント＝ランダム化から14日までの全死亡・心筋梗塞の新規発症または再発・緊急血行再建が必要な重症虚血の再発

図2　TIMIリスクスコア
文献10を参考に作成

図3　非ST上昇型急性冠症候群における血行再建術のタイミング
文献8を参考に作成

用いて2週間以内の主要心血管合併症の発生頻度が予測可能であり，TIMIリスクスコアが0または1の場合がlow-risk（低リスク）となり，2以上の場合は来院後25〜72時間での血行再建術のタイミングを検討することになる．GRACEリスクスコアやTIMIリスクスコアはウェブやアプリで計算が可能であり，病棟でもタブレット端末などで簡単に算出できる．

　リスク層別を行った後，血行再建術のタイミングを検討する（図3）．ESCとAHAのガイドラインでは大きく差はないため，ESCのガイドラインに基づいて説明したい．very-high-risk criteriaに該当する患者は入院から2時間までの間に血行再建術を行い（immediate invasive strategy），high-risk criteriaの患者は24時間未満（early invasive strategy），intermediate-risk criteriaの患者は72時間未満に血行再建術を行う（invasive strategy）．

●ここがポイント
NSTEACSはリスク層別化し再灌流療法のタイミングを決定する．

5. PCI vs CABGの選択で知っておくべきこと

　STEACSの場合は通常はprimary PCIによって再灌流を達成することが圧倒的に多いが，

NSTEACSの場合はSTEACSと比較して時間的猶予があり，また冠動脈病変の解剖学的複雑性が高い場合は，血行再建術の手段としてPCIではなくCABGを選択することもある．

この冠動脈病変の解剖学的な所見を客観的に評価できる指標として，**SYNTAXスコア**[11] が汎用される．冠動脈造影所見をもとに狭窄病変部位，病変数，病変の複雑性をスコア化し，ウェブページ上で算出する（http://www.syntaxscore.com/calculator/start.htm）．SYNTAXスコア22点以下を低スコア，23〜32点と中間スコア，33点以上を高スコアと分類する．

SYNTAX試験における5年の追跡結果[12] では，低スコア層での心血管イベント発生率は，CABG群は28.6 %であり，PCI群の32.1 %と比較して有意差は認めず（p = 0.43），中間スコア，高スコア層ではPCI群の方がCABG群よりイベント発生率は高い結果となった（中間スコア：25.8 % vs 36.0 %，p = 0.008，高スコア：26.8 vs 44.0 %，p < 0.0001）．欧米のガイドライン[8, 9] では，NSTEACSに対する血行再建術の選択を，SYNTAXスコアによる評価とハートチームでの議論によって決定することを強く推奨している（class I）．

そのほか，周術期リスク評価の指標としてEuroSCOREやSTSリスクスコアがあり，ともにウェブページ上でリスク評価が可能である．これらの指標や患者の社会的背景なども含めて，包括的な評価を行い，患者にとって最適な再灌流療法を検討する．

おわりに

急性冠症候群の再灌流療法はSTEACSとNSTEACSで大きく異なる．まずはしっかりと虚血症状の病歴聴取・診察と心電図の正確な判読を行うことによって急性冠症候群を正しく診断することが急性冠症候群のマネージメントの大前提である．STEACSでは早期再灌流療法達成のための救急体制の整備が必要であり，NSTEACSでは患者をリスク層別化し，適切なタイミングで血行再建術を行うことが重要である．最後に専門医にコンサルトするタイミングについてまとめたので参考にしていただきたい．

●専門医にコンサルトするタイミング

①STEACSではプレホスピタルの段階で専門医へコンサルテーションを行う．病院搬送前にコメディカルを含めたカテーテル治療チームが起動していることが望ましい.

②NSTEACSでは very high risk に該当する症例は来院後直ちにコンサルテーションを行う．それ以外の患者は血液検査の結果を待ってよいが，急性冠症候群は致死率も高く，ERでの急変リスクも高い．レジデントの先生は原則専門医と併診する姿勢はリスク回避の点からも望ましいと考える.

文献・参考文献

1) Ibanez B, et al：2017 ESC Guidelines for the management of acute myocardial infarction in patients presenting with ST-segment elevation：The Task Force for the management of acute myocardial infarction in patients presenting with ST-segment elevation of the European Society of Cardiology（ESC）. Eur Heart J, 39：119-177, 2018

2) O'Gara PT, et al：2013 ACCF/AHA guideline for the management of ST-elevation myocardial infarction：a report of the American College of Cardiology Foundation/American Heart Association Task Force on Practice Guidelines. J Am Coll Cardiol, 61：e78-140, 2013

3) Ndrepepa G, et al：Mechanical reperfusion and long-term mortality in patients with acute myocardial infarc-

tion presenting 12 to 48 hours from onset of symptoms. JAMA, 301：487–488, 2009

4) Schömig A, et al：Mechanical reperfusion in patients with acute myocardial infarction presenting more than 12 hours from symptom onset：a randomized controlled trial. JAMA, 293：2865–2872, 2005

5) Hochman JS, et al：Coronary intervention for persistent occlusion after myocardial infarction. N Engl J Med, 355：2395–2407, 2006

6) Thygesen K, et al：Third universal definition of myocardial infarction. Circulation, 126：2020–2035, 2012

7) Austen WG, et al：A reporting system on patients evaluated for coronary artery disease. Report of the Ad Hoc Committee for Grading of Coronary Artery Disease, Council on Cardiovascular Surgery, American Heart Association. Circulation, 51：5–40, 1975

8) Roffi M, et al：2015 ESC Guidelines for the management of acute coronary syndromes in patients presenting without persistent ST–segment elevation：Task Force for the Management of Acute Coronary Syndromes in Patients Presenting without Persistent ST–Segment Elevation of the European Society of Cardiology（ESC）. Eur Heart J, 37：267–315, 2016

9) Amsterdam EA, et al：2014 AHA/ACC Guideline for the Management of Patients with Non–ST–Elevation Acute Coronary Syndromes：a report of the American College of Cardiology/American Heart Association Task Force on Practice Guidelines. J Am Coll Cardiol, 64：e139–e228, 2014

10) Antman EM, et al：The TIMI risk score for unstable angina/non–ST elevation MI：A method for prognostication and therapeutic decision making. JAMA, 284：835–842, 2000

11) Serruys PW, et al：Percutaneous coronary intervention versus coronary–artery bypass grafting for severe coronary artery disease. N Engl J Med, 360：961–972, 2009

12) Mohr FW, et al：Coronary artery bypass graft surgery versus percutaneous coronary intervention in patients with three–vessel disease and left main coronary disease：5–year follow–up of the randomised, clinical SYNTAX trial. Lancet, 381：629–638, 2013

プロフィール

川上将司（Shoji Kawakami）
飯塚病院循環器内科
大分大学医学部卒業.
2006～2009年 同院初期研修医・内科系専修医.
2014年～ 国立循環器病研究センター心臓血管内科.
CCU専属指導医としてレジデントを熱血指導.
名物の朝カンファレンスでは"鬼門"として君臨.
著書「明日のアクションを変える 循環器救急の真髄 教えます」（中外医学社）が好評.
2018年4月より現職.

2. 心房細動の上手な救急対応を教えてください

鎌倉　令

● Point ●

- リズムコントロールを行って安全な症例か判断する．迷う場合はレートコントロールにとどめる
- 帰宅させる前には抗凝固療法の必要性を検討する
- カテーテルアブレーションや合併疾患の管理など，長期的な疾患管理も考える

はじめに

　心房細動は超高齢化社会を迎える日本において新たな国民病として認識されるほど頻度の高い不整脈疾患であり，臨床現場でよく遭遇する．また，生活習慣の欧米化や診断技術の向上により，年々心房細動の有病率は増加している．本稿では，救急外来での心房細動の適切なマネージメントについて概説する．

1. 心房細動は危ない不整脈か

　心房細動があると心不全が5倍，脳梗塞が2.3倍，総死亡が1.5倍になることが報告されており，適切な治療が行わなければ，生命予後を悪化させることが知られている[1]．また，心房細動の治療のための入院が必要となり，動悸などの症状によりQOLが著しく損なわれる場合もある．
　心房細動患者が救急外来を受診する理由は，動悸，呼吸困難，胸部違和感などさまざまである．頻脈による心不全や，脳塞栓などの全身性塞栓症を起こして救急搬送されることもあるだろう．心房細動の初期加療の要点は，①抗凝固療法の導入を行うべきか，②リズム／レートコントロールする必要があるか，の2点を押さえることである．

2. 心房細動の診断

　聴診や検脈で脈不整を認めたら，必ず12誘導心電図を記録するようにする．心房細動の自覚症状として，動悸だけではなく息苦しさや労作時の易疲労感を自覚する患者もいるため，心房細動を疑う症状がある場合にも12誘導心電図を記録する．12誘導心電図で心房細動は，不規則なRR

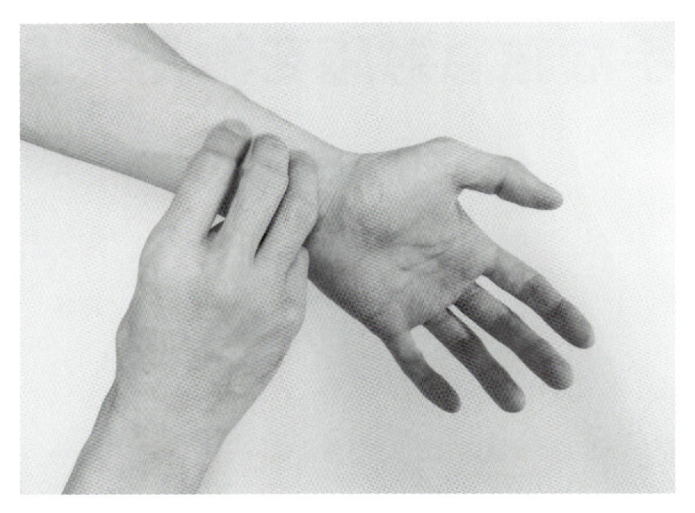

図1　検脈の方法
親指の付け根にある橈骨動脈に反対側の人差し指，中指，薬指を
あてて脈拍を確認する（Color Atlas ③参照）

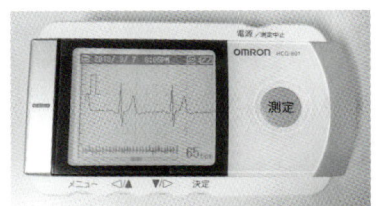
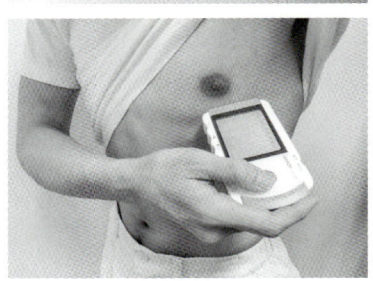

図2　携帯心電計と使い方
（Color Atlas ④参照）

間隔で明瞭なP波を認めず，容易に診断が可能である．30秒以上持続する場合に**心房細動**と診断される．通常型心房粗動を合併する場合もある．**心房細動**の診断と同時に，ST変化など心筋虚血や器質的心疾患を疑う心電図変化がないかチェックを行う．

救急外来受診時には**心房細動**が停止して症状が改善している場合でも，**心房細動**が強く疑われ，塞栓症のリスクが高い患者には，橈骨動脈触知による**検脈指導**（**図1**）や，**24時間心電図記録**，**携帯心電計**（**図2**）の購入を勧めて，積極的に診断を行う．ペースメーカや植込み型除細動器などのデバイスが植え込まれている患者では，心房リードがある場合には**心房細動**の検出が可能である．

心房細動の自然経過として，初期には発作が出たり止まったりする状態（**発作性心房細動**：持続7日以内）が，次第に長期間持続するようになり（**持続性心房細動**：持続7日以上），最終的には除細動などいかなる治療によっても洞調律化しなくなる（**永続性心房細動**）．**発作性心房細動**は約5～8％/年の割合で，持続性に移行していくと報告されている．**発作性心房細動**の場合，多くは48時間以内に自然停止する．

3. 救急外来での心房細動への対応

■1 心房細動治療の流れ

血行動態が不安定な場合は鎮静下に電気的除細動を行う．バイタルサインの安定が確認できれば，まずは詳細な病歴聴取を行い，**心房細動**発症時間を推測する．48（24）時間以上経過していることが疑われる場合，**抗凝固治療**なしでの洞調律化をめざす治療（**リズムコントロール**）は塞栓症のリスクがあるため，抗凝固薬をリスクに応じて処方して，急性期は脈拍コントロール（**レートコントロール**）にとどめる．

発症間もない**心房細動**で，適切に**レートコントロール**されていても症状の強い場合には，抗不整脈薬による薬物的除細動あるいは電気的除細動を行い，洞調律をめざす．合わせて胸部X線，

表1 心房細動に対する電気的除細動と静注薬の使用法

血行動態が不安定な場合		
チオペンタール	（商品名　ラボナール®）	3〜5 mg/kg 静注
ミダゾラム	（商品名　ドルミカム®）	0.08〜0.1 mg/kg 静注
鎮静をかけてから通電（2相性では50Jから開始し停止しなければ増量する）		
血行動態が安定している場合		
①リズムコントロール		
静注 ピルシカイニド	（商品名　サンリズム®）	1A（50 mg）
シベンゾリン	（商品名　シベノール®）	1A（70 mg）
フレカイニド	（商品名　タンボコール®）	1A（50 mg）
ジソピラミド	（商品名　リスモダン®）	1A（50 mg）
上記などを生理食塩水・ブドウ糖液など（20〜50 mL程度）に溶かして10分ほどかけて投与 ※高齢者，腎機能低下例では0.5Aにとどめておくのが安心である		
②レートコントロール		
静注 ベラパミル	（商品名　ワソラン®）	1A（5 mg）
ジゴキシン	（商品名　ジゴシン®）	1A（0.25 mg）
プロプラノロール	（商品名　インデラル®）	1A（2 mg）
上記などを生理食塩水・ブドウ糖液など（20〜50 mL程度）に溶かして10分ほどかけて投与		
入院での使用が望まれる薬剤		
アミオダロン	（商品名　アンカロン®）	
詳細は添付文書を参照．重度心機能低下例では1/4〜1/2量にしておく		
ランジオロール	（商品名　オノアクト®）	
詳細は添付文書を参照．0.5〜1γから開始し，脈拍の反応をみながら調節する		

心エコーを行い，心不全の有無，心機能の評価，弁膜症の有無の評価を行うことが望ましい．

洞不全症候群（徐脈頻脈症候群）を合併することがあり，**心房細動**停止時に洞停止をきたし失神を起こす場合もある．特に，高齢者や洞性徐脈がある患者では注意が必要である．**心房細動**の既往がある患者の場合には，以前の動悸停止時の失神症状の有無を確認しておくのがよいだろう．**洞不全症候群**の合併が疑われる場合，救急外来で安易に薬剤を使用せず，入院でモニター観察下での薬剤使用が安全である．

2 リズムコントロール

　救急外来で**リズムコントロール**（薬物的）を行うのは，発症から24時間以内で，心不全がない場合や，心機能が正常〜軽度低下例にとどめておくのが無難である．とはいえ，洞調律維持が可能であれば，患者のQOLは改善するため，症状が強い患者では**リズムコントロール**を検討する必要がある．心機能正常例ではSicilian Gambit分類のⅠ群抗不整脈薬（Naチャネル遮断薬）を用いる（表1，2）．特に，ピルシカイニド，シベンゾリン，プロパフェノン，ジソピラミド，フレカイニドは強力なNaチャネル遮断作用があり，**心房細動**の停止効果が高い．使い慣れた薬剤を使用するのがよいと思われるが，若年者の**心房細動**は夜間発症が多く，**心房細動**発生には迷走神経の関与が多いとされており，Naチャネル遮断作用に加え，抗コリン作用のあるシベンゾリンやジソピラミドが効果的な場合もある．一方迷走神経の関与の少ないケースでは，純粋なNaチャネル遮断薬であるピルシカイニド，また交感神経の関与が疑われる場合には，β遮断作用を有す

表2　心房細動に対する帰宅時の内服処方例

①リズムコントロール		1日量	
ピルシカイニド	(商品名　サンリズム®)	75 mg or 100 mg	1回量25〜50 mg 1日2回または3回（通常量150 mg）
シベンゾリン	(商品名　シベノール®)	150 mg or 200 mg	1回量50〜100 mg 1日2回または3回（通常量300 mg）
ジソピラミド	(商品名　リスモダン®)	150 mg or 200 mg	1回量50〜150 mg 1日2回または3回（通常量300 mg）
プロパフェノン	(商品名　プロノン®)	200 mg or 300 mg	1回量100〜150 mg 1日2回または3回（通常量450 mg）
フレカイニド	(商品名　タンボコール®)	100 mg or 150 mg	1回量50〜100 mg 1日2回または3回（通常量200 mg）
上記などを使用．使い方については文中を参照．心機能低下例には使用しない． 副作用を出さないように必ず少量から開始する			
②レートコントロール		1日量	
ビソプロロール	(商品名　メインテート®)	2.5 mg	1回量1.25〜2.5 mg 1日1回または2回（通常量5 mg）
カルベジロール	(商品名　アーチスト®)	5 mg	1回量2.5〜5 mg 1日1回または2回（通常量10 mg）
※心機能低下例では1/4〜1/2量から慎重に投与する．			
ベラパミル	(商品名　ワソラン®)	80 mg or 120 mg	1回量40 mg　1日2回または3回
ジゴキシン	(商品名　ハーフジゴキシン®)	0.125 mg	1日1回
③抗凝固薬		1日量	
ダビガトラン	(商品名　プラザキサ®)	220 mg or 300 mg	1回量110〜150 mg　1日2回
リバロキサバン	(商品名　イグザレルト®)	10 mg or 15 mg	1日1回
アピキサバン	(商品名　エリキュース®)	5 mg or 10 mg	1回量2.5〜5 mg　1日2回
エドキサバン	(商品名　リクシアナ®)	30 mg or 60 mg	1日1回
※年齢，腎機能，体重によって用量を調節する			
ワルファリン	(商品名　ワーファリン)	PT-INRで調節	1日1回

るプロパフェノンを選択してもよいかもしれない．Ⅰ群薬は腎代謝の薬剤が多く，高齢者では腎機能が低下していることもあり，抗不整脈薬を使用する場合には必ず少量から開始するようにする（表1, 2）．高度腎機能低下例では，肝代謝が主な抗不整脈薬（アミオダロン，ベプリジル，アプリンジン，キニジンなど）の使用が望ましいが，**レートコントロール**が無難であろう．**心房細動**発作がある程度持続しても，症状が許容できる場合には，発作時にのみ抗不整脈薬を使用する"pill in the pocket"法も有効である．

　心機能低下例で**リズムコントロール**を行う場合は，入院下で行い，アミオダロン静注を行う．Ⅰ群薬は心抑制作用が強いため使用してはいけない．アミオダロンにも陰性変力作用があり，非常に低心機能例でアミオダロンの使用も躊躇される場合，1/2から1/4の量で使用するか，適応外使用ではあるが陰性変力作用の少ないⅢ群抗不整脈薬のニフェカラントが奏功したとの報告もある[2]．

❸ レートコントロール

　心不全や，感染，貧血など頻脈になる原因を合併しているかどうかをまず判断する．血行動態を代償するために脈拍が上昇している可能性もあり，特に心機能が低下した心不全症例における

表3　CHADS₂ スコアと CHA₂DS₂-VASc スコア

CHADS₂ スコア（合計6点）		
Congestive heart failure（CHF）	心不全	1点
Hypertension	高血圧	1点
Age ≧ 75 years	75歳以上	1点
Diabetes mellitus	糖尿病	1点
Stroke or TIA	脳梗塞・TIA の既往	2点
CHA₂DS₂-VASc スコア（合計9点）		
上記の CHADS₂ スコアに加えて		
Vascular disease：	血管疾患（心筋梗塞の既往，末梢動脈疾患，大動脈プラーク）：1点	
Age：	75歳以上：2点，65～74歳：1点	
Sc：sex category	女性：1点	

CHF：LVEF40％未満，NYHA Ⅱ以上，3～6カ月以内の心不全症状.
原本では最近増悪した心不全と記載があるのみ
文献4を参考に作成

闇雲な**レートコントロール**には注意が必要である．**心不全合併例**では，バイタルサインが保たれている場合は，入院して心不全加療を先行させ，必要に応じて脈拍コントロールを行う．左室駆出率が40％未満や，**心不全**を合併している場合は，ベラパミルやジルチアゼムの Ca 拮抗薬は陰性変力作用が強く，β遮断薬かジゴキシンの使用が望ましい．心不全の程度が軽度であれば少量からβ遮断薬の内服を，起坐呼吸など**心不全**症状が重度でβ遮断薬の投与による陰性変力作用が懸念される場合には，ジゴキシンの静注を行う．脈拍の目標は症例によって異なると思われるが，厳格な脈拍調節は行わず，まずは110回/分以下程度の緩やかな調節を目標とする．これら薬剤によってもどうしても脈拍調節が困難な場合には，アミオダロンの静注が効果的な場合がある．**心不全**合併がない場合，β遮断薬内服／静注，Ca 拮抗薬内服／静注，ジゴキシン内服／静注の使用が可能である（表1，2）．

　慢性期にはβ遮断薬の内服を継続する．心機能が良好であれば，必要であれば Ca 拮抗薬やジゴキシンの追加を，心機能が低下していれば（左室駆出率40％未満）必要であればジゴキシンを追加する．目標脈拍数については，RACE Ⅱ研究で厳格な脈拍調節（脈拍数＜80回/分）と緩い脈拍調節（脈拍数＜110回/分）では NYHA class や入院率に差がないことが報告され，緩い脈拍調節でも許容される[3]．COPD 患者に合併した心房細動では，非選択的β遮断薬や，β受容体遮断作用のある抗不整脈薬（ソタロールやプロパフェノン）の使用は気管支攣縮を引き起こす可能性があり，選択的β₁受容体遮断薬であるビソプロロール，メトプロロールや，ジルチアゼムやベラパミルの使用が望ましい．

4 抗凝固療法

　CHADS₂，あるいは CHA₂DS₂-VASc スコアを用いて**抗凝固療法**の適応を検討する（表3）．CHADS₂ スコア1点以上，あるいは CHA₂DS₂-VASc スコアであれば男性は1点以上，女性は2点以上であれば（女性は，ほかの因子がなければ単独では危険因子とはならないため），**抗凝固療法**の導入により多くの脳塞栓を防ぐことができる．

　新規抗凝固薬はワルファリンと比べて，高価ではあるものの，出血リスクが少なく，導入・フォローアップが簡便である．2018年4月現在，4種類の新規抗凝固薬が使用可能であるが，体重，

腎機能，年齢を参考に用量を調節する（**表2**）．エコーにてリウマチ性僧帽弁疾患（僧帽弁狭窄症）が疑われる場合には，新規抗凝固薬の適応はなく，ワルファリンを処方する．アスピリンには塞栓症予防効果が乏しく，抗凝固薬の代替にはならない．

5 カテーテルアブレーション

適切な薬物加療を行っても，**心房細動**による症状が強い場合，また**心房細動**による**心不全歴**や頻脈誘発性心筋症が疑われる場合には，**カテーテルアブレーション**による**心房細動**の抑制が効果的である可能性がある．一般的には，**カテーテルアブレーション**が奏功するのは，発作性心房細動であり，持続期間の長い持続性心房細動（1年以上）や心エコーで左房径が50 mmを超えるような場合は，**アブレーション**の成功率が低下してくることが知られている．薬剤抵抗性の**心房細動例**では**アブレーション**治療を検討する．

6 合併疾患の治療

初診時に可能であれば，甲状腺機能亢進症の除外が望ましい．そのほかには，**心不全**，高血圧，糖尿病，睡眠時無呼吸症候群，肥満といった合併疾患の徹底的な治療や，ライフスタイルの改善（運動，禁煙，アルコール減量など）により，**心房細動**の発生頻度や，合併しうる心不全や塞栓症のリスクを減少させることができる．

4. 注意が必要な心房細動

1 WPW症候群に合併した心房細動

順行性の副伝導路の不応期が短い例では，早い心房興奮がそのまま心室に伝わるため，**心房細動**を合併すると心室細動に移行し，突然死の原因となりうるため注意が必要である．**心房細動**中のRR間隔が250ミリ秒以下となるような場合は注意が必要である．順行性の副伝導路が存在する場合（**顕性WPW症候群**），房室結節を抑制するβ遮断薬，Ca拮抗薬，ジゴキシンは副伝導路の伝導を促進させる可能性があるため，使用は控えて，I群薬（Naチャネル遮断薬）の使用が望ましい．**心房細動**合併例では，カテーテルアブレーションによる副伝導路遮断が勧められる．

2 洞不全症候群（徐脈頻脈症候群）

前述の通り，**洞不全症候群**の合併の際には薬剤コントロールが非常に困難となる．有症候性の洞性徐脈や洞停止がない場合には（**心房細動**停止時の洞停止のみの場合），アブレーションにより**心房細動**が抑制できればペースメーカの植込みを回避できる可能性がある．一方，高齢者など，アブレーションが困難な場合は，ペースメーカ植込み後の薬剤コントロールがよいだろう．

おわりに

心房細動の救急外来でのマネージメントについて概説した．**心房細動**は即座に生命を脅かす不整脈ではないが，適切な治療が行わず放置されてしまえば，心不全や脳塞栓といった致死的な病態につながりうるため，初期診療医のマネージメントは非常に重要である．

参考・引用文献

1) Odutayo A, et al：Atrial fibrillation and risks of cardiovascular disease, renal disease, and death：systematic review and meta-analysis. BMJ, 354：i4482, 2016

2) Hayashi M, et al：Enhancing electrical cardioversion and preventing immediate reinitiation of hemodynamically deleterious atrial fibrillation with class III drug pretreatment. J Cardiovasc Electrophysiol, 16：740-747, 2005

3) Van Gelder IC, et al：Lenient versus strict rate control in patients with atrial fibrillation. N Engl J Med, 362：1363-1373, 2010

4) Gage BF, et al：Validation of clinical classification schemes for predicting stroke: results from the National Registry of Atrial Fibrillation. JAMA, 285：2864-2870, 2001

プロフィール

鎌倉　令（Tsukasa Kamakura）

国立循環器病研究センター病院心臓血管内科部門不整脈科

2006年京都大学卒業．2013年より国立循環器病研究センター不整脈科に勤務．アブレーション，デバイス治療に加え，Brugada症候群などの特発性心室細動にも興味をもって研究しています．当センターでは豊富な循環器疾患が診られ，バランスのとれた循環器研修に最適な環境です．当院での研修に興味のある方はぜひ見学に来てください．

3. 急性心不全に対する血管拡張薬・強心薬の使い方・考え方を教えてください

田中寿一

●Point●

・血管拡張薬と強心薬は，利尿薬とあわせ急性心不全治療に有用な薬剤である

・しかし，いずれの薬剤も長期予後を改善するエビデンスはなく，特に強心薬においては使いすぎが有害ですらあることが知られているためルーチンでの使用は勧められず，「必要悪」の認識をもって使用することが必要である

・血管拡張作用を有するカルペリチドは今なお日本の急性心不全治療において使用される機会が少なくないが，確立したエビデンスがない現段階においては適応症例の吟味が必要である

はじめに

　　血管拡張薬と強心薬は，利尿薬とあわせて急性心不全治療に欠くことのできない有用な薬剤である．一方，利尿薬を使いすぎると副作用の出現のみならず心不全の長期予後に悪影響を及ぼすことが知られているように，血管拡張薬や強心薬においてもそれぞれの知見が存在する．本稿では，急性心不全における血管拡張薬と強心薬の選択について，それらの薬剤にまつわるエビデンスを中心に，また日本と欧米の投与方法や投与量に加え使用コンセプトに対する違いにも注目しながら述べていきたい．

1. 血管拡張薬

　　急性非代償性心不全（acute decompensated heart failure：ADHF）に対する硝酸薬などの血管拡張薬の使い方のスタンス（頻度や適応）に関して日本と欧米で大きな相違はない．しかし，ADHF に対する血管拡張治療は現在の急性心不全の治療のなかで一見確固たる地位を築いているようにみえるが，案外それを裏づけるエビデンスは乏しい．

1 ADHF 治療における硝酸薬の位置づけ

　　まずは ADHF における硝酸薬の使用頻度に関してのデータであるが，古いものから順番に述べていくと米国の ADHERE registry[1] において全患者の 26 %（利尿薬 70 %），欧州の EuroHeart Failure Survey[2] においては全体の 38 %（利尿薬 92 %）に対して，日本の ATTEND registry[3]

においては全体の約35％（利尿薬80％）という集計結果が得られている．各国で大きな乖離はないものの，ADHFの際の硝酸薬の使用頻度は利尿薬をはるかに下回っており，「スタンダード治療」とはいえない．

また硝酸薬はADHFの治療薬として長い歴史をもつが，その有効性と安全性を明確に示した臨床試験は（実は）存在しない．血行動態への影響を示す少数の試験は以下の通り散見されるが，自覚症状の改善といったソフトエンドポイントへのベネフィットを示すには至っていない．

> ・重症の肺水腫患者に対する少量静注フロセミド頻回投与後の高用量硝酸イソソルビド（ISDN）投与は，少量ISDN後の高用量フロセミド投与と比較し，その後の人工呼吸管理導入の頻度が低く，急性心筋梗塞合併の頻度も低い[4]．
> ・急性肺水腫患者に対する高用量ISDNは，人工呼吸器のBiPAPと標準的なADHF治療薬の組合わせより安全かつ効果的であった[5]．

さらにBNP製剤であるネジリチド（nesiritide）の血行動態評価を行ったVMAC（The Vasodilation in the Management of Acute CHF）試験においては，ニトログリセリン（NTG）群はプラセボ群と比較し，投与2時間後に肺動脈喫入圧（PCWP）の有意な改善を認めたがその効果を維持することはできず，結果的に臨床ステータスあるいは呼吸困難において両者の間に差を見出すことはできなかった[6]．このVMAC試験後も硝酸薬についていくつか小規模の検討が行われているが，いずれも死亡率や再入院率などのアウトカムに直結するには至らなかった．

以上をふまえると，これまでのADHFにおける硝酸薬に対する臨床試験はいずれも小規模かつ十分なパワーを備えておらず，結論を出すには不十分といわざるを得ない．

❷ 日本での血管拡張薬の扱い

では，日本のガイドラインで血管拡張薬の扱いはどうだろうか．ADHF治療の第一選択とされてはいるものの，硝酸薬の使用頻度はやはり少ない（ISDN 14.5％，NTG 20.8％）[7]．このように本邦のADHFにおける硝酸薬の使用頻度が限定されているのは，カルペリチド（58.2％：硝酸薬の約2倍）の高い使用頻度によるところが大きい[3]．しかし，カルペリチドは日本の循環器専門医の間での使用，また本邦における硝酸薬の臨床試験については欧米と比較して圧倒的に少なく，同じ血管拡張薬であるカルペリチドやニコランジルにも同様の傾向がみられる．そんななかADHF患者に対し硝酸薬または，カルペリチドを投与後に血行動態や短期および長期予後に関する比較検証が行われ，硝酸薬はカルペリチドより血行動態を改善させるものの予後はいずれも変わらないと報告している[8]．

以上より，硝酸薬に対する強力なエビデンスが少ない事情は欧米と同様だが，日本では血管拡張薬としてのカルペリチドの使用頻度が高いという特徴がある．しかし，そのエビデンスは明らかに不十分であり，まずは例えば硝酸薬とカルペリチドとの有効性と安全性について吟味したうえで診療に反映すべきではないだろうか．

2. 強心薬

❶ 心不全における強心薬の位置づけ

日本と米国において，急性心不全に対して使用できる強心薬の種類には大差はなく，その使用

は「必要悪」という位置づけにも相違はない．しかし，使用される状況やそのコンセプトには多少の違いがある．例えば，心臓移植や心室補助装置などの重症心不全に対する治療オプションがより充実している米国においては，それらオプションの適応のある移植登録症例の患者さんが移植に到達できるように「橋渡し」として強心薬を短期的もしくは長期的に使用することもある．また，治療オプションの適応がない末期症例に対しては，症状の緩和を最大限に図る目的で終末医療の現場で「home inotrope therapy（在宅強心薬療法）」として用いられる．これに対し「在宅強心薬療法」が正式に承認されていない日本では，薬剤抵抗性の末期心不全患者に対して経口強心薬製剤を使用することが多い．こうした事情をふまえ，現在強心薬として汎用されているドブタミンとミルリノンに注目して，日本と欧米のそれぞれのエビデンスを紹介しながら検証していく．

❷ 強心薬の種類，第一選択はドブタミン？ ミルリノン？

1）ドブタミン

　ドブタミンは1970年代後半に登場した主にβ_1受容体に作用（β_2とα_1受容体にはごくわずかのみ）する静注カテコラミン製剤である．ドブタミンはわずかに心拍数を上昇させるものの，左室収縮力の改善と左室拡張末期圧の低下を認めたため，当時重症心不全の治療薬として普及した[9]．72時間以上の持続静注が血行動態的耐性との関係が懸念されることもあったが，使用開始当初は短期間投与による臨床的有用性が観察されたため，その後ドブタミンが在宅や外来で長期使用されるにまで至った．しかし，その風潮を変えたのがFIRST（Flolan International Randomized Survival Trial）のサブ解析である[10]．ドブタミン群は非投与群と比較して心不全患者の死亡率が有意に高く，心事故発生率も有意に高いことが示された．結果，現在に至るまでドブタミンを心不全の予後改善目的で使用することに対しては否定的な見解となっているが，前述のごとく心臓移植への橋渡しもしくは緩和ケアの手段として今なお長期使用されるケースもある．

　一方日本では，開発当初ドブタミンは急性心筋梗塞に伴う心ポンプ失調患者を対象とした多施設共同ランダム化試験で心拍出量と心拍数が上昇し，肺動脈拡張期圧と肺毛細管圧を低下させた．同クロスオーバー試験でも同様に，ドブタミンはドパミンに比べ肺動脈拡張期圧を低下し，肺うっ血の軽減にも有効とされた．これらの結果をふまえ，2018年に発行された「急性・慢性心不全診療ガイドライン（2017年改訂版）」においても「必要最少量および最短期間での使用にとどめるのが望ましい」との限定付きで，ポンプ失調を有する肺うっ血患者への投与に対しては，推奨クラスⅡa，エビデンスレベルCとこれまでの位置付けと変わりはない[7]．

2）ミルリノン

　ミルリノンは陽性の変力作用を有する静注の非カテコラミン製剤であり，1990年代初頭に左室収縮能障害型の重症心不全に対する治療薬として登場した．臨床試験に関しては，1990年代後半に米国で施行されたOPTIME-CHF（Outcomes of Prospective Trial of Intravenous Milrinone for Exacerbations of Chronic Heart Failure）が最も大規模かつ代表的なRCTである．結論からいうと，ADHFの通常治療にルーチンでミルリノンを付加的に使用してもプラセボと比較して生命予後を改善させなかった（血圧低下例など最重症例は除外されており，比較的軽症の心不全という条件下）[11]．それどころか血圧が下がって不整脈が増えてきたという好ましくない傾向も認められた．この結果，OPTIME-CHF以前に発表され，ミルリノンに対し好意的な評価を下していた観察研究は一蹴される形となった．さらにその後，経口ミルリノン製剤を収縮不全型の慢性心不全に対し長期使用することで死亡率が上昇することも報告された[12]．これを受け，ミルリノ

ンは症例を吟味しできるだけ短期間で使われるべきとの見解に至った．とはいえ，ドブタミン同様に心臓移植への橋渡しやほかのすべての治療法が無効時の緩和目的の状況においては有効であると考えられ，今なお重用されている．

　日本においても，ADHFにおけるミルリノンの効果については随分前ではあるが，多施設の二重盲検試験で検証されており，静注投与開始後の作用発現がすみやかで血行動態の改善効果はほぼ用量依存的であることが証明されている[13]．急性心不全治療ガイドライン（2011年改訂版）上クラスⅡa・レベルAではあるが，心不全治療薬としてのスタンスは米国と同様，症例は吟味され必要最小限に留めるべきとされている[7]．

3）ドブタミンとミルリノンの使い分け

　心不全治療に対するドブタミンとミルリノンの使い分けに関しては，いずれも生命予後を改善したというエビデンスはなく，またこれら2つの薬剤を直接比較した臨床試験も存在しない．したがって，エビデンスを用いて，クリアカットに両者を使い分けることはできない．あえていうなら，

> ・肺動脈圧上昇例やβ遮断薬使用例に対してはミルリノンを使用
> ・極端な低血圧や高度の腎機能障害例に対してはドブタミンの使用

が勧められる．ミルリノンなどのPDEⅢ阻害薬はドブタミンと比較すると強力な血管拡張作用と，同時に肺動脈圧低下作用も強力である．したがって理論的には，肺高血圧を合併した左心不全例や右心不全例に対してミルリノンの効果が期待できる．加えて，ミルリノンはβ受容体を介さず作用を発揮するので，慢性心不全患者などすでにβ遮断薬が投与されている症例ではβ受容体において互いの作用を相殺しあうことなく効果を発揮できるという点から，そのような患者の急性増悪の際などに選択しやすい強心薬であるという見解もある．

　日米の急性心不全における強心薬に対する感覚の違いは，米国ではドブタミンの使用頻度が著しく低いが，日本と欧州では比較的多いことからもわかる．また，諸国の心不全データベースからもその感覚の違いは明らかである．臨床研究の結果の捉え方に関しても，諸国間で認識が異なるのかもしれない．要は，ミルリノンとドブタミンのどちらを使用するかに関しては，コンセプトを考えて選択すべきだということであり，「必要悪」である強心薬ではなおさらである．それらとエビデンスを混ぜ合わせて，最適な強心薬を最小限で使用すべきではないだろうか．

　●専門医にコンサルトするタイミング

　わが国においては，虚血性心疾患に対するインターベンション専門医や不整脈に対する不整脈専門医は存在するが，（米国では存在する）心不全専門医は存在しない（2018年4月時点）．重症心不全患者がいても，実際に心臓移植や心室補助装置などのいわゆる "advanced therapy" を甘受できる患者が米国と比較して圧倒的に少ないこともその理由の1つかもしれない．しかし，心不全患者もそして重症例も今なお増加の一途を辿っている．そしてわれわれはその現状と対峙しなければならないのである．

　そんななか，専門医にコンサルトするタイミングとして以下の2つのポイントを考える．

　・（上記に述べた）利尿薬・血管拡張薬・強心薬に対して治療抵抗性症例
　・急性期を脱し代償状態ではあるものの，将来的に心臓移植などの "advanced therapy" の適応と考えられる症例（あるいはその適応の判断が難しい症例）

これらの状況に遭遇した際はすみやかに心不全を専門としている循環器内科医，あるいは心臓移植や心室補助装置の認定施設のハートチームにコンサルトし，血行動態改善などの短期的プランのみならず長期的な視点から治療戦略を立てることをお勧めしたい．なぜなら心不全の自然歴を考えると，（そう遠くはない将来）クラッシュした際に同じ問題に直面するだけでなく，そのときはすでに治療オプションを行使できる至適時期を逸している可能性すらあるからである．

おわりに

急性心不全の治療は，軽症であれば少量の利尿薬や血管拡張薬で軽快してしまう症例も少なくない．また経験的に治療してもうまくいくことが多い．しかし，よく調べると無駄が多いことがわかる．急性期治療が長期予後に直結するエビデンスは存在しないが，その場をしのぐためには何でもありということにはならない．特に重症心不全治療は虚血性心疾患や不整脈治療同様，治療オプションを見据えた細やかで緻密な戦略が求められることを肝に銘じて診療にあたるべきである．以上，本稿で述べた血管拡張薬や強心薬の考え方や使い分けをふまえベストな選択をしていただけたら幸いである．

文献・参考文献

1) Yancy CW, et al：Clinical presentation, management, and in-hospital outcomes of patients admitted with acute decompensated heart failure with preserved systolic function：a report from the Acute Decompensated Heart Failure National Registry（ADHERE）Database. J Am Coll Cardiol, 47：76-84, 2006

2) Nieminen MS, et al：EuroHeart Failure Survey II（EHFS II）：a survey on hospitalized acute heart failure patients：description of population. Eur Heart J, 27：2725-2736, 2006

3) Sato N, et al：Acute decompensated heart failure syndromes（ATTEND）registry. A prospective observational multicenter cohort study：rationale, design, and preliminary data. Am Heart J, 159：949-955.e1, 2010

4) Cotter G, et al：Randomised trial of high-dose isosorbide dinitrate plus low-dose furosemide versus high-dose furosemide plus low-dose isosorbide dinitrate in severe pulmonary oedema. Lancet, 351：389-393, 1998

5) Sharon A, et al：High-dose intravenous isosorbide-dinitrate is safer and better than Bi-PAP ventilation combined with conventional treatment for severe pulmonary edema. J Am Coll Cardiol, 36：832-837, 2000

6) Publication Committee for the VMAC Investigators（Vasodilatation in the Management of Acute CHF）：Intravenous nesiritide vs nitroglycerin for treatment of decompensated congestive heart failure：a randomized controlled trial. JAMA, ；287：1531-1540, 2002

7) 日本循環器学会/日本心不全学会合同ガイドライン：急性・慢性心不全診療ガイドライン（2017年改訂版）：http://www.j-circ.or.jp/guideline/pdf/JCS2017_tsutsui_h.pdf（2018年4月閲覧）

8) Mizutani T, et al：Comparison of nitrite compounds and carperitide for initial treatment of acute decompensated heart failure. Int Heart J, 52：114-118, 2011

9) Akhtar N, et al：Hemodynamic effect of dobutamine in patients with severe heart failure. Am J Cardiol, 36：202-205, 1975

10) O'Connor CM, et al：Continuous intravenous dobutamine is associated with an increased risk of death in patients with advanced heart failure：insights from the Flolan International Randomized Survival Trial（FIRST）. Am Heart J, 138：78-86, 1999

11) Cuffe MS, et al：Short-term intravenous milrinone for acute exacerbation of chronic heart failure：a randomized controlled trial. JAMA, 287：1541-1547, 2002

12) Packer M, et al：Effect of oral milrinone on mortality in severe chronic heart failure. The PROMISE Study Research Group. N Engl J Med, 325：1468-1475, 1991

13) Seino Y, et al：Multicenter, double-blind study of intravenous milrinone for patients with acute heart failure in Japan. Japan Intravenous Milrinone Investigators. Crit Care Med, 24：1490-1497, 1996

プロフィール

田中寿一（Toshikazu Tanaka）
東京慈恵会医科大学循環器内科
専門：重症心不全，肺高血圧

4. 急性心不全に対する利尿薬および輸液管理について教えてください

中野宏己，永井利幸

●Point●

- Nohria-Stevenson分類をガイドにしながら最適な初期治療戦略を立てる
- 急性期に補液が必要な症例は限られており，ルーチンでの漫然投与は避ける
- 利尿薬の初期投与量は腎機能に応じて決め，効果が得られるdoseに早期に増量しながら，天井量に気を配る
- 適切に使用された利尿薬への反応が乏しい場合は，臓器低灌流，低酸素，貧血などの可逆的要因の有無をまず考える
- 急性心不全初期治療において，トルバプタンを積極的に使用するメリットを支持する大規模臨床試験は存在しない

はじめに

　救急外来に搬送されてきた急性心不全患者を前にして，われわれは患者の状態を即座に評価し，適切な初期治療を選択する必要がある．急性心不全治療の目標は，"うっ血による症状（呼吸困難や浮腫）の改善"と"主要臓器への灌流を維持するために必要な心拍出量を確保"することであり，体液量（volume）の適切な管理はまさに急性心不全初期加療のアキレス腱といえよう．しかしながら，急性期のvolume管理に関するエビデンスは比較的乏しいため，臨床現場では個々の患者の状態に応じて治療法を選択するしかなく，欧米のガイドラインも臨床現場にフォーカスをおいたものになっている．本稿では急性心不全初期加療のなかでもvolume管理を大きく左右する利尿薬の適切な使い方と急性期の補液について概説する．

1. 急性期治療方針選択における原則

　急性心不全の初期加療における補液や利尿薬の位置づけは，2016年に公表された欧州心臓病学会（ESC）の急性心不全ガイドラインにわかりやすく示されている（図1）[1]．まずNohria-Stevenson分類をガイドに患者の症状と身体所見（＋検査所見）から臓器うっ血と灌流不全の有無を即座に判断し，"wet or dry"，"warm or cold"に分類する（図2）[2]．急性心不全初期治療の絶対的目標は，できるだけ早期にうっ血が除去され，臓器灌流が十分維持された状態にもっていくことにあるので，Nohria-Stevenson分類の"dry and warm"を目標にして治療戦略を立てると

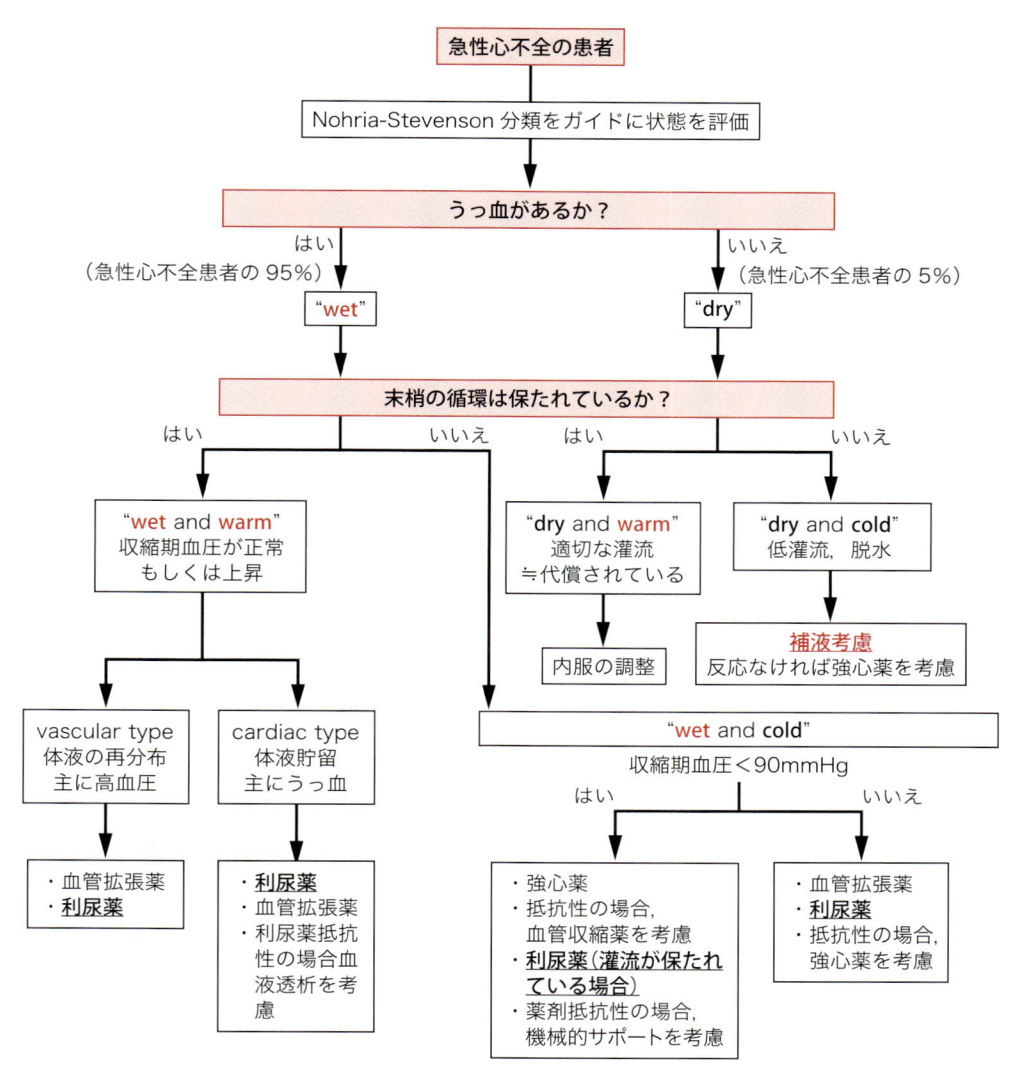

図1 急性心不全初期治療における補液と利尿薬の位置づけ
文献1より引用

よい．"dry and cold"の場合は脱水や右室梗塞の合併が考えられ，まず補液による反応をみなが
ら強心薬の適応などを判断する．"wet and warm"の状態であれば後負荷増大による体液分布異
常と体液貯留の程度に応じて血管拡張薬と利尿薬を組合わせた加療を選択する．4分類のなかで
も，"wet and cold"は短期死亡率が高く，最も注意が必要なハイリスク群である．この場合，収
縮期血圧が保たれていれば（90 mmHg以上），慎重に血管拡張薬と利尿薬を使用していくが，収
縮期血圧が低く，臓器灌流が維持できない場合は強心薬や補助循環によるサポートを躊躇しない
ようにすることが重要である．

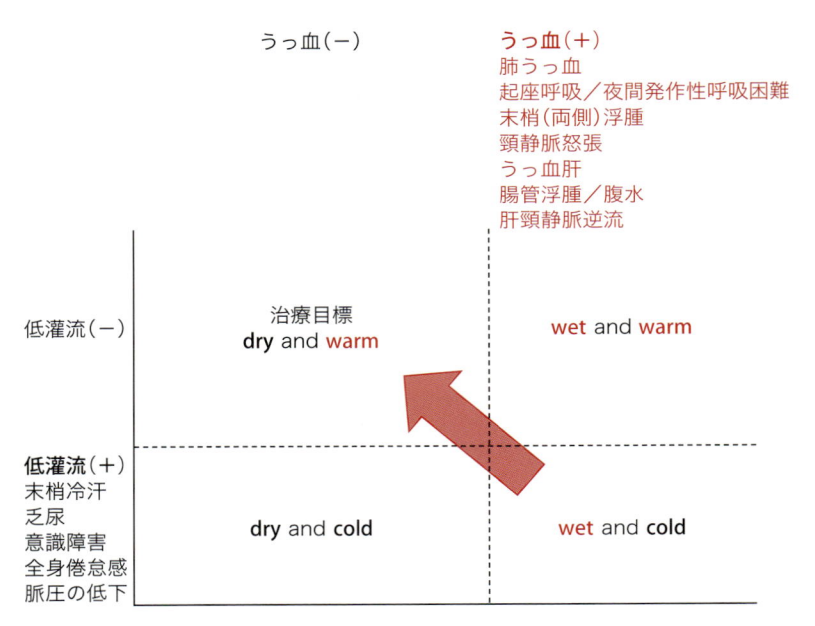

図2 Nohria-Stevenson 分類
患者の状態を主に身体所見から把握し，最終的に dry and warm の状態へ導くことが治療目標である．
文献1を参考に作成

2. 急性心不全における急性期輸液管理

　正常心であれば，Frank-Starling の法則に基づいて，補液による前負荷増大は心室拡張末期容積を増加させ，心筋線維の伸張による心拍出量の増加をもたらす．ところが，急性心不全患者の多くは心筋細胞の線維化や肥大のため拡張不全，収縮不全を呈しており，前負荷を増やしすぎると心拍出量がかえって低下するとされている（図3）．そのため，積極的補液が必要とされる患者はおのずと限られてくるのがイメージできる．例えば，来院時にショックを呈している症例や前述の Nohria-Stevenson 分類で "dry and cold"，すなわち脱水による前負荷不足や右室梗塞に代表される右心不全などである．積極的補液が必要な場合は，生理食塩水もしくは乳酸化リンゲル液を15〜30分かけて少なくとも200 mL以上投与するとよい．補液開始後は，血圧上昇，心拍数低下などバイタルサインの安定化，末梢冷感の改善，血液ガスでの乳酸値の改善および心エコー所見の心拍出量増加のサイン（大動脈駆出血流速度面積＝LVOT-VTI）により適宜効果判定を行い，これらショックからの離脱を示唆する所見が得られた場合は，今度は過剰補液にならないように注意する．特に右室梗塞の場合などはスワンガンツカテーテルを挿入し，血行動態を適切に管理してもよい．補液の効果が十分でない場合は強心薬や補助循環の適応を検討する必要がある．

　このような限られた症例を除けば，急性心不全患者の多くは体液過剰状態であることが多く，水分制限と利尿薬の使用が必要な場合が多い．しかしながら，日常臨床現場では，入院時からルーチンで漫然と補液がされている症例が少なくない．利尿薬使用に伴う少量の生理食塩水併用が好ましいという報告[3] がある一方で，近年米国から報告された大規模データの解析結果（約13万例）からは，約11％の急性心不全症例に補液がされており，急性期ルーチンの補液併用（中央値1 L）は予後を悪くする可能性が示唆された[4]．少なくとも，体液貯留を伴い利尿薬を必要とするような患者に対しては漫然とした補液を避けるべきであるといえよう．救急外来，まずは漫然補

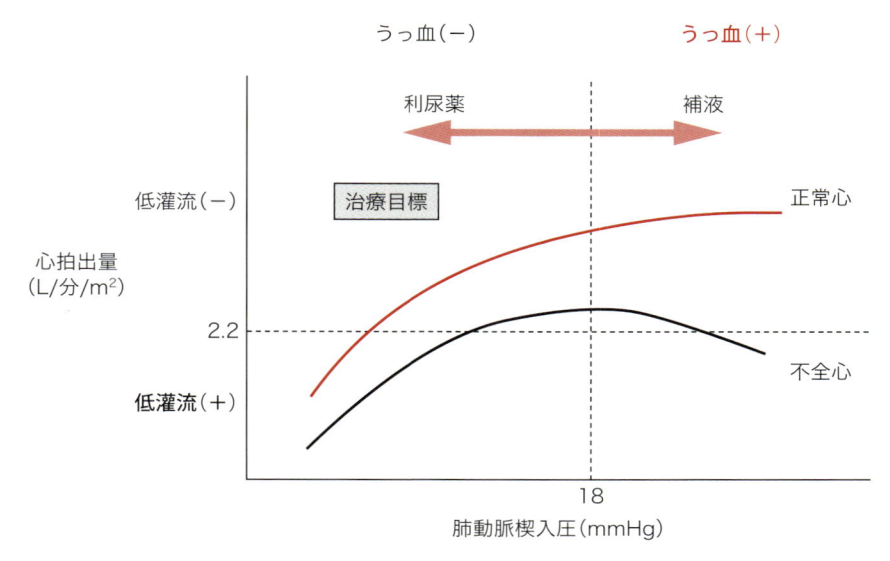

図3 正常心と不全心における前負荷と心拍出量の関係

液がされていないか「指さしチェック！」が必要である.

3. 急性心不全における利尿薬の使い方

1 利尿薬の役割と適応

　利尿薬は腎臓からの塩分および水分排泄による前負荷軽減作用とわずかではあるが「血管拡張作用」を併せもった薬剤であることをまずは知っておきたい（厳密には血管拡張作用が先にくる）. したがって，急性心不全においては"wet"の症例にきわめて効果的であり，ダイレクトにうっ血を軽減させてくれる. 利尿薬は，収縮期血圧が保たれていれば，後負荷軽減作用により心拍出量を上昇させる血管拡張薬と併用し，適正な前負荷で必要な臓器灌流を維持できる"warm and dry"の状態を目標に使用する. "wet and warm"のなかで，特に体液貯留が強い症例（cardiac type）ではより利尿薬の効果が期待されるが，後負荷上昇と体液分布異常が強い症例（vascular type）はより血管拡張薬の効果が期待されることをイメージしながら治療にあたるとなおよい. その一方で特に注意が必要なのは，"wet and cold"の状態であり，この場合利尿薬による過剰な前負荷減少は心拍出量を急激に減少させ，臓器灌流の維持が困難になるため，慎重投与を行いながら個々の症例に応じて適切な体液量を維持する. 理想的にはスワンガンツカテーテルで，左室前負荷である肺動脈楔入圧をモニタリングしながら，臓器灌流を保ちうる心拍出量が維持できない場合は強心薬や補助循環の導入を検討する.

2 利尿薬の具体的な初期選択，投与量および投与経路

　急性心不全において最も頻用される経静脈薬剤はループ利尿薬であり，なかでもフロセミドが一般的である. フロセミドは腎機能低下症例でも比較的短時間で一定の効果を得られる. また，急性心不全患者では腸管浮腫を伴っていることが多いため急性期は内服よりも経静脈投与が好ましい. 具体的な投与方法については，テッパンの大規模臨床試験（DOSE試験）が報告されてい

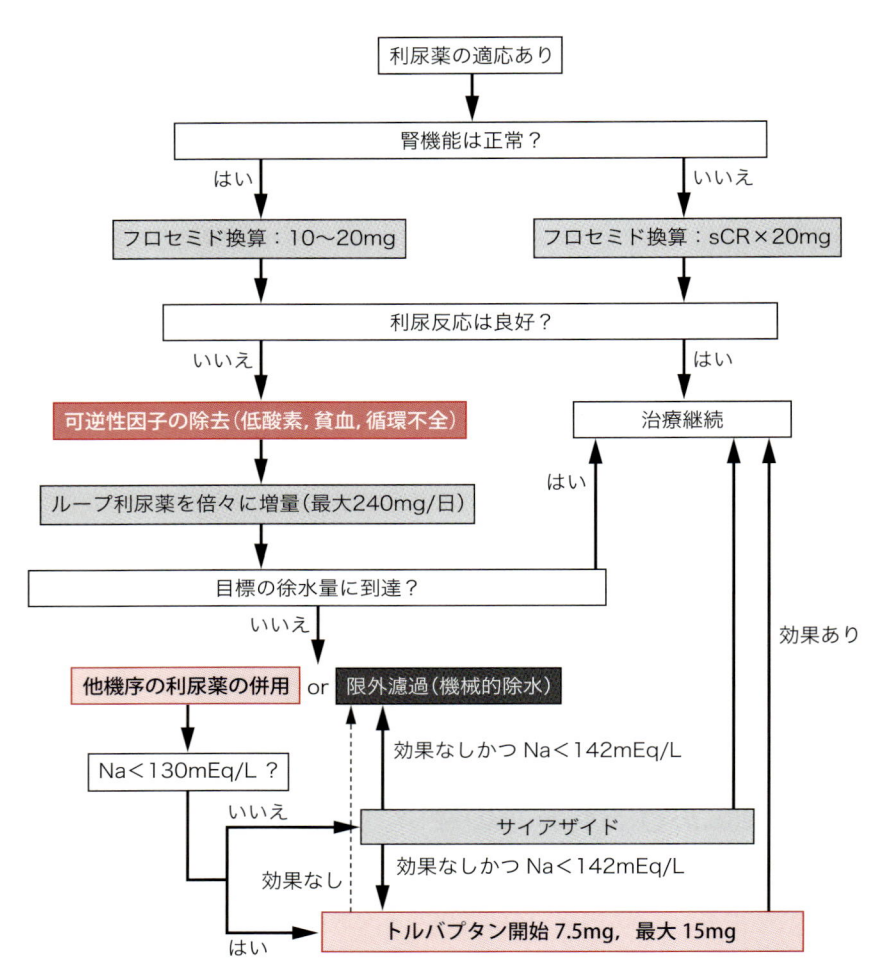

図4　急性心不全における除水（decongestion）戦略

る[5]．この試験では，フロセミドの初期投与量（低用量 vs 高用量）と投与経路（持続 vs ボーラス）について無作為比較検討がなされたが，いずれも生命予後に与える影響は同程度であった．しかしながら，初期投与量が高用量の群では，より自覚症状の改善が得られる反面，腎機能の増悪傾向を認めた．したがって，必要以上に高用量の利尿薬使用は避けるべきであると考えられ，初回はフロセミドの少量のボーラス投与（20〜40 mg）で反応をみるとよいだろう．ただしすでに外来で利尿薬が内服されている症例においては，内服量（フロセミド換算）と同量以上の投与が必要である．また，腎機能障害がある場合は腎機能に応じた投与量の増量が必要であり，血清クレアチニン値 × 20 mg を目安に投与を行うとよい．

3 治療反応の評価と対応

　フロセミドは静脈投与後数分以内に効果が出て3時間ほど持続するといわれている．最も高い効果が得られるのは最初の1時間であり，この間に目標の尿量が得られない場合には，ほかの利尿薬に手を出す前に，「なぜ，出ないのか？」原因を考える必要がある（図4）（この点，抗菌薬の適正使用と似ている）．意外と見落としやすい原因は，臓器低灌流（低心拍出，脱水），低酸素，

貧血などの可逆的因子である．まずは，これらの有無を正確にスクリーニングし，是正してもなお尿量が得られない場合は，利尿薬の増量が必要と考えられる．このスクリーニング過程は最も重要であり，場合によってはスワンガンツカテーテルを挿入し，正確な血行動態把握を考慮すべきである．

前述のように，フロセミドは初回投与で最も高い利尿効果が得られるため，再投与する場合は同量で投与しても意味がない．再投与量は原則倍量とし，十分な尿量が得られるまで30分〜1時間おきに倍々に増量していく．240 mg（天井量）まで増量しても十分な利尿効果が得られない場合は，ループ利尿薬のみでの利尿効果は期待できない可能性が高いため，作用機序の異なる利尿薬の併用を検討する必要がある．サイアザイド系利尿薬は比較的安価で効果が得られる可能性があるが，高頻度で合併する低カリウム血症に注意する．スピロノラクトンなどの抗アルドステロン薬は慢性期の生命予後改善に寄与する薬剤であるが急性期に利尿効果を期待して使用する薬剤ではないので，区別して理解しておきたい．

トルバプタンは集合管のV2受容体に作用し自由水のみを排泄させる薬剤として近年心不全に関するエビデンスが多数報告されている．安全性は確立されているものの，他利尿薬と比較すると高価であり，急性心不全に対する効果を検証した大規模臨床試験（EVEREST試験）でも，短期間の自覚症状の改善を示したのみで予後改善効果を示すことはできなかった[6]．低ナトリウム血症や腎不全合併症例でも明らかな予後改善効果は示されておらず，現状のエビデンスからは急性心不全における優先度は著しく低いといわざるを得ない（図4）．これらの薬剤を使用しても，なお尿量が得られない場合は，機械的除水を検討する必要がある．

●こんな症例は専門医にコンサルトを！

74歳男性．1カ月前からの労作時呼吸困難と下腿浮腫．2日前からの全身の倦怠感，安静時呼吸困難で来院．心拍数120回/分（洞調律），呼吸数26回/分，血圧94/65 mmHg，SpO_2 86%（室内気）．意識清明，両側肺野湿性ラ音，頸静脈怒張，下腿浮腫，四肢冷感がある．左室駆出率20%．急性心不全の診断で緊急入院．

レジデント：急性心不全の患者さんが入院になりました．来院時酸素化が悪くて苦しそうだったのでとりあえず非侵襲的陽圧換気を開始してフロセミド20 mgを静注しました．

当直上級医：そうですね．SpO_2 が90%未満で呼吸回数が26回と頻呼吸で，意識清明ですから，適切な呼吸管理です．この患者さん，今すぐ**専門的治療が必要となる原因疾患はありませんか？**

レジデント：心電図は以前と変わりなく，エコーでも全周性に左室壁運動の低下を認めており，こちらも以前と変化はありません．明らかな急性冠症候群，急性弁逆流症などの弁膜症，不整脈はなさそうです．また，重篤な肺塞栓を疑うような病歴や所見も認めませんでした．

当直上級医：よく評価されてますね．原因は今後調べていくとして，まずは急性心不全の治療を続けましょうか．患者さんの今の状態はどうですか？

レジデント：SpO_2 は96%まで改善したのですが，何だか苦しそうで…，うっ血と胸水があるのでフロセミド20 mgを静注したのですが反応が乏しく尿量は10 mL/時の濃縮尿しか得られていません．もう少し増量して投与しましょうか？

当直上級医：フロセミドを追加する前に患者さんの状態をもう1度評価しましょう．患者さんは現在Nohria-Stevenson分類ではどのような状態ですか？

レジデント：うっ血の所見があり "wet" な状態です．また倦怠感の訴えがあり，乏尿で脈圧の低下もあるので "cold" の状態です．

当直上級医：その通りです．"wet and cold" の状態は最も重篤で予後が悪いことが知られていますから慎重な管理が必要ですね．低左心機能の患者さんでありフロセミドを投与しても尿量が得られない理由は低心拍出による循環不全が考えられそうですね．ほかの検査結果はどうでしょうか？

レジデント：貧血の進行は認めません．しかし，肝障害マーカーの上昇と腎機能の悪化を認めており，乳酸値が 42 mg/dL と上昇しています．

当直上級医：低酸素や貧血などの，ほかに補正できる因子はないようですね．臓器障害も進んでいるため，心原性ショックに近い病態で，循環動態をモニタリングしながら**強心薬を投与する必要性がありそう**です．すぐに循環器内科の当直医にコンサルトをしましょう．

　循環器専門医へのコンサルトが必要と考えられるタイミングは，このように心原性ショックと判断できる場合や，適切な利尿薬投与を行っても，十分な利尿効果が得られず，原因がはっきりしないまま状態悪化の傾向が認められるときなどである．ほかにも急性冠症候群や急性弁逆流合併時など循環器専門緊急処置が必要なときも直ちにコンサルトすべきである．

4. 急性期の体液量管理目標と慢性期への移行

　利尿薬開始後の体液量管理目標は，体重，in-out バランス，浮腫，X 線所見，下大静脈径（＋呼吸性変動），三尖弁逆流圧較差などを参考にするとよい．しかしながら，これら指標の絶対値には個人差があるため，日々変化量をみながら複数の指標を組合わせて判断することが重要である．過去に心不全代償期の情報にアクセスできれば，その数値を目標に設定することができるが，長期入院患者は廃用によりベースラインが低下（体重減少など）している可能性があるので適宜目標値の修正が必要である．患者の状態把握が困難であり，治療目標が曖昧になりかけている場合はスワンガンツカテーテルによる血行動態の評価も躊躇すべきではない．

　慢性期の体液量管理目標は退院後患者自身が使用しやすい体重で設定されることが多い．安定期には利尿薬を内服に切り替えていくが，フロセミドの内服薬は生物学的利用率（bioavailability）が 50％程度のため，経静脈的投与量の 2 倍量で投与するとよい．

おわりに

　急性心不全患者の大半は体液貯留を伴っているため，何となく利尿薬を使っていても，問題なく症状改善が得られることが多い．しかしながら，なかには利尿薬の不適切な使用や漫然な補液により，状態が悪化する症例や予想に反して利尿薬の効果が乏しい症例も少なからず存在する．急性心不全症例に対峙する際には，常に緊張感をもちつつ血行動態を正確に評価する癖をつけ，個々の状況に応じた治療を適切に選択することが肝要である．

文献・参考文献

1) Ponikowski P, et al：2016 ESC Guidelines for the diagnosis and treatment of acute and chronic heart failure：The Task Force for the diagnosis and treatment of acute and chronic heart failure of the European Society of Cardiology（ESC）Developed with the special contribution of the Heart Failure Association（HFA）of the ESC. Eur Heart J, 37：2129-2200, 2016

2) Nohria A, et al：Clinical assessment identifies hemodynamic profiles that predict outcomes in patients admitted with heart failure. J Am Coll Cardiol, 41：1797-1804, 2003

3) Paterna S, et al：Changes in brain natriuretic peptide levels and bioelectrical impedance measurements after treatment with high-dose furosemide and hypertonic saline solution versus high-dose furosemide alone in refractory congestive heart failure：a double-blind study. J Am Coll Cardiol, 45：1997-2003, 2005

4) Bikdeli B, et al：Intravenous fluids in acute decompensated heart failure. JACC Heart Fail, 3：127-133, 2015

5) Felker GM, et al：Diuretic strategies in patients with acute decompensated heart failure. N Engl J Med, 364：797-805, 2011

6) Konstam MA, et al：Effects of oral tolvaptan in patients hospitalized for worsening heart failure：the EVEREST Outcome Trial. JAMA, 297：1319-1331, 2007

プロフィール

中野宏己（Hiroki Nakano）
国立循環器病研究センター心臓血管内科部門／東京医科大学病院循環器内科
専門：循環器集中治療 急性心不全
同じ急性心不全でも原因も表現系もさまざまなので日々臨床現場で患者さんと向き合いながら学ばせてもらっています．そのなかで得られたデータを解析し，治療するなかで感じている疑問を解決しようと励んでいます．緊迫した場面も多いですが皆さんも日々の診療のなかでぜひ心不全の魅力を堪能してください．

永井利幸（Toshiyuki Nagai）
北海道大学大学院 医学研究院 循環病態内科学

5. 急性心不全の呼吸管理のコツを教えてください

義久精臣，竹石恭知

● Point ●

- 低酸素血症（$SpO_2 < 90\%$もしくは$PaO_2 < 60$ mmHg）を呈する患者に酸素投与を考慮する
- 心不全に対する呼吸管理において非侵襲的陽圧換気療法（NPPV）が有用である
- NPPVは肺の酸素化とともに換気血流比を改善する
- NPPVによる血行動態への影響に注意が必要である
- NPPV管理の改善のためには多職種によるこまめな対応が大切である

1. 酸素吸入の方法と使い分けについて教えてください

　心不全とは，『心臓に器質的および／あるいは機能的異常が生じて，主要臓器の酸素需要量に見合うだけの血液量を絶対的にまた相対的に拍出できない状態（低灌流），また肺循環系や体循環系にうっ血をきたす状態』とされる[1]．Wassermanの歯車（図1）で示されるように，肺における外呼吸が良好でなければ，心臓・血管による血液循環，さらに骨格筋や末梢臓器における内呼吸は成立しないため，心不全における呼吸管理，動脈血の酸素化は必須である．

　低酸素血症（$SpO_2 < 90\%$もしくは$PaO_2 < 60$ mmHg）を呈する患者に対して，患者の意識や自発呼吸が保たれており呼吸困難感が少ない場合，またその後の非侵襲的陽圧換気療法（noninvasive positive pressure ventilation：NPPV）や気管挿管に移行する前段階として，まず酸素吸入が行われる[1, 2]．表を参考に**酸素流量**よりも**必要酸素濃度**を意識して鼻カニューレ（低濃度酸素投与），単純酸素マスク（中濃度酸素投与），リザーバー付き酸素マスク（高濃度酸素投与）を使用する．鼻カニューレでは6 L/分以上の投与ではそれ以上の吸入酸素濃度の上昇は得られず，鼻腔刺激が増強する．単純酸素マスクでは呼気ガスを再吸入しないように酸素流量は5 L/分以上に設定する．リザーバー付き酸素マスクでは二酸化炭素蓄積の防止とリザーバー内に酸素を貯めるために酸素流量は6 L/分以上に設定する．酸素投与の指標として慢性閉塞性肺疾患（chronic obstructive pulmonary disease：COPD）を合併した患者では**SpO_2 88〜92％程度**，合併していない患者では**SpO_2 94〜98％程度**を目標とする．

　近年，新しい酸素療法として高流量酸素（最大60 L/分）を加温加湿することで鼻カニューレから投与可能となるnasal high flowシステムを用いることで吸入酸素濃度（FIO_2）21〜100％の設定も可能となった．高流量により解剖学的死腔の洗い流しが可能でCO_2の再呼吸を抑制し[3]，軽度の呼気終末陽圧（PEEP）効果[4]も心不全の呼吸管理に期待されている[5]．

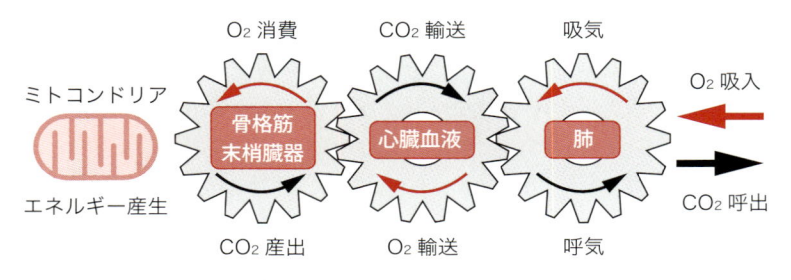

O₂ 消費　　　CO₂ 輸送　　　吸気

ミトコンドリア　　骨格筋 末梢臓器　　心臓血液　　肺　　O₂ 吸入

エネルギー産生

CO₂ 産出　　O₂ 輸送　　呼気　　CO₂ 呼出

図1　Wasserman の歯車
肺における外呼吸, 心臓・血管による血液循環, さらに骨格筋や末梢臓器における内呼吸によりエネルギー産生は成立する

表　酸素流量 (L/ 分) と吸入酸素濃度 (FIO₂) 目安

低濃度酸素投与 鼻カニューレ (5〜6L/ 分以下)		中濃度酸素投与 単純酸素マスク (5L/ 分以上)		高濃度酸素投与 リザーバー付き酸素マスク (6L/ 分以上)	
流量	酸素濃度 (%)	流量	酸素濃度 (%)	流量	酸素濃度 (%)
1	24	5〜6	40	6	60
2	28	6〜7	50	7	70
3	32	7〜8	60	8	80
4	36			9	90
5	40			10	90以上
6	44				

必要酸素濃度を意識して鼻カニューレ (低濃度酸素投与), 単純酸素マスク (中濃度酸素投与), リザーバー付き酸素マスク (高濃度酸素投与) を使用する

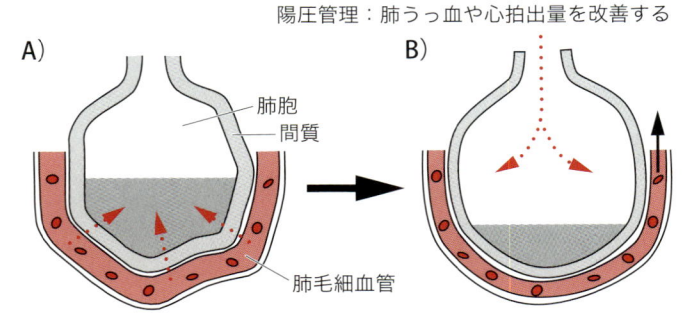

陽圧管理：肺うっ血や心拍出量を改善する

A)　　　　　　　　　　　B)

肺胞
間質

肺毛細血管

図2　心不全と陽圧換気療法
A) 心不全では肺毛細血管圧上昇から肺胞内への水分濾出や間質浮腫をきたし, ガス交換が障害される. B) 陽圧換気療法を行うことで虚脱肺胞の拡張や肺胞内水分の除去が進むことにより, 換気血流比が改善される

2. ここがポイント： うっ血性心不全の病態とNPPVの意義について教えてください

　うっ血性心不全では, 肺静脈や肺毛細管圧が上昇し, 肺胞への水分濾出をきたし, 重症例ではピンク色の泡沫状痰を呈する (図2A). また, 肺間質の浮腫, 肺コンプライアンスの低下, 気道

抵抗の増加をきたし，換気血流比が悪化する．

　NPPVによりPEEPを加えることによって，肺毛細管からの水分濾出軽減，無気肺・虚脱肺胞の再拡張，機能的残気量の増加，肺コンプライアンスや気道抵抗の改善，呼吸筋仕事量の軽減が期待される（図2B）．さらには，生理的に陰圧である胸腔内を陽圧化することにより，**静脈還流**を減少して，前負荷を軽減し，左室が収縮するために抗する力（**trans mural pressure**）を減少させることにより，心臓の後負荷を減少させ，心拍出量の増加，左室拡張末期圧の低下，機能的僧帽弁逆流の軽減も期待される．

　組織学的な検討でも，適正な陽圧にすることで肺胞が拡張し，肺毛細管のうっ血が軽減し，換気血流比の改善が得られる．しかし，過剰な陽圧，すなわち肺胞内圧が肺毛細管圧を凌駕するような高圧では，肺胞の過剰拡張と毛細血管の虚脱を生じ，結果的に換気血流比の適正化にはつながらない．

3. ここがピットフォール：陽圧換気療法は血行動態へ影響しますか？

　陽圧換気療法による心拍出量の変化を考える際は，**Frank-Starlingの法則**を理解する必要がある（図3）．

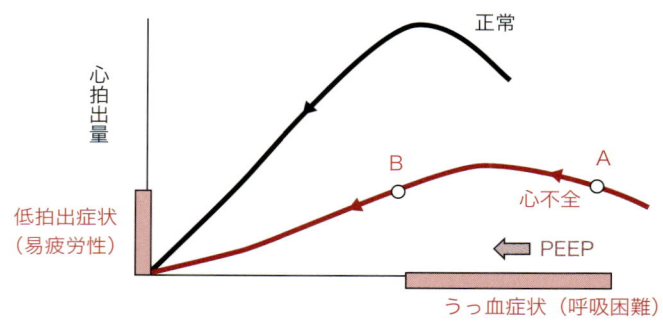

図3　Frank-Starlingの法則とNPPV
正常者では，あるレベルまで前負荷（左室拡張末期圧）の上昇に比例して，ほぼ直線的に心拍出量は増加するが，過剰な前負荷では，心拍出量はむしろ低下する．心不全患者では，この曲線が右下方へ偏移し，同じ前負荷でも正常者と比べて心拍出量は減少する．肺うっ血が強く，左室拡張末期圧の高い状態（A点）であれば，PEEPによる前負荷の減少により心拍出量は増加するようになる．一方で，左室拡張末期圧がさほど高くない状態（B点）では，PEEPにより低心拍出が顕在化する場合がある．過剰な陽圧では，前負荷の減少による低心拍出をきたす危険がある

　PEEPにより**肺動脈楔入圧が12 mmHg以上**のときに心拍出量は上昇するが12 mmHg未満だと心拍出量は低下するとの報告もある[6]．PEEPによる心拍出量の変化には，胸腔内圧（intrathoracic pressure）と肺容量（lung volume）のほか，両心室を隔てる心室中隔や心室拡張の制限となる心外膜の存在などにより，複雑なcardiopulmonary interactionを形成する[7]．また，左心不全患者では，PEEPは心拍出量に変化がなくとも，胸腔内圧を上昇，右房圧や肺動脈楔入圧を低下，

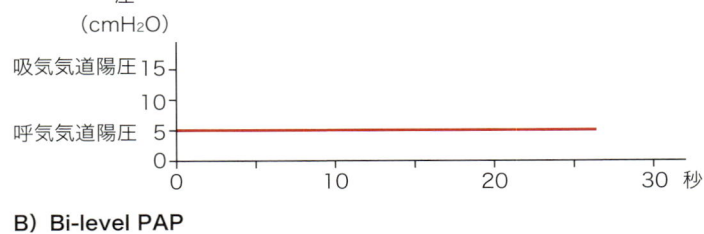

A) continuous positive airway pressure（CPAP）

B) Bi-level PAP

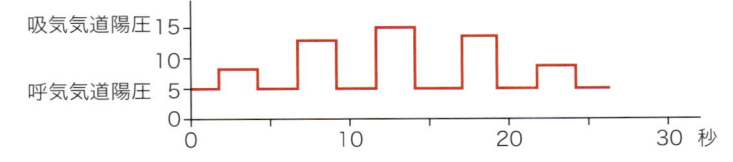

C) adaptive servo ventilation（ASV）

図4　NPPVにおける呼吸モード
A) continuous positive airway pressure（CPAP）．PEEPを加えることにより，肺毛細管からの水分濾出軽減，無気肺・虚脱肺胞の再拡張，機能的残気量の増加，肺コンプライアンスや気道抵抗の改善，呼吸筋仕事量が軽減される．
B) Bi-level PAP．PEEPに加え吸気時に一定の矩形圧を加える二相性陽圧呼吸器．COPD増悪，II型呼吸不全やCO_2ナルコーシスに対して，換気量を規定する目的で使用される．
C) adaptive servo ventilation（ASV）．漸増漸減するチェーン・ストークス呼吸に対して，pressure supportを順応させる

肺コンプライアンスを改善，気道抵抗や呼吸筋仕事量を減少し，酸素化を改善する[8]．陽圧換気療法中はバイタルサインをしっかりモニターしてもらいたい．

専門医のクリニカルパール

1. NPPVの種類・開始のタイミング・設定について教えてください

1 種類

　陽圧換気療法には，① フラットな陽圧を持続的に加える持続気道陽圧器（continuous positive airway pressure：CPAP），② PEEPに加え吸気時に一定の矩形圧を加える二相性陽圧呼吸器（Bi-level PAP），③ 一定のPEEPに加え自発呼吸に順応したpressure supportを加えるサーボ制御圧感知型人工呼吸器（adaptive servo ventilation：ASV）がある（図4）．Bi-level PAPはCOPD増悪，II型呼吸不全やCO_2ナルコーシスに対して，換気量を規定する目的で使用される．ASVは過呼吸と無呼吸を周期的にくり返すチェーン・ストークス呼吸や周期性呼吸に対して，呼吸状態

に合わせて呼吸補助の程度を変動させ換気量を安定させるために開発された陽圧換気療法器である.

　急性心不全におけるNPPVは，CPAPモードでもBi-level PAPモードでも，従来の酸素投与と比して，PaO_2/FIO_2（動脈血酸素飽和度分圧／吸入酸素濃度比）の上昇，1回心拍出量の増加や頻脈の改善など血行動態の改善，気管挿管率の減少などの効果が得られる[9].　生命予後に関しては，複数のメタアナリシス結果から，NPPV（特にCPAPモード）が生命予後を改善することが示されている[9~11].

2 開始のタイミング

　日本循環器学会の急性心不全治療ガイドラインでは，酸素投与下にて呼吸困難感の改善がない場合には早期にNPPVを導入することとされている[1].　また，急性心不全に用いられるクリニカルシナリオ分類では，収縮期血圧140 mmHg以上のCS1や100～140 mmHgのCS2，急性冠症候群によるCS4の病態などでNPPVが推奨されている[1].　NPPVガイドライン[12]でも，心原性肺水腫に対し，酸素投与のみで漫然と様子をみることなく，NPPV（特にCPAP）を第一選択とすべきとされている（エビデンスレベルⅠ，推奨度A）.　2016年欧州心臓病学会の心不全ガイドラインでは呼吸回数25回／分以上，$SpO_2 < 90$％の症例に対してクラスⅡa，エビデンスレベルBで推奨されている[2].

3 設定

　CPAPはBi-level PAPよりも生命予後に関する優位性が報告されており[13]，設定の簡便さの点からもCPAPモードを第一選択とすべきである[12].　CPAPを行っても高二酸化炭素血症，アシドーシスや呼吸困難感が続くような場合にBi-level PAPへ変更する[1].　本邦の急性心不全に関するATTEND研究では，NPPVは24.4％（CPAP 15.4％，Bi-level PAP 16％）に使用されている.多くの心不全症例では4～8 cmH2O程度のCPAPモードで対応が可能である.

2. NPPV管理のコツについて教えてください

　機器やマスクの選択，設定モードの適正化に加え，十分な患者への説明，リークや皮膚トラブルに対して多職種によるこまめな対応が重要である.　使用機器としては，吸入酸素濃度を100％に設定でき，正確な圧レベルを維持するフロージェネレーターを搭載し，換気量などの正確なモニターができるNPPV専用人工呼吸器が望ましいものと考える.　マスクは，鼻マスク，鼻口マスク，トータルフェイスマスク，ヘルメットがあるが，Bi-level PAPでは鼻口マスクが使用されることが多い.　トータルフェイスマスクは汎用性が高く有用であるが，構造的死腔があるために吸気時のミストリガーが起こる場合がある.　また，マスク装着に拒否的な患者ではヘルメットも有用である[12].

3. 気管挿管や気管切開の適応・開始のタイミングについて教えてください

NPPV導入後，**動脈血酸素飽和度95％未満**である場合，**頻呼吸・努力性呼吸の改善がない場合**（NPPV無効例）は気管挿管の判断をする[1]．そのほか，**ショック症例，意識レベル低下例，喀痰排出困難例，誤嚥リスクの高い症例**などでは，気管挿管が推奨される[1]．気管挿管から気管切開に移行される明確な基準はないが，長期の気管挿管管理にて**呼吸器関連肺炎**（ventilator-associated pneumonia：VAP）が増加する場合，気管挿管による苦痛が生じる場合などから，気管挿管が長期化する場合（おおむね1〜2週間）やはじめから長期管理が予想される場合には早期に気管切開が考慮される．

4. FIO_2 の決め方と調節について教えてください

人工呼吸開始初期，酸素化障害の程度を知るため，**FIO_2は1.0から開始**する．動脈血液ガス分析の値を参考に徐々にFIO_2を下げ，PaO_2が80〜100 mmHg程度を目標とする．ただし，貧血，発熱など代謝亢進がある場合，心機能低下がある場合，末梢組織での酸素供給が不十分な可能性があり，スワンガンツカテーテルによる**混合静脈血酸素飽和度**などを参考にPaO_2の目標値を高めに設定する．高濃度酸素の長期間吸入にて，酸素吸収性の無気肺や肺浮腫，肺うっ血が起こり，肺気量の減少をきたす．また，活性酸素による組織障害をきたすため，長期管理を行う場合は**FIO_2 0.5以下**が望ましいと考えられている．

5. NPPVや人工呼吸管理時の鎮静について教えてください

NPPVでは多くの場合，**鎮静**を必要とはしないが，一部の患者では鼻口マスクの不快感が生じたり，NPPV中に不穏やせん妄に至りNPPVがうまくいかない場合がある．この場合，NPPV設定の見直し，患者とのコミュニケーションの確立，メンタルケア，不眠への対応などをまず行う．本来，不穏状態ではNPPVは相対的禁忌であり，気管挿管を検討すべきだが，軽度の鎮静を行う場合がある．NPPV中の鎮静としては，呼吸抑制の少ないデクスメデトミジン（プレセデックス®）が使用される．

人工呼吸では① 気管チューブや陽圧呼吸による不快感の軽減，② ストレス反応による血圧上昇や頻脈の抑制，③ 人工呼吸との同調性改善，④ 気管内吸引やさまざまな侵襲的処置の円滑化などを目的に鎮痛薬（モルヒネ，フェンタニル）と鎮静薬〔プロポフォール（ディプリバン®），ミダゾラム（ドルミカム®），ハロペリドール（セレネース®），デクスメデトミジン〕を用いる．

文献・参考文献

1) 日本循環器学会・循環器病の診断と治療に関するガイドライン（2010年度合同研究班報告）．急性心不全治療ガイドライン（2011年改訂版）：http://www.j-circ.or.jp/guideline/pdf/JCS2011_izumi_h.pdf（2018年4月閲覧）

2) Ponikowski P, et al：2016 ESC Guidelines for the diagnosis and treatment of acute and chronic heart failure：The Task Force for the diagnosis and treatment of acute and chronic heart failure of the European Society of Cardiology（ESC）Developed with the special contribution of the Heart Failure Association（HFA）of the ESC. Eur Heart J, 37：2129-2200, 2016

3) Kernick J & Magarey J：What is the evidence for the use of high flow nasal cannula oxygen in adult patients admitted to critical care units? A systematic review. Aust Crit Care, 23：53-70, 2010

4) Parke R, et al：Nasal high-flow therapy delivers low level positive airway pressure. Br J Anaesth, 103：886-890, 2009

5) Carratalá Perales JM, et al：High-Flow therapy via nasal cannula in acute heart failure. Rev Esp Cardiol, 64：723-725, 2011

6) Bradley TD, et al：Cardiac output response to continuous positive airway pressure in congestive heart failure. Am Rev Respir Dis, 145：377-382, 1992

7) Luecke T & Pelosi P：Clinical review：Positive end-expiratory pressure and cardiac output. Crit Care, 9：607-621, 2005

8) Lenique F, et al：Ventilatory and hemodynamic effects of continuous positive airway pressure in left heart failure. Am J Respir Crit Care Med, 155：500-505, 1997

9) Peter JV, et al：Effect of non-invasive positive pressure ventilation（NIPPV）on mortality in patients with acute cardiogenic pulmonary oedema：a meta-analysis. Lancet, 367：1155-1163, 2006

10) Vital FM, et al：Non-invasive positive pressure ventilation（CPAP or bilevel NPPV）for cardiogenic pulmonary edema. Cochrane Database Syst Rev, : CD005351, 2008

11) Masip J, et al：Noninvasive ventilation in acute cardiogenic pulmonary edema：systematic review and meta-analysis. JAMA, 294：3124-3130, 2005

12)「NPPV（非侵襲的陽圧換気療法）ガイドライン 改訂第2版」（日本呼吸器学会NPPVガイドライン作成委員会/編），南江堂，2015

13) Crane SD, et al：Randomised controlled comparison of continuous positive airways pressure, bilevel non-invasive ventilation, and standard treatment in emergency department patients with acute cardiogenic pulmonary oedema. Emerg Med J, 21：155-161, 2004

プロフィール

義久精臣（Akiomi Yoshihisa)
福島県立医科大学医学部循環器内科学講座／心臓病先進治療学講座
心不全における臓器連関（心・肺・脳・肝・腎・骨格筋など）に興味をもって取り組んでいます．急性心不全の代表的な徴候である肺うっ血をNPPVで管理することで血行動態まで改善する醍醐味を実感してほしいと思います．

竹石恭知（Yasuchika Takeishi)
福島県立医科大学医学部循環器内科学講座

6. 急性肺血栓塞栓症に対する最新の薬物療法，その選択についていけません

辻　明宏

● Point ●

・急性肺血栓塞栓症（もしくは acute PTE）は，早期診断かつ早期治療が大事である

・acute PTE の重症度に応じて治療方針を決定する

・DOAC を中心とした抗凝固療法が，acute PTE 治療の基本である

はじめに

　急性肺血栓塞栓症（acute pulmonary thromboembolism：acute PTE）は，重症例では心停止まで至る疾患であり，日本においても致死率は11.9％と非常に高い[1]．特に重症例においては迅速かつ正確な判断と治療が要求される．一方で近年 acute PTE に対して直接作用型経口抗凝固薬（direct oral anticoagulant：DOAC）として3種類の Xa 阻害薬（エドキサバン，リバロキサバン，アピキサバン）が使用できるようになり治療選択肢が拡がった．本稿では，acute PTE に対する最新の薬物療法およびその選択に関して概説する．

1. acute PTE の診断と治療について

　acute PTE は，90％以上が下肢に生じた深部静脈血栓症（deep vein thrombosis：DVT）から血栓が遊離し肺動脈に塞栓することにより生じる疾患である．発症早期に重症化する可能性が高く，早期診断かつ早期治療が重要である．acute PTE の治療の主役は，抗凝固療法である．acute PTE 患者では体内で凝固活性（血栓ができやすい状態）が亢進している．抗凝固療法は，その凝固活性を抑えることにより，血栓増大の抑制および血管内で血栓が溶けやすい状態へ傾け，血栓溶解を促す．図1は未分画ヘパリンを用いた acute PTE に対する急性期治療効果である．acute PTE 患者における早期治療開始および早期治療域到達の効果を提示する．図1A は救急外来にて未分画ヘパリンを開始した場合と入院してから開始した場合の比較である．救急外来で早期に未分画ヘパリンを開始した症例において，院内死亡率および30日間死亡率を有意に低下させた．また図1B は未分画ヘパリンで24時間以内に治療域に達した場合と達しなかった場合の比較である．24時間以内に抗凝固療法の治療域に達した群において，30日間死亡率を有意に低下させている．急性期に早期開始と早期治療域到達は非常に重要である．

　acute PTE の PESI score を用いた重症度評価を表1に示す．表1のごとく各パラメータの合計

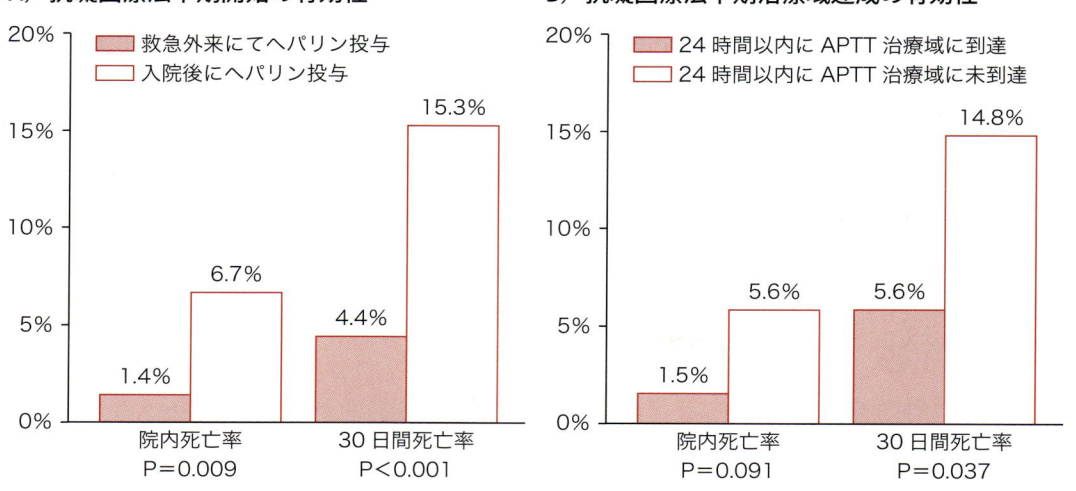

A）抗凝固療法早期開始の有効性

凡例：
- 救急外来にてヘパリン投与
- 入院後にヘパリン投与

院内死亡率 P＝0.009: 1.4%, 6.7%
30日間死亡率 P＜0.001: 4.4%, 15.3%

B）抗凝固療法早期治療域達成の有効性

凡例：
- 24時間以内にAPTT治療域に到達
- 24時間以内にAPTT治療域に未到達

院内死亡率 P＝0.091: 1.5%, 5.6%
30日間死亡率 P＝0.037: 5.6%, 14.8%

図1　未分化ヘパリンを用いたacute PTEに対する急性期治療効果
APTT：activated partial thromboplastin time. 文献2より引用

表1　pulmonary embolism severity Index（PESI）

パラメーター	PESI	simplified PESI
年齢	年齢（年）	1点（年齢＞80歳）
男性	＋10点	
担癌の既往	＋30点	1点
慢性心不全	＋10点	1点
慢性呼吸不全の既往	＋10点	
脈拍≧110回/分	＋20点	1点
収縮期血圧＜100 mmHg	＋30点	1点
呼吸数＞30回/分	＋20点	
体温＜36℃	＋20点	
精神状態悪化	＋60点	
経皮酸素飽和度＜90％	＋20点	1点
	30日死亡率 Class Ⅰ　＜65点：非常に低い （0〜1.6％） Class Ⅱ　65〜85点：低い （1.7〜3.5％） Class Ⅲ　86〜105点：中等度 （3.2〜7.1％） Class Ⅳ　106〜125点：高い （4.0〜11.4％） Class Ⅴ　＞125点：非常に高い （10.0〜24.5％）	**30日死亡率** 0点：　　　1.0％ 1点以上：　10.9％

文献3より引用

　にて重症度判定を行う．次にacute PTEの治療アルゴリズムを図2に示す.
　　重症度判定，ショックの有無，右室機能不全，または心筋障害マーカー上昇の有無により治療
　方針を決定する．高リスクの場合は，抗凝固療法に付け加え，追加治療が必要になる．出血のリ

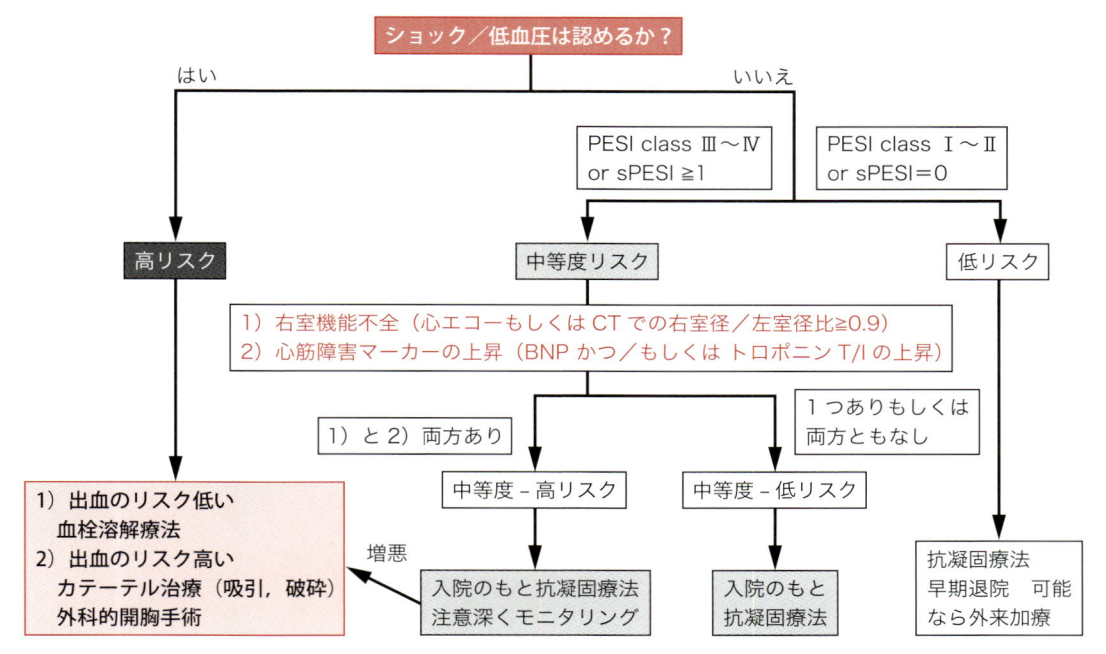

図2　acute PTE の治療アルゴリズム
sPESI：simplified pulmonary embolism．文献3を参考に作成

スクが低い場合は基本的には血栓溶解療法を第一選択とする．出血のリスクが高い場合，開胸下外科的肺動脈内血栓摘除術もしくはカテーテル治療（血栓破砕術もしくは血栓吸引術）のどちらかを選択する場合が多い．しかしながら個々の患者背景，血栓の形態・血栓部位も考慮に入れ慎重かつ迅速に治療方針を決定する必要がある．中リスクおよび低リスク症例に関しては，基本的には入院のもと抗凝固療法のみで加療を行っていく．

2. DOAC を用いた最新の治療指針

　本邦においても3種類の直接作用型経口抗凝固薬（DOAC）が使用可能となり，急性期VTE治療においても治療選択肢が拡がった．現在日本で使用できるDOACは，直接Xa因子拮抗薬であるエドキサバン，リバロキサバン，アピキサバンの3種類がある．DOACの利点として，① 頭蓋内出血が少ない，② 効果発現は早い，③ 治療域モニタリングが不要，④ 食事および薬剤との相互作用が少ないなどがあげられる．一方で欠点としてクレアチニンクレアランス（CCr）が30 mL/分以下は使用できず，また現在のところ直接Xa因子拮抗薬に対する使用可能な拮抗薬がない点があげられる．図3に抗凝固療法の実際を示す．

　従来の治療方針では，初期に必ず点滴療法を行い，引き続きワルファリンの内服併用を行う必要がある．これには，ワルファリン単独内服療法では，治療域まで効果を発揮するのに数日間要するのと，急性期プロテインSやプロテインCを消費し低下することによりむしろ過凝固状態に陥るリスクがあるためである．併用していた点滴療法は，ワルファリンコントロールが十分に治療域（欧米　PT–INR 2.0〜3.0，本邦　PT–INR 1.5〜2.5）に入った時点で中止する．

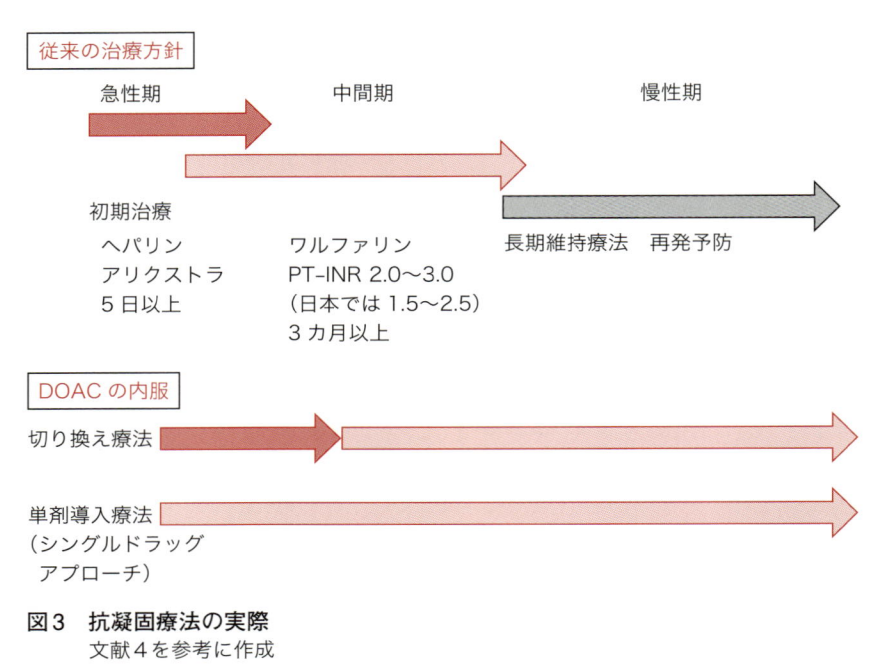

図3　抗凝固療法の実際
文献4を参考に作成

表2　本邦でacute PTEに使用可能なDOAC

	エドキサバン（リクシアナ®）	リバロキサバン（イグザレルト®）	アピキサバン（エリキュース®）
ピーク血中濃度までの時間	30〜60分	30〜180分	30〜120分
ピーク効果までの時間	60〜120分	120〜180分	60〜120分
半減期	10〜14時間	5〜9時間	8〜15時間
急性期点滴療法	必要（最低5日間）	必ずしも必要ではない	必ずしも必要ではない
用量	60 mg/日 1日1回	強化期間：1回15 mg 1日2回3週間→維持期間：15 mg 1日1回	強化期間：1回10 mg 1日2回1週間→維持期間：1回5 mg 1日2回
減量基準	あり（30 mg/日 1日1回）①CCr＜50 mL/分②体重60 kg以下③P糖蛋白阻害作用薬物との併用（キニジン，ベラパミル，エリスロマイシン，シクロスポリン）	なし	なし

　一方，最近のDOACを用いた治療方法では，DOACは内服後効果発現が早いため，初期点滴療法を行っても併用することなく切り替えが可能である．また症例によっては，点滴療法を行わず単剤導入療法（シングルドラッグアプローチ）も行われる．最新のACCP 2016年のガイドラインにおいては担癌でないacute PTE患者においては，維持療法としてワルファリンよりDOACの使用が提唱されている（Grade 2B）[5]．
　具体的な投与方法および投与量を**表2**に示す．基本的にはエドキサバンは初期点滴療法を少な

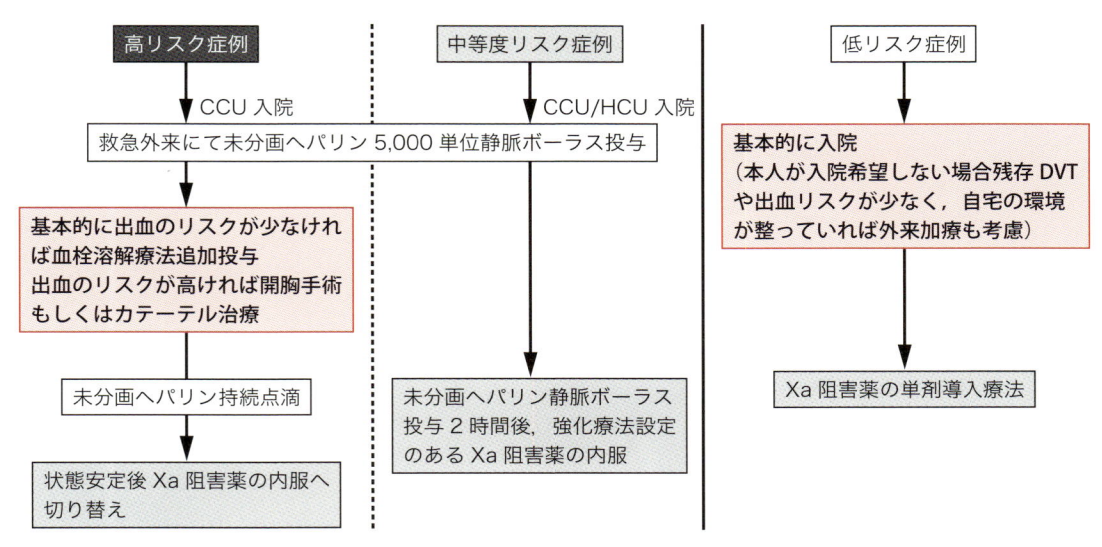

図4 acute PTE に対する DOAC を用いた治療指針（国立循環器病研究センターにおける）
当院での最近の acute PTE のストラテジーを示す．中等度リスク以上は救急外来にて即座に未分画ヘパリン 5,000 単位静脈投与する．
収縮期血圧 90 mmHg 以下の高リスク症例では，血行動態が破綻していれば，まず PCPS 挿入しヘパリン持続点滴を開始し，治療方針を決定する．
基本的に出血のリスク少なければ tPA 投与．出血のリスクが高ければ開胸手術もしくはカテーテル治療を決定する．
高リスク群において，DOAC は現時点で本邦において，中和剤の使用はできず，tPA 使用時の出血などを考慮に入れ急性期は使用していない．
もちろん，ショックから離脱し血行動態が安定した後に DOAC の導入に踏みきる．
中等度リスクに関しては，まずヘパリンボーラスの効果時間および DOAC の peak effect を考慮しボーラス 2 時間後に強化療法設定のある DOAC の内服を行う．
そうすることによりヘパリン持続点滴より確実に初期の治療域の抗凝固療法が可能になると考える．
低リスク群に関しては DOAC の単剤導入療法も最近は行っている．
本症例においても，中等度–高リスク群と重症でありヘパリンボーラス投与の後，強化療法設定のあるアピキサバンを使用し治療は奏功した

くとも5日間要する．リバロキサバン，アピキサバンはシングルドラッグアプローチも可能である．またリバロキサバンに関しては3週間，アピキサバンに関しては1週間の強化療法設定期間がある．一方でエドキサバンには体重（60 kg 以下），腎機能（CCr 50 mL/分以下），および併用薬に応じて減量設定が設けられているものの，リバロキサバンやアピキサバンにおいては減量設定が設けられていない．参考ではあるが，最近の国立循環器病研究センターにおける DOAC を用いた治療指針を図4に示す．高リスク，中等度リスク症例に関しては，即効性のある未分画ヘパリンを5,000単位即座に静脈内投与し，抗凝固療法を開始する（効果発現の早い DOAC といえども効果発現には，1時間前後時間を要するため）．また，その後はリスクに応じて DOAC の内服を開始する．図5に DOAC を用いた治療の70歳女性の一例を提示する．

症例

70歳女性　中等度リスク acute PTE 症例
主　訴：10日前より増悪する呼吸困難

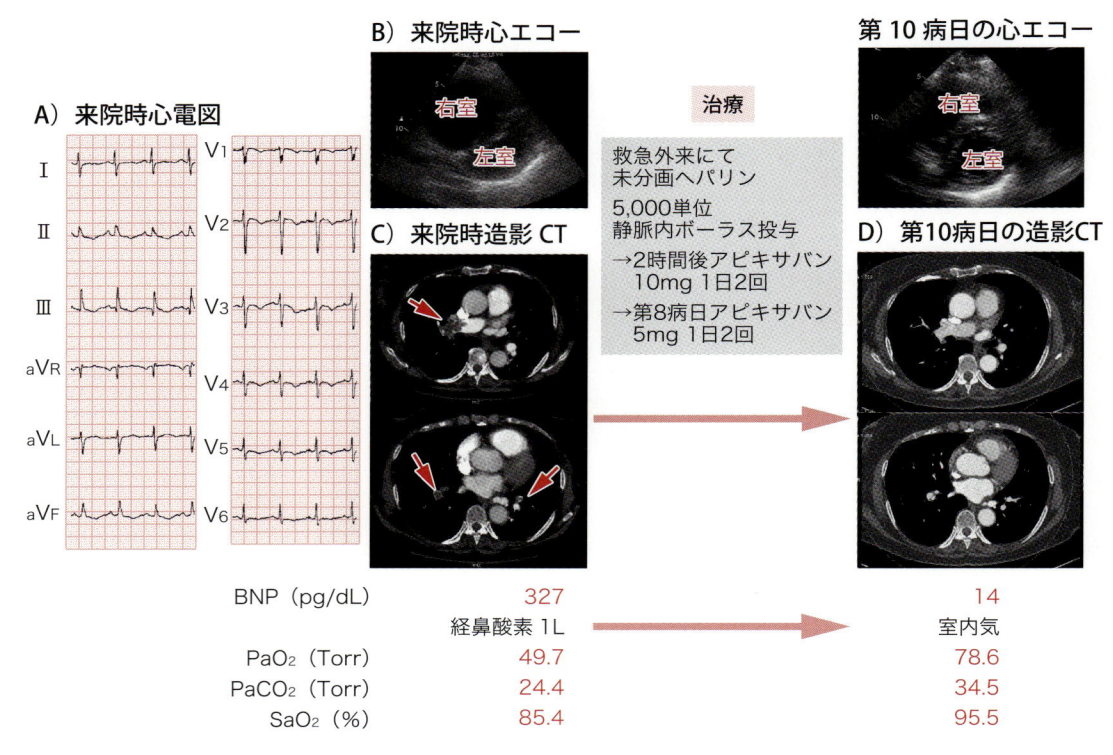

図5 DOAC を用いて治療を行った中等度リスク acute PTE の70歳女性
治療前後の評価を示す．第10病日の時点でNYHAは4度→2度へ改善，BNPも正常化した．酸素化も室内気でPaO₂ 78.6 Torrと改善した．その後も症状改善し，酸素なしで第22病日に退院となった

既往歴：高血圧にて近医にて内服加療
現病歴：10日前より労作時呼吸困難を認めるようになった．その後徐々に労作時呼吸困難増悪し，5ｍ程度の歩行で呼吸困難出現したため，当センター救急外来紹介受診．
〈来院時身体所見〉
　　　　身長 160 cm，体重 70 kg，意識清明，血圧 128/93 mmHg，脈拍数 113回/分整，呼吸数 26回/分，体温 36.0℃，SpO₂ 84％（経鼻酸素1L），呼吸音 清，心雑音なし，両側軽度下腿浮腫あり → 血圧は保たれている．頻脈，頻呼吸，低酸素血症所見あり．浮腫より心不全兆候あり
〈来院時検査所見〉
採血データ：WBC 7,400/μL，Hb 14.1 g/dL，Ht 43％，Plt 18.7×10⁴/μL，AST 334 IU/L，ALT 420 IU/L，LDH 863 IU/L，BUN 12 mg/dL，Cr 0.69 mg/dL，CRP 0.94 mg/dL，BNP 327 pg/dL，トロポニンT 0.051 ng/dL，PT-INR 1.06，APTT 27 sec，D-ダイマー 6.3μg/dL，経鼻酸素1L投与下動脈血液ガス pH 7.50，PaO₂ 49.7 Torr，PaCO₂ 24.4 Torr，HCO₃⁻ 18.6 mmol/L.
来院時心電図（図5A）：洞調律，心拍数 126回/分，正常軸，肺性P波，ＳＩQⅢTⅢパターン，ⅡⅢaVFV₁-V₅の陰性T波
来院時心エコー（図5B）：著明な右心負荷所見（右室の著明な拡大，心室中隔の扁平化）を認めた．四腔像での右室径／左室径＝49/31＝1.58（≧0.9）

> 来院時下肢静脈エコー：右ひらめ静脈に血栓像あり．
>
> 来院時胸部造影CT（図5C）：両側肺動脈内に多発する造影欠損像（図5C ➡）あり
>
> 来院後経過（図5）：エコー所見よりacute PTEを強く疑い，未分画ヘパリン5,000単位静脈内ボーラス投与した．その後造影CTにてacute PTEと確定診断．PESI score ＝年齢　70点＋脈拍（≧110）20点＋経皮酸素飽和度（＜90％）20点＝110点でClass Ⅳ，sPESI＝2点であった．

　右室機能不全（心エコーでの右室径／左室径≧0.9），心筋障害マーカー上昇（BNP，トロポニンTの上昇）の両方あり中等度−高リスクPTEと診断．CCU入室のもと慎重に血行動態を見守った．未分画ヘパリン静脈ボーラス投与2時間後にアピキサバン（エリキュース®）1回10 mg 1日2回内服の強化療法を開始した．状態は徐々に改善し第8病日より1回5 mg 1日2回の維持療法へ変更した．第10病日の評価では，造影CTでの肺動脈内造影欠損像の消失，心エコー上右心負荷の消失，BNPおよび動脈血液ガスデータも改善し元気に退院となった．

　VTEに対するDOACの使い分けに関しては，現在のところエビデンスはないが，中等度リスクで早期にDOAC導入し確実な抗凝固療法を行いたければ強化療法期間設定のあるDOACがいいかもしれない．

おわりに

　DOACを用いたacute PTEに対する最新の薬物療法に関して概説した．DOACがacute PTEに使用可能となり，治療方法の選択肢も拡がった．今後DOAC同士の使い分けも含めさらなるエビデンスの構築が望まれる．

文献・参考文献

1) Sakuma M, et al：Recent developments in diagnostic imaging techniques and management for acute pulmonary embolism：multicenter registry by the Japanese Society of Pulmonary Embolism Research. Intern Med, 42：470-476, 2003

2) Smith SB, et al：Early anticoagulation is associated with reduced mortality for acute pulmonary embolism. Chest, 137：1382-1390, 2010

3) Konstantinides SV, et al：2014 ESC guidelines on the diagnosis and management of acute pulmonary embolism. Eur Heart J, 35：3033-3069, 3069a-3069k, 2014

4) Goldhaber SZ & Bounameaux H：Pulmonary embolism and deep vein thrombosis. Lancet, 379：1835-1846, 2012

5) Kearon C, et al：Antithrombotic Therapy for VTE Disease：CHEST Guideline and Expert Panel Report. Chest, 149：315-352, 2016

プロフィール

辻　明宏（Akihiro Tsuji）
国立循環器病研究センター病院心臓血管内科部門肺循環科

1. 安定冠動脈疾患に対する血行再建の真の適応はどこにあるのでしょうか？

猪原 拓

● Point ●

- ・冠動脈が「狭い」あるいは「詰まっている」から広げる（開通させる）という発想は捨てる
- ・安定狭心症に対するPCIの効果は狭心症状の軽減であり，生命予後や急性心筋梗塞といったハードエンドポイントを抑制する明確なエビデンスは存在しない
- ・安定狭心症に対してPCIを行う前に，まず薬物療法がきちんと行われているかを十分に確認する

はじめに

　ST上昇型急性心筋梗塞をはじめとする高リスク急性冠症候群症例に対する緊急経皮的冠動脈インターベンション（percutaneous coronary intervention：PCI）がもたらす短期・長期予後の改善効果は明らかである．しかし一方で，急性冠症候群の対極に位置する安定狭心症に対して待機的PCIを施行することで得られる効果は限定的であるといわざるを得ない．つまり，安定狭心症に対する待機的PCIのもたらす主な効果は狭心症状の軽減であり，薬物療法単独と比較し，PCIに生命予後や急性心筋梗塞といったハードエンドポイントを抑制する明確なエビデンスは存在しないことを認識したうえで，その適応に関しては厳密に考える必要がある．

> **症例**
>
> 　脂質異常症に対して投薬加療中の72歳男性．数カ月前より朝のランニングの際に心窩部に軽度の圧迫感を感じ，少し休むと症状が改善するという症状で来院．運動負荷心筋シンチグラムを施行したところ左前下行枝（LAD）末梢領域に一致した**軽度の虚血を認めた**（図1）．内服薬はロスバスタチン2.5 mg 1日1回のみ．この症例に対して現時点でPCIを考慮すべきか？

1. 安定狭心症に対するPCIのエビデンス

　安定狭心症は，狭心症の症状が数カ月以上**安定**していて急性冠症候群への移行の可能性が低い狭心症のことを指す．つまり安定狭心症は，現時点では**安定**している病態であり，早急な治療を

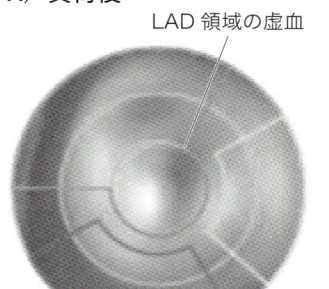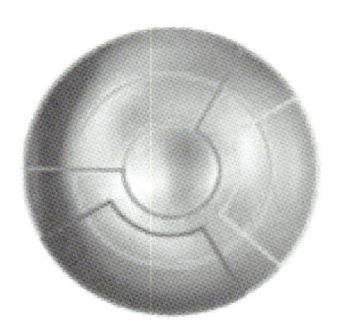

A）負荷後　　　　　B）安静時

LAD 領域の虚血

図1　症例のシンチグラム
軽度のLAD領域の虚血がみられる（Color Atlas⑤参照）

要する急性冠症候群と異なることをまず認識すべきである．

1 COURAGE 試験

　安定狭心症に対してPCIを施行することで，心筋梗塞への移行を予防し，死亡率を減少させることができるかという問いに対して施行されたのがCOURAGE試験である．この試験では，安定狭心症患者2,287人に対し，薬物治療を継続することを前提にしたうえで，PCI先行治療群と，まず薬物治療のみで治療を開始し必要に応じてPCIを行う群に無作為に割りつけたうえで両群間を比較した．現在，最長15年までの観察期間のデータが報告されているが，死亡，心筋梗塞，不安定狭心症の発症率に両群間で差は認められていない（図2）．両群間に差が認められない理由としては，①急性冠症候群の原因となる不安定プラークの多くは非有意狭窄であり，安定狭心症においてPCIの標的となる有意狭窄病変に局所治療を施しても急性冠症候群の予防にはつながらない，②薬物治療群の心事故発生率は予想よりも低い，といったことがあげられる．

2 虚血範囲とPCIの効果

　安定狭心症においても，虚血範囲が広い場合には，PCIが生命予後改善に寄与する可能性がある．図3は虚血範囲の広さに応じて，薬物療法群と血行再建群のおのおのにおいて，心臓死の危険性がどのように変化するかを示している．虚血範囲が10％辺りまでは，薬物療法群の方が心臓死の危険性が低いものの，虚血範囲がそれ以上の場合には逆転が起こり，血行再建群の方が心臓死の危険性が低くなることがわかる．これは観察研究にもとづいた知見であるが，現在，広範囲の虚血範囲（10％以上）を有する安定狭心症を対象として，PCIによる生命予後改善効果が本当に認められるか否かを検証するランダム化比較試験（ISCHEMIA試験）が進行中である．

Advanced Lecture

■ FFR

　FFRは冠動脈造影中にプレッシャーワイヤーを冠動脈内の狭窄部位を進めることで，狭窄病変によってどのくらい血流が阻害されているかを推測する指標を指す．カテーテル検査室で施行で

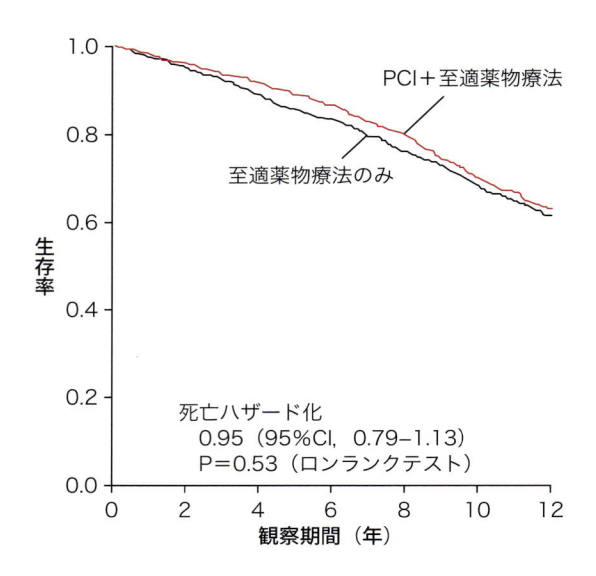

図2　COURAGE試験の15年長期フォローアップ
文献1より引用

対象患者数
至適薬物療法のみ	598	569	533	500	455	403	280
PCI＋至適薬物療法	613	589	561	529	486	416	302

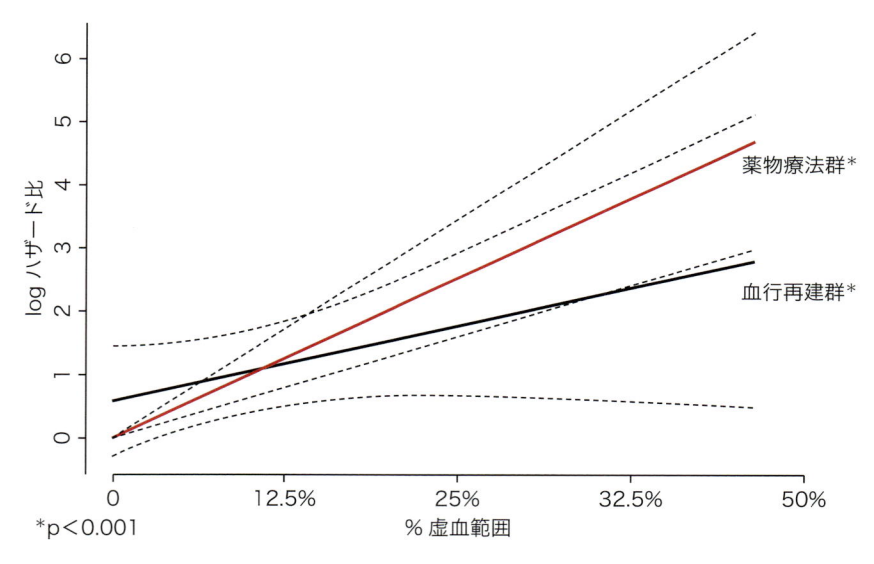

図3　虚血範囲に応じたPCIの生命予後改善効果の変化
文献2より引用

きる虚血評価方法として本邦でも急激に普及してきており，PCIを施行するか否かを決定する一つの判断材料として重宝されている．従来の虚血評価との相違点は，定性的な評価にとどまり，定量的な虚血範囲の評価には適していない点である．

　本邦の虚血性心疾患の診療の特徴として，PCI術前検査としての冠動脈CTの爆発的な普及があげられる．米国では術前検査は負荷検査（負荷心電図，負荷心筋シンチグラム，および負荷エ

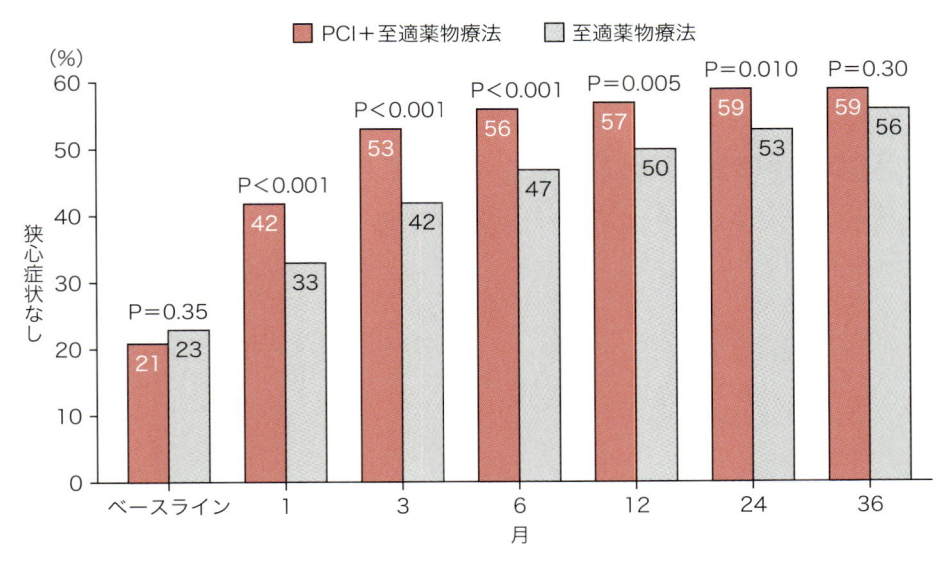

図4　PCIの狭心症状改善効果
文献3より引用

コー）が一般的であるのとは対照的である．つまり本邦では冠動脈CTで解剖学的な狭窄を同定した後，カテーテル検査室でFFRを用いてその虚血を評価し，虚血が認められればPCIを施行するという流れが一般的になってきている．しかしながら筆者としては，**虚血範囲の定量化**という意味において，術前検査としての負荷検査の重要性は変わらないのではないかと思っている．

3 PCIと狭心症状の改善

　生命予後改善効果に否定的なエビデンスが蓄積されるなかで，安定狭心症に対してPCIを施行する意味は，薬物療法を施行してもなおコントロールできない狭心症状を改善することにある．PCIの施行により狭心症状が改善することはCOURAGE試験のサブ解析からも明らかである（図4）．

Advanced Lecture

■ ORBITA試験

　否定的な結果の多い安定狭心症に対するPCIの効果であるが，最近，PCIのQOL改善効果に対しても懐疑的な試験の結果が発表されている．ORBITA試験では，冠動脈の1枝に≧70％の狭窄を有し，PCIが適する安定狭心症患者を200人登録し，薬物療法の至適化期間を6週間設け，その後PCIあるいはプラセボ手技（！）に無作為に割りつけ，6週間後の運動耐用能を比較した．結果，両群に有意差は認められないという驚くべき結果であった．もちろん本試験から確定的な結果を導くことはできないが，はじめて安定狭心症に対してPCIとプラセボ手技を比較したという点で革新的な試験である．この試験のメッセージは，決してPCIが安定狭心症に対して意味がないということを示したものではなく，安定狭心症に対しては薬物療法の遵守が重要であり，PCI

の効果を過大評価すべきではないということを示しているものと考えられる.

2. 安定狭心症に対する「適切」なPCIとは?

　安定狭心症に対するPCIの効果がきわめて限定的であるという事実を鑑み,安定狭心症へのPCIが過剰に施行されているのではないかという懸念が生じる.実際に米国では,安定狭心症へのPCIの用い方を考え直さなければならないというプレッシャーのなかで,いくつかの学会が主導し,自らその「適応適切性基準(appropriate use criteria:AUC)」を策定し運用を行っている.このPCIのAUCは2009年に初版が発表され,2012年に1度目の改訂がなされ,2017年に2度目の改訂がなされている.

■ 適応適切性基準(AUC)策定の実際

　策定の方法としては,全米から召集されたカテーテル治療医,心臓血管外科医,一般循環器内科医が約200に及ぶさまざまなクリニカルシナリオに対して,PCIを施行することが適切か否かを以下の観点から判定を行っている(1点〜9点の9段階で評価.1点が最も不適切,9点が最も適切).

　そのシナリオであるが,下記のような項目を組合わせたものである.

・解剖学的情報(左主幹部病変,3枝病変,1枝あるいは2枝病変,LAD近位部の有無)
・術前評価の有無と程度(負荷検査,冠動脈CTなど)
・狭心症状の有無
・抗狭心症薬の有無(特に β 遮断薬)
・冠動脈バイパス術の既往
・糖尿病の有無
・侵襲的冠動脈評価の有無(血管内エコー,FFR)

　ここで冒頭の「症例」を考えてみよう.この症例に関して,PCIの適応適切性を考える場合,先にあげた観点から症例を評価すると「**既往歴に冠動脈バイパス術および糖尿病はなし.軽度の虚血を伴うLAD近位部を含まない有症状の1枝病変.現時点で,抗狭心症薬の投与は β 遮断薬を含め行われていない**」となる.AUCでは各評価委員たちがこのように単純化されたシナリオに対してPCIを行うことが適切か否か点数化する.その点数化のシステムであるが,ほぼすべての症例に適切(appropriate:7点〜9点),適切かもしれない(may be appropriate:4点〜6点),滅多に適切ではない(rarely appropriate:1点〜3点)と分類され,すべての評価者の意見の一致をみたシナリオだけがPCI「appropriate」,「may be appropriate」,「rarely appropriate」として提示される.表に実際のAUCの一端を示す.

　本症例を表にあてはめた場合,現時点では抗狭心症薬の処方がないためにPCIの施行は「rarely appropriate」となる.つまり薬物治療を十分に試みる前にPCIを施行するということは原則として容認されないということを表している.逆に,抗狭心症薬を処方し,それらによっても狭心症状が残存する場合には,本症例に対してPCIを施行することは適切と判断される.これはほかのAUCのシナリオにおいても同様の傾向であり,安定狭心症に対するPCIの施行は「**十分な薬物療法にてもコントロールできない狭心症状の改善**」を目的としていることを明確に表している.

表　待機的PCIに対するAUCの抜粋

1枝病変								
	無症状				虚血症状			
	抗狭心症薬なしあるいはあり		抗狭心症薬なし		抗狭心症薬あり（1剤β遮断薬推奨）		抗狭心症薬あり（2剤使用）	
適応	PCI	CABG	PCI	CABG	PCI	CABG	PCI	CABG
LAD近位部あるいは左冠動脈優位のLCX近位部を含まない								
1. ・非侵襲的検査で低リスク	R（2）	R（1）	R（3）	R（2）	M（4）	R（3）	A（7）	M（5）
2. ・非侵襲的検査で中・高リスク	M（4）	R（3）	M（5）	M（4）	M（6）	M（4）	A（8）	M（6）
3. ・非侵襲的検査の施行なし，あるいは施行されても評価困難 ・FFR≦0.8	M（4）	R（2）	M（5）	R（3）	M（6）	M（4）	A（8）	M（6）
LAD近位部あるいは左冠動脈優位のLCX近位部を含む								
4. ・非侵襲的検査で低リスク	M（4）	R（3）	M（4）	M（4）	M（5）	M（5）	A（7）	A（7）
5. ・非侵襲的検査で中・高リスク	M（4）	R（3）	M（5）	M（5）	A（7）	A（7）	A（8）	A（8）
6. ・非侵襲的検査の施行なし，あるいは施行されても評価困難 ・FFR≦0.8	M（5）	M（5）	M（6）	M（6）	M（6）	M（6）	A（8）	A（7）

「A」はappropriate，「M」はmay be appropriate，「R」はrarely appropriate．（　）内の数字は評価委員による点数を示す．CABG：coronary artery bypass grafting（冠動脈バイパス術），LCX：left circumflex（左回旋枝）

2 米国における適応適切性の現状

このAUCは，各施設の医療チームが日常の診療の現場での判断を振り返るために提示されたものである．しかし，このほかに実際にこのAUCを大規模なレジストリデータにあてはめることで，実臨床で施行されているPCIの適応の適切性を評価する試みも行われている．最新の2017年版のAUCを用いた評価は現時点では発表されていないが，2012年版のAUCのあてはめでは，米国で施行されている待機的PCIの26.2％が不適切な適応と評価され，安定狭心症に対するPCIの過剰施行が問題視されている．しかし，この検証と同時に，2009年から2014年にかけて，不適切な適応にもとに施行されたPCIが26.2％から13.3％へ減少し，待機的PCIの症例数も全体で30％減少したことが報告されており，AUCのコンセプトの普及による効果の一端と考えられている[6]．

3 本邦での米国AUCのあてはめ

それでは本邦での現状はどうであろうか？　その疑問に応えるため，われわれは，慶應義塾大学病院と関連15施設におけるPCIを前向きに全例登録しているKiCS–PCIレジストリを用いて検討したことがある（2008年から2013年にかけての11,258例）．その結果であるが，2012年の基準を用いた評価では，待機的症例の30.7％ものPCIが不適切であると判定された．前述の通り，2012年の基準を用いた場合の米国における不適切PCIの割合が13〜26％であることを考えると，かなりその割合が多いことが明らかとなった[7]．米国のこうした基準を，わが国にそのまま外挿することに関しては多くの問題点があることに異論はないが，本邦における安定狭心症に対するPCIが過剰に施行されているということもまた疑いようのない事実と思われる．

おわりに

　安定狭心症に対するPCIの過剰施行は世界的な問題であり，本邦も例外ではない．PCIを提供する医療者側が適切な適応を認識し，適切な症例選択を行うことはきわめて重要である．安定狭心症に対するPCIの適応の原則は，十分な薬物療法においてもコントロールできない狭心症状を有する症例である．予後改善や将来的な心筋梗塞の予防効果はきわめて限られた症例において認められる可能性はあるものの，今後のランダム化比較試験の結果を待つ必要がある．

文献・参考文献

1) Sedlis SP, et al：Effect of PCI on Long-Term Survival in Patients with Stable Ischemic Heart Disease. N Engl J Med, 373：1937-1946, 2015

2) Hachamovitch R, et al：Comparison of the short-term survival benefit associated with revascularization compared with medical therapy in patients with no prior coronary artery disease undergoing stress myocardial perfusion single photon emission computed tomography. Circulation, 107：2900-2907, 2003

3) Weintraub WS, et al：Effect of PCI on quality of life in patients with stable coronary disease. N Engl J Med, 359：677-687, 2008

4) Al-Lamee R, et al：Percutaneous coronary intervention in stable angina（ORBITA）：a double-blind, randomised controlled trial. Lancet, 391：31-40, 2018

5) Patel MR, et al：ACC/AATS/AHA/ASE/ASNC/SCAI/SCCT/STS 2017 Appropriate Use Criteria for Coronary Revascularization in Patients With Stable Ischemic Heart Disease：A Report of the American College of Cardiology Appropriate Use Criteria Task Force, American Association for Thoracic Surgery, American Heart Association, American Society of Echocardiography, American Society of Nuclear Cardiology, Society for Cardiovascular Angiography and Interventions, Society of Cardiovascular Computed Tomography, and Society of Thoracic Surgeons. J Am Coll Cardiol, 69：2212-2241, 2017

6) Desai NR, et al：Appropriate Use Criteria for Coronary Revascularization and Trends in Utilization, Patient Selection, and Appropriateness of Percutaneous Coronary Intervention. JAMA, 314：2045-2053, 2015

7) Inohara T, et al：Appropriateness ratings of percutaneous coronary intervention in Japan and its association with the trend of noninvasive testing. JACC Cardiovasc Interv, 7：1000-1009, 2014

プロフィール

猪原　拓（Taku Inohara）
Duke Clinical Research Institute, Duke University Medical Center, USA
専門：レジストリデータを用いた循環器領域のアウトカムリサーチ
カテーテル治療に携わっていましたが，現在は留学中で，循環器領域の大規模なレジストリデータを用いてさまざまな臨床研究を行っています．特に，本稿でも言及したPCIの適応適切性基準は大学院時代からのテーマで，留学先でも継続して研究を続けていきたいと思っています．

2. 左主幹部，多枝病変に対してPCIとCABGはどのように選択すればよいのでしょうか？

外海洋平

● Point ●

・左主幹部あるいは多枝病変を有する患者に対する治療選択（PCI or CABG）は，個々の患者のリスク因子を客観的に考慮できるSYNTAX Score Ⅱを診断補助ツールとし，ハートチームで治療戦略を決定することが重要である

はじめに

　左主幹部，多枝病変を有する患者に対する治療の選択肢は，経皮的冠動脈インターベンション（percutaneous coronary intervention：PCI）か，あるいは冠動脈バイパス術（coronary artery bypass grafting：CABG）である（図1）．どちらの治療を行うべきかについては，常に難しい選択である[1, 2]．これまでは専門医が，さまざまなリスク因子を考慮し最適な治療を決定してきたが，そこには主観的な判断が多く含まれ，そのためには数多くの経験が必要であった．本稿ではこれらのリスク因子を考慮した「客観的な」リスク判断モデルであるSYNTAX Score Ⅱをメインに，左主幹部，多枝病変に対してPCIとCABGをどのように選択するかを実際の症例を交えながら述べる．

> ### 症例
>
> 　70歳，労作性狭心症を呈する男性．冠危険因子として高血圧，脂質異常症，糖尿病を合併している．心エコーでの左室収縮能は49％で，末梢動脈病変，慢性閉塞性肺疾患をともに有する．クレアチニン・クリアランスは65 mL/分であった．冠動脈造影カテーテル検査では3枝病変を認め，解剖学的SYNTAX Scoreは40であった（図2）．本症例に対する最適な治療ストラテジーはPCIかCABGかどちらであろうか？

1. PCIとCABG：それぞれの利点

　図1にPCIとCABGの利点をまとめる．PCIの利点は侵襲性が低く，入院期間が短いこと，さらに周術期の合併症のリスクがCABGに比べて低いことがあげられる．それに対してCABGの利点は完全血行再建ができる可能性が高く，冠動脈血行再建術のリスクが低いことである．

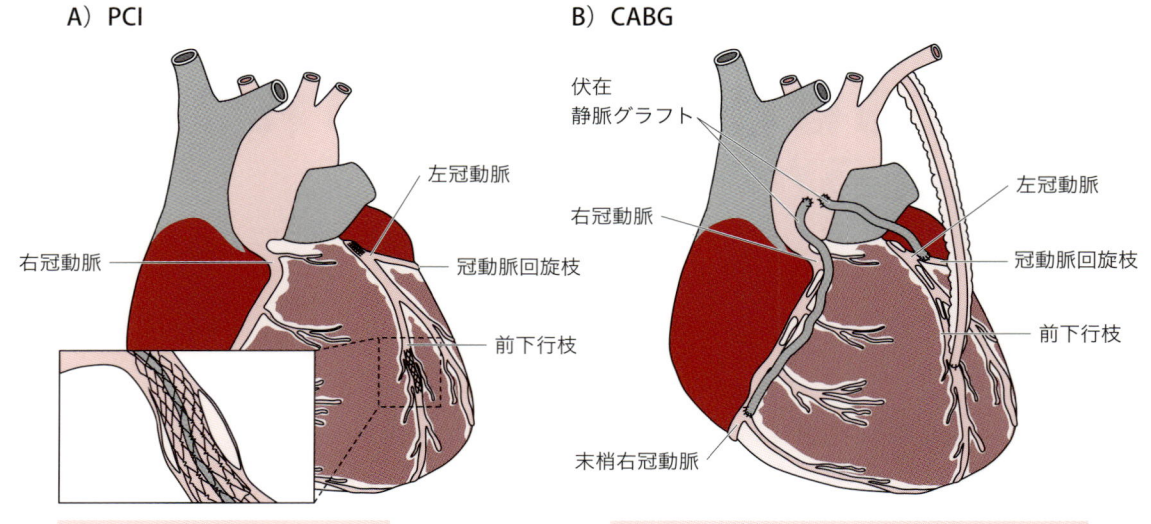

A）PCI

左冠動脈
冠動脈回旋枝
前下行枝
右冠動脈

利点
- 手術自体の低侵襲性
- 短い入院期間
- 周術期の合併症のリスクが低い

B）CABG

伏在静脈グラフト
右冠動脈
左冠動脈
冠動脈回旋枝
前下行枝
末梢右冠動脈

利点
- 完全血行再建できる可能性が高い
- 心イベントおよび再血行再建のリスクが低い
- 治療した箇所以外の病変進行に対しても防御的効果がある

図1　PCI と CABG それぞれの利点
　文献3を参考に作成

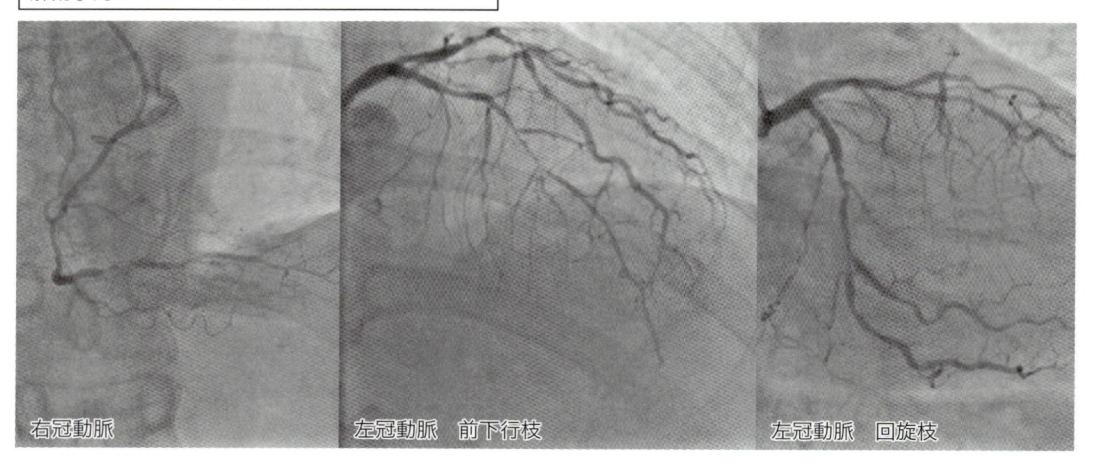

70 歳女性，労作性狭心症
冠動脈危険因子：HT＋，DM＋，脂質代謝異常＋
3 枝病変
解剖学的 SYNTAX Score 40

右冠動脈　　　左冠動脈　前下行枝　　　左冠動脈　回旋枝

図2　症例

2. 左主幹部，多枝病変を有する患者に対する無作為化比較試験

表にこれまでに行われた左主幹部，多枝病変を有する患者に対する大規模無作為化比較試験をまとめる．最初に行われたSYNTAX trialから，これまでに6つの大規模試験が行われた．

1 SYNTAX 試験

SYNTAX試験[4]は，PCI/CABGの既往例，急性心筋梗塞例，合併手術を要する患者という3項目の最小限の除外基準で左主幹部疾患および3枝疾患をスクリーニングし（all-comer design），TAXUS（paclitaxel-eluting stent）を用いたPCIかCABGに無作為に割り付けられるというプロトコルである．主要評価項目MACE（全死亡，脳梗塞，心筋梗塞，再血行再建術）の発生率について，CABGはTAXUSを用いたPCIよりも優れていた．しかし，左主幹部疾患／3枝病変で，総死亡／心筋梗塞／脳卒中についてPCIとCABGで大きな差が認められず，脳卒中はPCI群で有意に低かったという点はきわめて重要である．また左主幹部疾患＋0枝および左主幹部疾患＋1枝のグループで再血行再建を含めた主要エンドポイントに差を認めなかった点は注目すべきである．

2 BEST 試験

多枝病変への血行再建後の予後に関して，薬剤溶出性ステント（everolimus eluting stent：EES）を用いたPCIとCABGを比較した試験である[5]．SYNTAX試験の東アジア版ともいえるランダム化試験で，第二世代DESのなかでも強いエビデンスをもつEESが用いられた．SYNTAXとはエントリー基準（左冠動脈主幹部病変を除外・2枝病変も含む），患者・病変背景（糖尿病・心筋梗塞歴・CTO病変率など），手技的要因（off-pump手術率）などに差異はあるものの，主要エンドポイント（総死亡，心筋梗塞，標的血管血行再建術）ではPCIが劣性という結果であった．

3 PRECOMBAT 試験

PRECOMBATは韓国で施行された左主幹部疾患患者におけるPCIとCABGを比較する無作為化試験である[6]．主要エンドポイントは1年後の主要心血管・脳血管イベント（総死亡／心筋梗塞／脳卒中／虚血による標的血管血行再建術）であった．非保護左主幹部疾患患者の主要心血管・脳血管イベント抑制において，シロリムス溶出ステントによるPCIはCABGに対して非劣性であった．

4 FREEDOM 試験

FREEDOM trialは，糖尿病合併多枝冠動脈疾患患者を対象に，第一世代の薬剤溶出性ステント（DES）を用いたPCIとCABGを無作為に比較した試験である[7]．結果は生存例中央値3.8年の追跡で，主要エンドポイントである総死亡／心筋梗塞／脳卒中の5年の発生頻度はPCI群26.6％，CABG群18.7％であり，総死亡率や心筋梗塞発生率もPCI群で有意に高かった．

5 EXCEL 試験

EXCEL試験はSYNTAX Score 32以下の非保護左主幹部疾患患者において，EESを用いたPCIのCABGに対する非劣性を検証する試験である[8]．主要エンドポイントは，冠動脈血行再建を含まない3年の総死亡／心筋梗塞／脳卒中の複合エンドポイントで，冠動脈の解剖学的条件が複雑なSYNTAX Score 33以上の患者は除外し，使用するステントはSYNTAX試験で用いられたTAXUS stentよりも明らかに優れた成績が報告されているbest-in-classの薬剤溶出性ステント

表　左主幹部，多枝病変を有する患者に対する無作為化比較試験（PCI vs. CABG）

	SYNTAX	BEST	PRECOMBAT	FREEDOM	EXCEL	NOBLE
患者数	1,800	880	600	1,900	1,905	1,201
施設数	102	27	13	140	126	36
フォローアップ	5 年間	4.6 年間	5 年間	3.8 年間	3 年間	3.1 年間
ステント	TAXUS	Xience	Cypher	Cypher or TAXUS	Xience	Biomatrix
年齢（歳）	65.2 ± 9.7 vs. 65.0 ± 9.8	64.0 ± 9.3 vs. 64.9 ± 9.4	61.8 ± 10.0 vs. 62.7 ± 9.5	63.2 ± 8.9 vs. 63.1 ± 9.2	66.0 ± 9.6 vs. 65.9 ± 9.5	66.2 ± 9.9 vs. 66.2 ± 9.4
男性比率（%）	76.4 vs. 78.9	69.4 vs. 73.5	76.0 vs. 77.0	73.2 vs. 69.5	76.2 vs. 77.5	80 vs. 76
糖尿病（%）	25.6 vs. 24.6	40.4 vs. 42.1	34.0 vs. 30.0	100 vs. 100	30.2 vs. 28.0	15 vs. 15
SYNTAX Score	28.4 ± 11.5 vs. 29.1 ± 11.4	24.2 ± 7.5 vs. 24.6 ± 8.1	24.4 ± 9.4 vs. 25.8 ± 10.5	26.2 ± 8.4 vs. 26.1 ± 8.8	20.6 ± 6.2 vs. 20.5 ± 6.1	22.5 ± 7.5 vs. 22.4 ± 8.0
PCIにおける IVUSの使用（%）	−	71.8	91.2	−	77.2	74
心拍動下冠動脈 バイパス術（%）	15.0	64.3	63.8	18.5	29.4	16.0
主要エンドポイント	死亡，MI，脳卒中 もしくは再血行再建	死亡，MI もしくは TVR	死亡，MI，脳卒中 もしくは Ischemia-driven TVR	死亡，MI もしくは脳卒中	死亡，MI もしくは脳卒中	死亡，MI，脳卒中 もしくは再血行再建
主要エンドポイントの結果	37.3 % vs 26.9 % (P < 0.001)	15.3 vs 10.6 % (P = 0.04)	17.5 % vs. 14.3 % (P = 0.26)	26.6 % vs. 18.7 % (P = 0.005)	15.4 % vs. 14.7 % (P for non-inferiority = 0.02 ; P for superiority = 0.98)	28 % vs. 18 % (P = 0.0044)

略語　MI：myocardial infarction（心筋梗塞），TVR：target vessel revascularization（標的血管血行再建）

EES が選ばれている．3年の主要エンドポイント発生率は，PCI 15.4 ％，CABG 14.7 ％と，PCIのCABG に対する非劣性が示され，3年の死亡率も PCI 8.2 ％，CABG 5.9 ％と差を認めなかった．30日以内の心筋梗塞，大出血，輸血，不整脈，予定外の手術処置，腎不全，胸骨離開，感染，長期挿管などの合併症は，CABG 群で PCI 群よりも高率にみられた．

6 NOBLE 試験

　NOBLE 試験[9]は左冠動脈主幹部病変に特化した大規模 all-comer 試験で，EXCEL 試験と同様にPCIのCABG に対する非劣性試験である．主要エンドポイントは主要有害心血管イベント（MACCE：全死亡，手技非関連の心筋梗塞，再血行再建術，脳卒中）であり，再血行再建術が含まれる点と，周術期心筋梗塞が含まれない点がEXCEL 試験と異なる．BES（biolimus-eluting stent）を使用し，IVUS/FFR（intravascular ultrasound/fracional flow reserve）の併用を推奨した．平均 SYNTAX Score 22 〜 23 と low score だったが，CABG 群の優越性が示される結果となった（5年次推定 MACCE：29 ％ vs 19 ％）．心臓死・総死亡には差はなかった．有意差がついたのが心筋梗塞と新規病変への血行再建術で，有意差には至らなかったが脳卒中が PCI 群で多かった．一見すると EXCEL 試験と相反する結果のようにみえるが，主要評価項目などの違いを考慮すれば，両試験はほぼ同等の結果といってよい[10]．

7 メタアナリシス（SYNTAX，BEST，PRECOMBAT）

　先述の SYNTAX，BEST，PRECOMBAT 試験の3つの患者レベルのメタ解析が行われ，さまざまなサブ解析が行われた．合計 3,280 症例の無作為化データベースでほかに類をみない規模のものである．サブ解析の結果を詳述する機会は別とし，ポイントのみ下記にまとめる．

・左主幹部，多枝病変を有する患者において CABG は PCI に比較し，全死亡，心筋梗塞，脳梗塞の長期的複合エンドポイントを減少させる．この優位性は特に多枝病変を有する患者において顕著である[11]．
・多枝病変を有する非糖尿病患者において，CABG は PCI に比べ長期的死亡率を有意に減少させる．しかし，SYNTAX Score が低い場合（0 〜 22）にはCABG と PCI の死亡率は同等であり，SYNTAX Score が中等度（23 〜 32）から高い場合（≧ 33）にのみ CABG の優位性が認められた[12]．
・多枝病変を有する患者に対する CABG の優位性は，左主幹部病変を有する場合に顕著に減弱する[13]．
・左主幹部病変を有する患者群で，全死亡，脳梗塞，心筋梗塞，再血行再建術の複合エンドポイントは，SYNTAX Score 0 〜 32 の場合には PCI と CABG で有意差を認めなかった．それに対し，SYNTAX Score 33 以上では CABG の方がよい結果であった．特筆すべきは，主幹部病変のみ or 主幹部＋1枝の場合には全死亡が PCI 群で有意に少なく，主幹部＋2枝 or 3枝では同等であったことである[14]．

8 まとめ

　これまで複数の無作為化比較試験が行われ，SYNTAX Score の高い多枝病変に対しては一貫して CABG の優位性が示されてきた．しかし，左主幹部病変を有する場合には PCI の優位性が示唆され，それが EXCEL 試験で確認された形となった．PCI により完全血行再建が期待できる非保護左主幹部疾患患者に対する治療は PCI が推奨されるといってよいであろう．

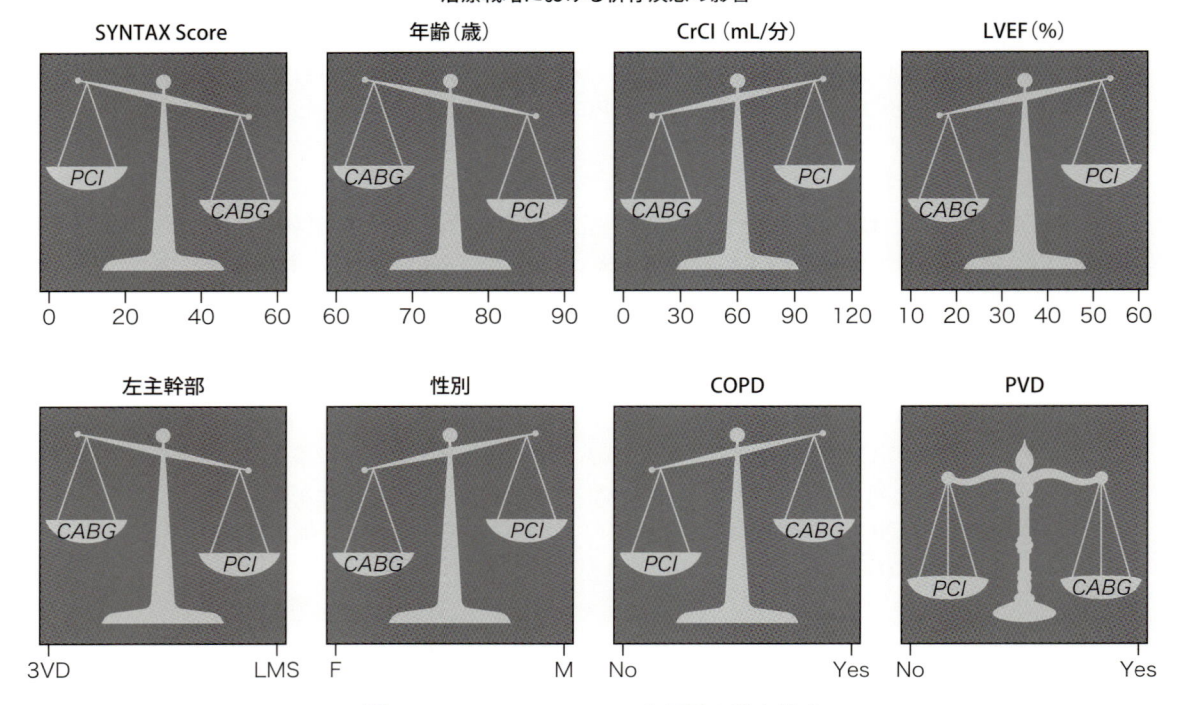

図3　SYNTAX Score Ⅱ：各項目の重み付け

3. SYNTAX Score Ⅱ

　　左主幹部，多枝病変を有する患者に対して，現在のガイドラインではハートチームによる治療決定が推奨されている[15, 16]．さらに解剖学的SYNTAX Score と Society of Thoracic Surgeons score も参考にすべきとされている．SYNTAX Score ⅡはSYNTAX trial からつくられた4年死亡率を予測するモデルである[2]．この予測モデルはすでにヨーロッパのガイドラインでクラスⅡaで推奨されている[16]．SYNTAX Score Ⅱは，解剖学的な冠動脈の複雑性に加え（解剖学的SYNTAX Score，左主幹部病変），長期的死亡率およびPCIとCABGの治療選択において相互作用をもつ臨床的な因子（年齢，クレアチニン・クリアランス，左室収縮能，性別，慢性閉塞性肺疾患，末梢動脈疾患）を考慮し，個々の患者において，PCIとCABGを行った場合のそれぞれの4年死亡率を予測する．各項目の重み付けを図3に示す．これらを考慮し計算を行った結果，PCIあるいはCABGのいずれか，もしくはequipoise（どちらでもよい）の推奨治療が提示される．

　　この予測モデルは，最初にDELTA registry，CREDO Kyoto といったレジストリデータで外的妥当性が検討され十分な予測判別能が示された[17, 18]．さらにランダム化比較試験であるBEST試験とPRECOMBAT試験のデータでも外的妥当性が検討された[19, 20]．その結果，良好な予測能とまずまずの判別能（c-index：0.685）が示された（図4）．

　　SYNTAX Score ⅠとⅡのonline calculator はWeb page上に公開されており，誰でも簡単にアクセスすることができる（http://www.syntaxscore.com/calculator/start.htm）．

　　また，その使用方法については，拙著に詳述しており，そちらを参照されたい[21]．

　　本稿の最初に示した症例で，SYNTAX Score Ⅱを計算してみると，まず解剖学的SYNTAX

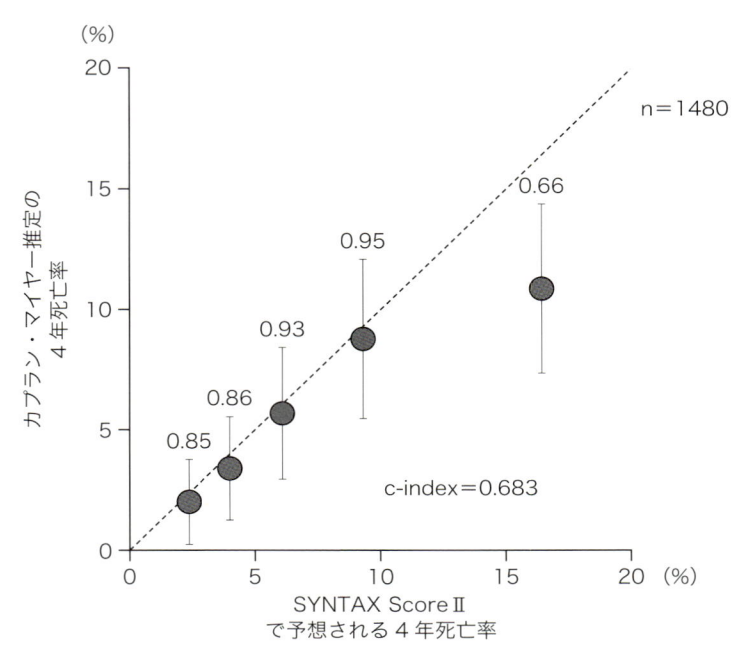

図4　Calibration plot：SYNTAX Score Ⅱ の BEST，PRECOMBAT
　　　試験における外的妥当性
文献2より転載

Score は40点であった．さらに年齢（70歳），クレアチニン・クリアランス（65 mL/分），左室収縮能（49％），主幹部病変（No），性別（男性），COPD（Yes），末梢動脈病変（Yes）とチェックをつける（図5A）．すると次の画面でPCIあるいはCABG，それぞれを選んだ場合の4年死亡率が算出され，推奨治療が提示される（図5B）．本症例ではPCIの4年死亡率が39.6％，CABGの場合は42.8％であり，推奨治療は「どちらでもよい」という結果であった．

　この予測モデルは欧米の患者のデータベースをもとに構築されたものであり，アジアの患者に直接適応することには，少し注意が必要である．例えば女性に対するCABGのリスクは，欧米では男性よりも低いのに対して，アジアではその逆であることがわかっている[23]．また最近のPCIで使用されるステントは，SYNTAX trialで使用されたもの（TAXUS）よりもアップデートされたものであり，注意が必要である．

　とはいうものの，客観的な数値を算出できる予測ツールとして，ランダム化比較試験のデータでもその妥当性，有効性が示された非常に強力な診断ツールであることに変わりはなく，エビデンスに基づいた医療を行う臨床医にとって大切な武器の1つであろう．

おわりに

　これまで散々エビデンスに基づいた話をしてきたが，実際の臨床においては，各病院の循環器内科と心臓外科のハートチームによるディスカッションをベースに，個別にアプローチすることが重要である．各病院において，それぞれの診療科の技量が異なることは当然である．現在のエビデンスを十分に理解したうえで，個々の患者のリスク因子を客観的に考慮できるSYNTAX Score

A)

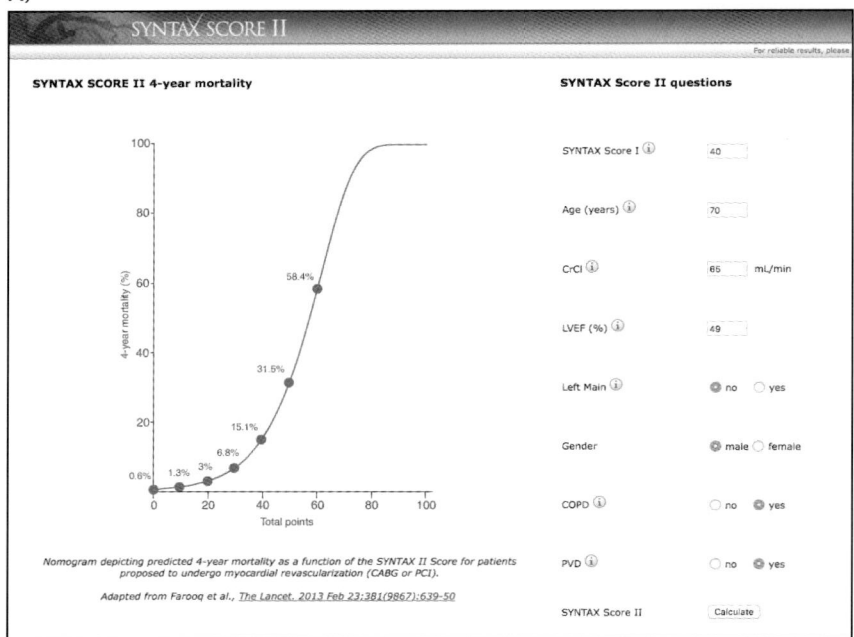

B)

図5 SYNTAX Score Ⅱ on-line calculator
http://www.syntaxscore.com/calculator/start.htm より

Ⅱを診断補助ツールとし，さらに個々の患者背景まで考慮することで，最適な治療選択を行う必要がある．

> ●専門医にコンサルトするタイミング
> 　実臨床において臨床研修医が1人で，PCIにするかCABGにするかの決断を行うことはないだろう．実際には，冠動脈造影カテーテル検査を行ったうえで，ハートチームディスカッションへもっていくわけだが，SYNTAX Score Ⅱの客観的な数字をカンファレンスで提示することができれば，ポイントアップに間違いない．

Advanced Lecture

■ 冠動脈CT検査の進歩で侵襲的造影カテーテル検査はもう不要？

　SYNTAX Ⅲ Revolution trial[24] が現在進行中である．本試験では多枝病変の患者において，2つのハートチームを，非侵襲的な冠動脈CT検査のみで治療方針を決定するチームと，侵襲的カテーテル造影検査の結果で治療方針を決定するチームにランダムに割り付ける．主要評価項目は2つのハートチームの治療決定の一致率（Kappa value）である．CT検査でもこれまでのスタンダードである造影検査と同様の治療選択が可能であると示されれば，非侵襲的検査のみでの治療決定への大きな一歩となるであろう．

文献・参考文献

1) Serruys PW, et al：Percutaneous coronary intervention versus coronary-artery bypass grafting for severe coronary artery disease. N Engl J Med, 360：961-972, 2009

2) Farooq V, et al：Anatomical and clinical characteristics to guide decision making between coronary artery bypass surgery and percutaneous coronary intervention for individual patients：development and validation of SYNTAX score II. Lancet, 381：639-650, 2013

3) Windecker S & Piccolo R：Myocardial Revascularization for Left Main Coronary Artery Disease：A Step Toward Individualized Treatment Selection. J Am Coll Cardiol, 68：1010-1013, 2016

4) Serruys PW, et al：Percutaneous coronary intervention versus coronary-artery bypass grafting for severe coronary artery disease. N Engl J Med, 360：961-972, 2009

5) Park SJ, et al：Trial of everolimus-eluting stents or bypass surgery for coronary disease. N Engl J Med, 372：1204-1212, 2015

6) Park SJ, et al：Randomized trial of stents versus bypass surgery for left main coronary artery disease. N Engl J Med, 364：1718-1727, 2011

7) Farkouh ME, et al：Strategies for multivessel revascularization in patients with diabetes. N Engl J Med, 367：2375-2384, 2012

8) Stone GW, et al：Everolimus-Eluting Stents or Bypass Surgery for Left Main Coronary Artery Disease. N Engl J Med, 375：2223-2235, 2016

9) Mäkikallio T, et al：Percutaneous coronary angioplasty versus coronary artery bypass grafting in treatment of unprotected left main stenosis（NOBLE）：a prospective, randomised, open-label, non-inferiority trial. Lancet, 388：2743-2752, 2016

10) Mangiacapra F, et al：EXCEL and NOBLE：stents or surgery for left main stem stenosis? EuroIntervention, 13：e604-e608, 2017

11) Lee CW, et al：Coronary Artery Bypass Surgery Versus Drug-Eluting Stent Implantation for Left Main or Multivessel Coronary Artery Disease：A Meta-Analysis of Individual Patient Data. JACC Cardiovasc Interv, 9：2481-2489, 2016

12) Chang M, et al：Long-Term Mortality After Coronary Revascularization in Nondiabetic Patients With Multivessel Disease. J Am Coll Cardiol, 68：29-36, 2016

13) Chang M, et al：Impact of Multivessel Coronary Artery Disease With Versus Without Left Main Coronary Artery Disease on Long-Term Mortality After Coronary Bypass Grafting Versus Drug-Eluting Stent Implantation. Am J Cardiol, 119：225-230, 2017

14) Cavalcante R, et al：Outcomes After Percutaneous Coronary Intervention or Bypass Surgery in Patients With Unprotected Left Main Disease. J Am Coll Cardiol, 68：999-1009, 2016

15) Levine GN, et al：2011 ACCF/AHA/SCAI Guideline for Percutaneous Coronary Intervention：a report of the American College of Cardiology Foundation/American Heart Association Task Force on Practice Guidelines and the Society for Cardiovascular Angiography and Interventions. Circulation, 124：e574-e651, 2011

16) Windecker S, et al：2014 ESC/EACTS Guidelines on myocardial revascularization：The Task Force on Myocardial Revascularization of the European Society of Cardiology（ESC）and the European Association for Cardio-Thoracic Surgery（EACTS）Developed with the special contribution of the European Association of Percutaneous Cardiovascular Interventions（EAPCI）. Eur Heart J, 35：2541-2619, 2014

17) Chieffo A, et al：Drug-eluting stent for left main coronary artery disease. The DELTA registry：a multicenter registry evaluating percutaneous coronary intervention versus coronary artery bypass grafting for left main

treatment. JACC Cardiovasc Interv, 5：718–727, 2012

18) Campos CM, et al：Predictive Performance of SYNTAX Score II in Patients With Left Main and Multivessel Coronary Artery Disease–analysis of CREDO–Kyoto registry. Circ J, 78：1942–1949, 2014

19) Ahn JM, et al：Randomized Trial of Stents Versus Bypass Surgery for Left Main Coronary Artery Disease：5–Year Outcomes of the PRECOMBAT Study. J Am Coll Cardiol, 65：2198–2206, 2015

20) Park SJ, et al：Trial of everolimus–eluting stents or bypass surgery for coronary disease. N Engl J Med, 372：1204–1212, 2015

21) Sotomi Y, et al：Tools and Techniques – Clinical：SYNTAX score II calculator. EuroIntervention, 12：120–123, 2016

22) Sotomi Y, et al：Individual Long–Term Mortality Prediction Following Either Coronary Stenting or Bypass Surgery in Patients With Multivessel and/or Unprotected Left Main Disease：An External Validation of the SYNTAX Score II Model in the 1,480 Patients of the BEST and PRECOMBAT Randomized Controlled Trials. JACC Cardiovasc Interv, 9：1564–1572, 2016

23) Sotomi Y, et al：Geographical Difference of the Interaction of Sex With Treatment Strategy in Patients With Multivessel Disease and Left Main Disease：A Meta–Analysis From SYNTAX（Synergy Between PCI With Taxus and Cardiac Surgery）, PRECOMBAT（Bypass Surgery Versus Angioplasty Using Sirolimus–Eluting Stent in Patients With Left Main Coronary Artery Disease）, and BEST（Bypass Surgery and Everolimus–Eluting Stent Implantation in the Treatment of Patients With Multivessel Coronary Artery Disease）Randomized Controlled Trials. Circ Cardiovasc Interv, 10, 2017

24) Cavalcante R, et al：Non–invasive Heart Team assessment of multivessel coronary disease with coronary computed tomography angiography based on SYNTAX score II treatment recommendations：design and rationale of the randomised SYNTAX III Revolution trial. EuroIntervention, 12：2001–2008, 2017

プロフィール

外海洋平（Yohei Sotomi）
大阪警察病院循環器内科 MD. PhD. FESC. FACC.
経歴：
2008年3月　大阪大学医学部 卒業
2008年4月　大阪警察病院 初期研修医
2010年4月　桜橋渡辺病院 心臓血管センター 医員
2015年2月
・PhD student in academic medical center（AMC）, University of Amsterdam, the Netherlands
・Academic researcher in Cardialysis, Rotterdam, the Netherlands
2017年4月　大阪警察病院循環器内科 副医長

3. PCI後の抗血小板薬はどのようなレジメンで結局いつまで続ければいいのでしょうか？

大塚文之

● Point ●

・DESの進化に伴いステント血栓症は減少している

・新世代DESでは短期DAPTが主流になりつつある

・抗凝固薬投与例ではPCI後の抗血小板薬減量を考慮する必要がある

・個々の症例ごとにリスク・ベネフィットを考慮した判断が求められる

はじめに

　冠動脈ステント留置後は，**アスピリンに血小板P2Y$_{12}$受容体阻害薬**（チクロピジン・クロピドグレル・プラスグレル・チカグレロル）を加えた2剤の抗血小板療法（dual anti-platelet therapy：**DAPT**）が標準的治療とされる．薬剤溶出性ステント（drug-eluting stent：**DES**）の登場後，遅発性ステント血栓症の問題が顕性化すると，経皮的冠動脈インターベンション（percutaneous coronary intervention：PCI）後の長期DAPTの必要性が唱えられるようになった．しかし，ステントの進化により現代のDESでは**遅発性ステント血栓症**はきわめて稀な現象となっている．一方，心房細動合併例ではPCI後の3剤抗血栓療法（DAPT＋**抗凝固療法**）が出血性合併症を増加させる問題も広く認識されるようになった．PCI後の**抗血栓療法**をめぐる議論は混沌としているが，本稿では臨床試験データや血栓症の成因に関する考察を加えながら，① DAPTは長期がよいのか否か，② 短期DAPTの場合はどこまで短縮できるのか，③ 抗凝固療法を必要とする場合のレジメンはどうしたらよいのか，という3つの観点から，至適抗血栓療法に関して概説したい．

1. DAPTは長期がよいのか否か？

　抗血小板薬や抗凝固薬による「抗血栓療法」のターゲットは，① ステント血栓症の予防，② 動脈硬化性血栓症（新規の急性心筋梗塞など）の予防，③ 心房細動症例などにおける塞栓症の予防，に細分化される（図1）．このうち「心房細動などにおける塞栓症の予防」には，DAPTでは不十分であり抗凝固療法が必須となる．したがってPCI後の長期（＞1年）DAPTに期待され得るものは，「超遅発性ステント血栓症の予防」と「動脈硬化性血栓症の予防」になると考えられる．

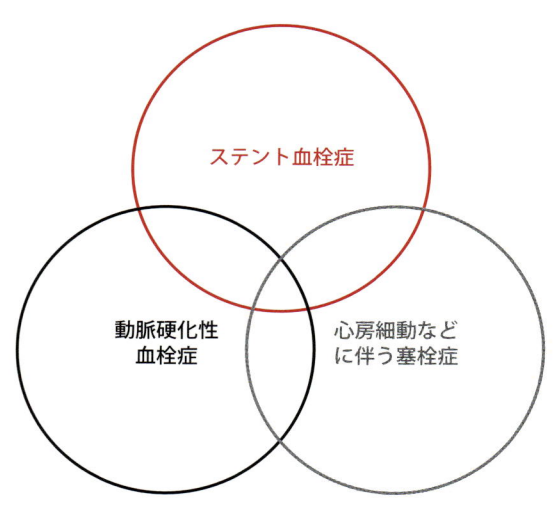

図1　抗血栓療法のターゲット

1 長期DAPTは超遅発性ステント血栓症の予防に役立つか？

1）DESの進化に伴いステント血栓症は減少した

　DESは，そのポリマーの特性から**耐久性ポリマーDES，生体吸収性ポリマーDES，ポリマーフリーDES**に大別される（図2）．耐久性ポリマーDESは，**第一世代DES**（Cypher・TAXUS）から**第二世代DES**（Endeavor・Resolute・XIENCE・PROMUS）へと進化し，ストラット厚は薄くなり，ポリマーの生体適合性も大幅に改善された．生体吸収性ポリマーDESでも，第三世代DESとも呼ばれるストラットの薄いDES（Synergy・Ultimaster）が登場している．さらに，ポリマーを使用せず薬剤が塗布されたポリマーフリーDES（BioFreedom）も使用できるようになった．**第一世代DES**では，留置後10年経過してもステント血栓症が一定頻度で生じていることが報告されている[1]．その一方，「新世代DES（第二世代以降）」では，多くの臨床試験やメタ解析においてステント血栓症の頻度減少が示されている[2, 3]．

2）なぜ第一世代から第二世代DESへの進化でステント血栓症は減ったのか？

　第一世代DESの遅発性ステント血栓症の背景には，血管治癒反応の遅延（未被覆ストラットの残存），過敏性反応と呼ばれる著しい炎症反応（Cypher），過剰なフィブリン沈着（TAXUS），といった問題が存在することが明らかにされた[4, 5]．第二世代DESでは，ヒト剖検例において良好なストラット被覆のみならず炎症やフィブリンの軽減も示されており（図3），**生体反応の顕著な改善がステント血栓症の減少に寄与しているものと考えられる**[6]．

3）新世代DESでは超遅発性ステント血栓症に対する懸念はないのか？

　新世代DESでも透析症例における成績は必ずしも良好とはいえず，ステント血栓症の1つの成因としてステント内に生じる石灰化結節（calcified nodule）の関与が示唆されている[7]．また，ベアメタルステント（bare metal stent：BMS）では，ステント内に生じる新規動脈硬化によって留置後10〜20年でステント血栓症をきたす場合があるが，DESでは（第一・第二世代ともに）BMSよりも早期からステント内新規動脈硬化が起こることが報告されており，**超遅発性ステント血栓症への懸念は完全には払拭されていない**[6, 8]．

4）臨床試験データは長期DAPTを支持するのか？

　新世代DESの登場後，短期〜標準DAPT（6〜12カ月）と長期DAPT（24〜36カ月）におけ

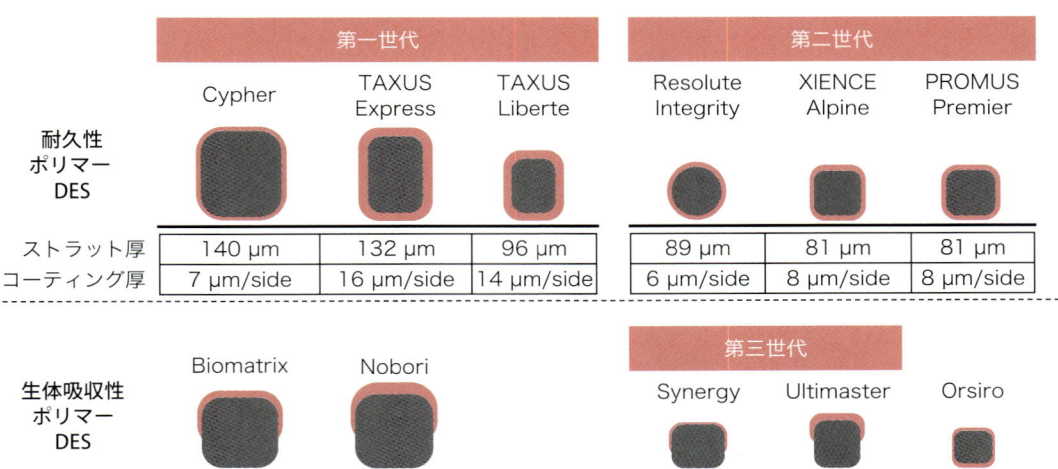

	第一世代			第二世代		
	Cypher	TAXUS Express	TAXUS Liberte	Resolute Integrity	XIENCE Alpine	PROMUS Premier
耐久性ポリマーDES						
ストラット厚	140 μm	132 μm	96 μm	89 μm	81 μm	81 μm
コーティング厚	7 μm/side	16 μm/side	14 μm/side	6 μm/side	8 μm/side	8 μm/side

	Biomatrix	Nobori	第三世代	Synergy	Ultimaster	Orsiro
生体吸収性ポリマーDES						
ストラット厚	120 μm	125 μm		74 μm	80 μm	60 μm
コーティング厚	10 μm	20 μm		4 μm	15 μm	4〜7μm/side

	BioFreedom
ポリマーフリーDES	
ストラット厚	112 μm
コーティング厚	N/A

図2　薬剤溶出性ステント（DES）の進化
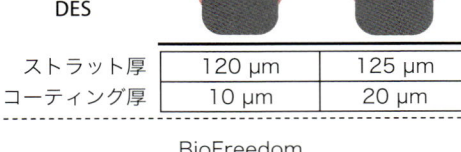はストラット厚，□はコーティング厚を示す

るイベント発生率はほぼ同等とする臨床試験結果が相次いで報告され[9, 10]，長期DAPTは不要とする風潮が強まった．しかし大規模臨床試験「**DAPT試験**」において，長期DAPT（30カ月）が標準DAPT（12カ月DAPT後アスピリン単剤）と比較してステント血栓症および新規急性心筋梗塞を減少（出血性合併症は増加）させることが報告されると[11]，**長期DAPTの意義をめぐる論争が再燃**し，議論はいまだに混沌としている．DAPT試験では約4割の症例で第一世代DESが留置されていたが，メタ解析では長期DAPTのステント血栓症予防効果は第一世代DESにおいて明らかであるものの第二世代DESでは有意ではないとする報告もなされている[12]．新世代DESにおける5年超の超長期アウトカムに関しては，十分なエビデンスが得られていない．

② 長期DAPTは動脈硬化性血栓症の予防に役立つか？

　長期DAPTがアスピリン単剤と比較し新規の急性心筋梗塞発症を減少させるという結果は，前述のDAPT試験のほか，心筋梗塞の既往例を対象とした**PEGASUS-TIMI54試験**でも示されている[13]．DAPT継続下では，冠動脈プラーク破裂が生じても閉塞性の血栓形成に至りにくく，心筋梗塞が回避されやすい可能性は考えられる．しかし，上記のいずれの試験においても**長期DAPTにより出血イベントは増加する**ことが示されており，**心筋梗塞回避の恩恵を受けうる限られた症例群を抽出する有効な方法は確立されていない．**

A）第一世代 DES（Cypher）　　　B）第二世代 DES（XIENCE）

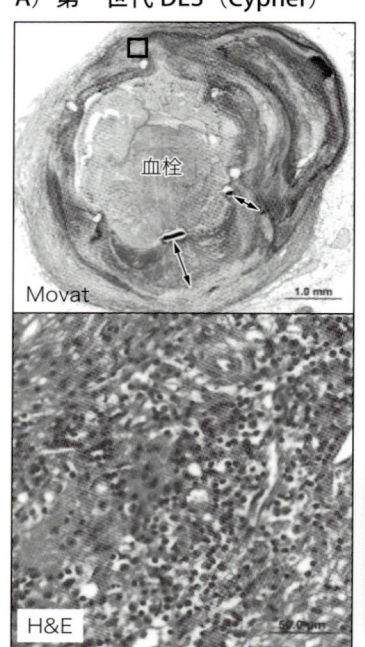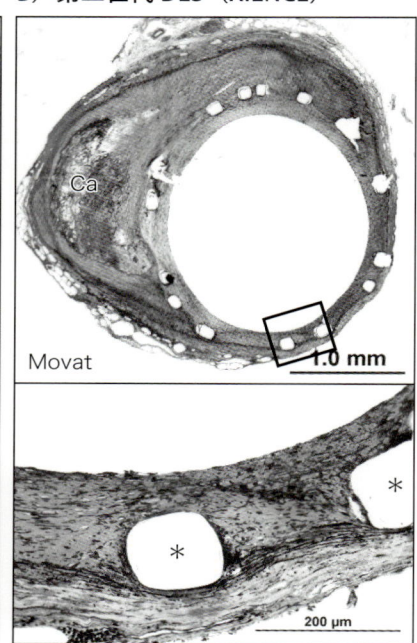

図3　第一世代 DES と第二世代 DES の生体反応の差を示したヒト剖検例における病理組織像
　　　A）第一世代 DES である Cypher ステント（留置後3年）における過敏性反応に起因した超遅発性ステント血栓症．著明なステント圧着不良（◀━▶）と閉塞性血栓を認め（上），強拡大像（下）では著しい炎症細胞（リンパ球・好酸球）浸潤がみられる．
　　　B）第二世代 DES である XIENCE ステント（留置後6カ月）における良好なストラット被覆（上）．強拡大像（下）では，炎症やフィブリンはみられず，線維性組織による被覆が確認できる．
　　　Ca = calcification（石灰化），H & E = hematoxylin & eosin（H & E）染色，Movat = Movat pentachrome 染色，＊=ステントストラット
　　　（Color Atlas ⑥参照）
　　　文献6より転載

3 実臨床において PCI 後の長期 DAPT をどうするべきか？

　　ヨーロッパ心臓病学会（ESC）およびアメリカ心臓病学会（ACC/AHA）のガイドラインでは，PCI 後の DAPT 期間（抗凝固療法を必要としない場合）は，安定冠動脈疾患では6カ月以上〔BMS では1カ月以上（ACC/AHA）〕，急性冠症候群では12カ月以上（BMS・DES ともに）とされる（図4）[14, 15]．しかし，どのような症例において6ないし12カ月を超える「長期DAPT」を行うべきなのか，という点は明確にされていない．ESC ガイドラインでは，DAPT 試験症例において検証された「DAPT スコア」の算出に言及しており，DAPT スコアが2点以上の場合は長期DAPT による虚血イベント軽減効果が得られやすいとしている（表）[15, 16]．ただし DAPT スコアは，DAPT 試験の対象症例と同様に「PCI 後12カ月目まで DAPT を継続できた症例」に適用が限られ，さらに新世代 DES 時代での検証や無作為化試験による検証は行われていないため，あくまで1つの参考所見という位置づけに留まる．長期DAPT の適否は，個々の症例において出血と血栓予防のリスク・ベネフィットを考慮したうえで判断せざるを得ないが，新世代 DES 時代の実臨床では

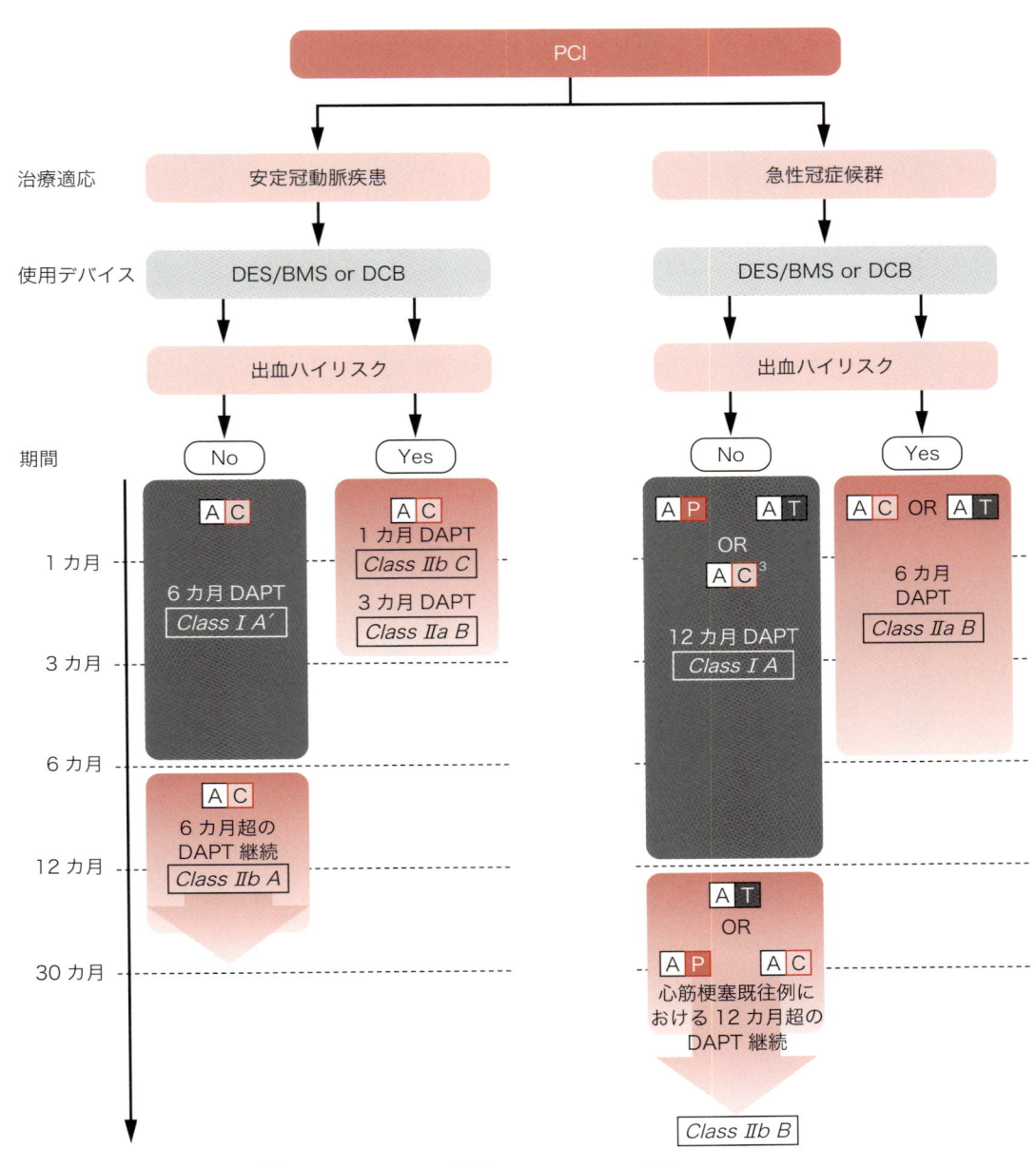

A ＝アスピリン　　C ＝クロピドグレル　　P ＝プラスグレル　　T ＝チカグレロル

図4　PCI後の抗血栓療法（抗凝固療法が不要な場合）
　　安定冠動脈疾患か急性冠症候群かという点と，出血リスクが高いか否かという点を基本とし，推奨される
　　DAPT期間が決められる．安定冠動脈疾患におけるDAPTで使用されるP2Y12受容体阻害薬にはクロピドグ
　　レルが推奨されている．出血リスクの評価には，PRECISE-DAPTスコア（図5参照）が用いられる．**薬剤**
　　コーティッドバルーン〔drug-coated balloon（DCB）〕使用後はDESよりも短期のDAPTでよい可能性があ
　　るが，この点に関するエビデンスは不足しており，DESと並列で扱われている．
　　文献15より引用

表　PRECISE-DAPT スコアと DAPT スコア

	PRECISE-DAPT スコア（文献20）			DAPT スコア（文献16）	
使用時期	ステント留置時			12カ月DAPT継続にてイベントなく経過した後	
検討するDAPT期間	短期DAPT（3〜6カ月） vs. 標準／長期DAPT（12〜24カ月）			標準DAPT（12カ月） vs. 長期DAPT（30カ月）	
点数の算出方法	ヘモグロビン	≧12 11–5 11 10–5 ≦10	年齢 　≧75 　65 to ＜75 　＜65		−2点 −1点 0点
	白血球数	≦5 8 10 12 14 16 18 ≧20	喫煙		＋1点
	年齢	≦50 60 70 80 ≧90	糖尿病		＋1点
	クレアチニン クリアランス	≧100 80 60 40 20 0	心筋梗塞での発症		＋1点
	出血の既往	No ─────── Yes	過去のPCI歴または心筋梗塞の既往		＋1点
			パクリタキセル溶出性ステント（TAXUS）		＋1点
	点数	0 2 4 6 8 10 12 14 16 18 20 22 24 26 28 30	ステント径＜3 mm		＋1点
			慢性心不全またはLVEF＜30％		＋2点
			静脈グラフトのステント		＋2点
点数の範囲	0〜100点			−2〜10点	
カットオフ値	25点以上→短期DAPT 25点未満→標準／長期DAPT			2点以上→長期DAPT 2点未満→標準DAPT	
Web計算	www.precisedaptscore.com			www.daptstudy.org	

PRECISE-DAPT スコアは出血性合併症のリスク評価として用いられ，DAPT スコアは長期 DAPT（12カ月超）の適用を判断するうえでの1つの参考情報として用いられる．
文献15より引用

長期DAPTは回避される傾向にある．

●専門医にコンサルトするタイミング
　第一世代DES（Cypher・TAXUS）では，留置後長期間経過していてもステント血栓症をきたすリスクがある．第一世代DESが留置されDAPTが継続されている症例においてDAPT中止を検討する際には，専門医にコンサルトするべきであろう．

---

2. 短期DAPTの場合はどこまで短縮できるのか？

　新世代DESの登場後，さまざまな臨床試験において短期DAPT（3〜6カ月）の標準DAPT（12カ月）に対する非劣性が示された[17〜19]．2017年のESCガイドラインでは，**PRECISE-DAPT ス コア（表）**を用いて出血リスクを評価し，出血イベントのハイリスク症例には短期DAPTを考慮することを推奨している．すなわち，**PRECISE-DAPT スコアが25点以上の場合，安定冠動脈疾患では3カ月DAPT，急性冠症候群では6カ月DAPT**でもよいとされ，さらに安定冠動脈疾患では1カ月DAPT（Class Ⅱ bC）へと踏み込んだ言及もなされている（**図4**）[15, 20]．ただし，3カ月DAPTの根拠となった試験はEndeavorステント（現在使用不可）を用いたもので，1カ月DAPTの根拠もポリマーフリーDES（BioFreedomステント）の試験[21]に限定されている点には留意する必要がある．ほかの新世代DESにおける1〜3カ月の短期DAPTの可否は，本来ならば現在進行

中の臨床試験結果に基づいて判断されるべきだが，これまでの良好な臨床成績を背景に，出血リスクの高い症例では新世代DES留置後の1〜3カ月の短期DAPTが許容されうる形となっている．

●ここがポイント
PRECISE-DAPTスコアが25点以上の場合，出血性合併症のリスクが高いため短期DAPTを考慮する！

3. 抗凝固療法を必要とする場合のレジメンはどうしたらよいのか？

　心房細動症例における血栓塞栓症の予防はDAPTでは不十分であり，抗凝固薬投与が最優先される．抗凝固薬服薬中のPCI施行例を対象とした**WOEST試験**では，3剤併用群（ワルファリン＋クロピドグレル＋アスピリン）の方が，2剤併用群（ワルファリン＋クロピドグレル）よりも出血イベント（1次エンドポイント）のみならず虚血・血栓性イベント（2次複合エンドポイント）も多いことが示された[22]．ひとたび出血を起こすと，凝固系の亢進をきたすばかりでなく抗血栓薬を中止せざるを得ない状況に陥り，虚血・血栓性イベントを増加させる可能性がある．

　ESCガイドラインでは，**PCI後の3剤併用（抗凝固薬＋DAPT）期間を可能な限り短くする（あるいはなくす）ことが推奨されている**．1カ月の3剤併用を基本とし，虚血イベントリスクが高い場合は最長6カ月まで3剤併用，出血リスクが高い場合はPCI直後より2剤（抗凝固薬＋クロピドグレル）とすることが考慮される（**図5**）．

　近年，心房細動症例における直接作用経口抗凝固薬（direct oral anticoagulants：DOAC）の有効性と安全性が多くの臨床試験で示されている．心房細動を有するPCI施行例を対象とした臨床試験として，リバーロキサバンを用いた**PIONEER AF-PCI試験**[23]，およびダビガトランを用いた**RE-DUAL PCI試験**[24]の結果が報告され，WOEST試験と同様に2剤併用療法（DOAC＋P2Y$_{12}$受容体阻害薬）の方が3剤併用療法（ワルファリン＋DAPT）よりも安全性が高いことが示された．使用される抗凝固薬に関しては，ESCガイドラインでも安全性の面からワルファリンよりもDOACが推奨されており，腎機能障害やコストの問題がクリアされればPCI施行例における抗凝固薬としてDOACが選択されるケースが増えていくものと思われる．

Advanced Lecture

■ DAPTから抗血小板薬単剤に減量する際，アスピリンを残すか，P2Y$_{12}$受容体阻害薬を残すか？

　現在のガイドラインでは，冠動脈疾患患者では原則として低用量アスピリンを生涯継続することが推奨されている．一方，アスピリンによる胃粘膜傷害への懸念や，前述のWOEST試験・DAPT試験などの結果を受けて，単剤の抗血小板薬としてP2Y$_{12}$受容体阻害薬を残す治療への期待が高まっている．しかし，冠動脈疾患におけるP2Y$_{12}$受容体阻害薬単剤継続の安全性・有効性に関するエビデンスは十分とはいえず，現在進行中のGLOBAL LEADERS, STOPDAPT-2, TWILIGHTといった臨床試験の結果が待たれる．

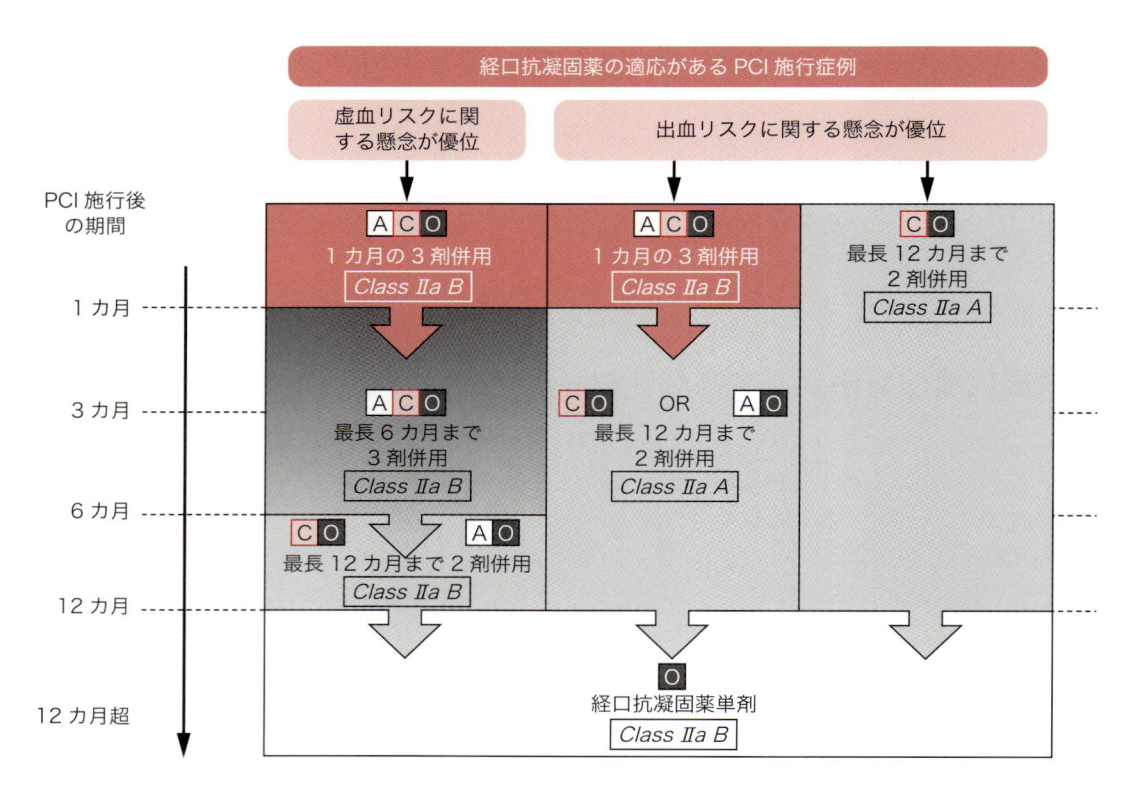

$\boxed{A}$＝アスピリン　$\boxed{C}$＝クロピドグレル　$\boxed{O}$＝経口抗凝固薬

図5　PCI後の抗血栓療法（抗凝固療法を必要とする場合）
PCI施行時はDAPT（アスピリン＋クロピドグレル）併用が推奨される．3剤併用（抗凝固薬＋DAPT）の期間は1カ月を基本とし，虚血イベントリスクが高い場合（急性発症か否か，解剖学的・手技的因子などを加味）は最長6カ月まで3剤併用，出血リスクが高い場合（HAS-BLEDやABCスコアで評価）はPCI直後より2剤併用（抗凝固薬＋クロピドグレル）とするという選択も可能とされる．2剤併用（抗凝固薬＋1剤の抗血小板薬）において，アスピリンではなくP2Y$_{12}$受容体阻害薬を用いる場合は，クロピドグレルの使用が推奨されている．PCI後12カ月以降では抗凝固薬単剤継続を推奨しているが，この点に関するエビデンスはまだ十分とはいえない．冠動脈イベントの超ハイリスク症例（ステント血栓症の既往がある症例や多数のステント留置例など）では，12カ月以降も2剤併用療法（抗凝固薬＋1剤の抗血小板薬）が考慮されうる．
文献15より引用

おわりに

　長期DAPTの適否には明確な解答がないが，新世代DESの登場後，DAPTは短期へ，また抗凝固療薬使用例では早期から抗血小板薬を減量する方向へ，と流れが進んでいる．その一方，新世代DES時代においても超長期的な血栓性イベントへの懸念は残存しており，リスク層別化や新たな治療介入に関するさらなるエビデンスの蓄積が必要とされている．

文献・参考文献

1) Galløe AM, et al：10-Year Clinical Outcome After Randomization to Treatment by Sirolimus- or Paclitaxel-Eluting Coronary Stents. J Am Coll Cardiol, 69：616-624, 2017
2) Tada T, et al：Risk of stent thrombosis among bare-metal stents, first-generation drug-eluting stents, and second-generation drug-eluting stents：results from a registry of 18, 334 patients. JACC Cardiovasc Interv, 6：1267-1274, 2013
3) Palmerini T, et al：Stent thrombosis with drug-eluting and bare-metal stents：evidence from a comprehen-

sive network meta-analysis. Lancet, 379：1393-1402, 2012

4) Joner M, et al：Pathology of drug-eluting stents in humans：delayed healing and late thrombotic risk. J Am Coll Cardiol, 48：193-202, 2006

5) Nakazawa G, et al：Coronary responses and differential mechanisms of late stent thrombosis attributed to first-generation sirolimus- and paclitaxel-eluting stents. J Am Coll Cardiol, 57：390-398, 2011

6) Otsuka F, et al：Pathology of second-generation everolimus-eluting stents versus first-generation sirolimus- and paclitaxel-eluting stents in humans. Circulation, 129：211-223, 2014

7) Mori H, et al：Calcified Nodule：An Early and Late Cause of In-Stent Failure. JACC Cardiovasc Interv, 9：e125-e126, 2016

8) Otsuka F, et al：Neoatherosclerosis：overview of histopathologic findings and implications for intravascular imaging assessment. Eur Heart J, 36：2147-2159, 2015

9) Valgimigli M, et al：Short- versus long-term duration of dual-antiplatelet therapy after coronary stenting：a randomized multicenter trial. Circulation, 125：2015-2026, 2012

10) Lee CW, et al：Optimal duration of dual antiplatelet therapy after drug-eluting stent implantation：a randomized, controlled trial. Circulation, 129：304-312, 2014

11) Mauri L, et al：Twelve or 30 months of dual antiplatelet therapy after drug-eluting stents. N Engl J Med, 371：2155-2166, 2014

12) Giustino G, et al：Duration of dual antiplatelet therapy after drug-eluting stent implantation：a systematic review and meta-analysis of randomized controlled trials. J Am Coll Cardiol, 65：1298-1310, 2015

13) Bonaca MP, et al：Long-term use of ticagrelor in patients with prior myocardial infarction. N Engl J Med, 372：1791-1800, 2015

14) Levine GN, et al：2016 ACC/AHA guideline focused update on duration of dual antiplatelet therapy in patients with coronary artery disease：A report of the American College of Cardiology/American Heart Association Task Force on Clinical Practice Guidelines. J Thorac Cardiovasc Surg, 152：1243-1275, 2016

15) Valgimigli M, et al：2017 ESC focused update on dual antiplatelet therapy in coronary artery disease developed in collaboration with EACTS：The Task Force for dual antiplatelet therapy in coronary artery disease of the European Society of Cardiology (ESC) and of the European Association for Cardio-Thoracic Surgery (EACTS). Eur Heart J, 39：213-260, 2018

16) Yeh RW, et al：Development and Validation of a Prediction Rule for Benefit and Harm of Dual Antiplatelet Therapy Beyond 1 Year After Percutaneous Coronary Intervention. JAMA, 315：1735-1749, 2016

17) Gwon HC, et al：Six-month versus 12-month dual antiplatelet therapy after implantation of drug-eluting stents：the Efficacy of Xience/Promus Versus Cypher to Reduce Late Loss After Stenting (EXCELLENT) randomized, multicenter study. Circulation, 125：505-513, 2012

18) Schulz-Schüpke S, et al：ISAR-SAFE：a randomized, double-blind, placebo-controlled trial of 6 vs. 12 months of clopidogrel therapy after drug-eluting stenting. Eur Heart J, 36：1252-1263, 2015

19) Feres F, et al：Three vs twelve months of dual antiplatelet therapy after zotarolimus-eluting stents：the OPTIMIZE randomized trial. JAMA, 310：2510-2522, 2013

20) Costa F, et al：Derivation and validation of the predicting bleeding complications in patients undergoing stent implantation and subsequent dual antiplatelet therapy (PRECISE-DAPT) score：a pooled analysis of individual-patient datasets from clinical trials. Lancet, 389：1025-1034, 2017

21) Urban P, et al：Polymer-free Drug-Coated Coronary Stents in Patients at High Bleeding Risk. N Engl J Med, 373：2038-2047, 2015

22) Dewilde WJ, et al：Use of clopidogrel with or without aspirin in patients taking oral anticoagulant therapy and undergoing percutaneous coronary intervention：an open-label, randomised, controlled trial. Lancet, 381：1107-1115, 2013

23) Gibson CM, et al：Prevention of Bleeding in Patients with Atrial Fibrillation Undergoing PCI. N Engl J Med, 375：2423-2434, 2016

24) Cannon CP, et al：Dual Antithrombotic Therapy with Dabigatran after PCI in Atrial Fibrillation. N Engl J Med, 377：1513-1524, 2017

プロフィール

大塚文之（Fumiyuki Otsuka）

国立循環器病研究センター病院心臓血管内科部門冠疾患科

2000年に富山医科薬科大学を卒業し，横浜市立大学で研修・トレーニングを積んだ後，2010年より米国CVPath Instituteにて冠動脈病理を学びました．2014年に帰国し，現在は臨床と病理の双方の視点から冠動脈疾患の病態解明に向けたリサーチにも取り組んでいます．

若手の先生方へ：やる気に満ちた先生，ぜひ一緒に国循で働きましょう！待っています！

第3章　慢性期病棟におけるギモン‥ウマい慢性期管理とは？

4. 観血的処置時の抗血栓療法マネージメントのコツを教えてください

横井研介

●Point●

- 抗血栓薬内服中の症例のなかには，一時的であっても中断が致死的イベントを引き起こす可能性のある症例が含まれることを認識する
- 安全に抗血小板療法を中断するためには，"何を目的として抗血栓療法を行っているか"を把握することが重要
- 特に機械弁術後の症例については，ワルファリン中断の間，ヘパリンによる厳格なコントロールが必要

はじめに

　抗血栓薬内服中の症例に観血的処置を行う場合，出血性合併症のリスクを減らすために抗血栓療法を中断したいが，その抗血栓療法は本当に中断しても大丈夫だろうか？　中断するのはいつからいつまでだろうか？　代替薬への切り替えは必要だろうか？

1. 抗血栓療法とは

■ 抗血小板薬と抗凝固薬の違い

　抗血栓療法についてまず理解しておきたいことは，"抗血栓療法"は，抗凝固薬と抗血小板薬に分けられ，それぞれ内服の目的や周術期の管理が異なることである．

　抗凝固薬はワルファリンや，2011年から使用可能となった直接経口抗凝固薬（DOAC）があり，心房細動や人工弁置換術後の血栓性合併症（脳梗塞を含めた全身塞栓症など）の予防や，深部静脈血栓症の再発予防目的などに使用される．一方，抗血小板薬にはアスピリン（バイアスピリン®），クロピドグレル（プラビックス®），プラスグレル（エフィエント®）などがあり，動脈硬化性疾患である脳梗塞や心筋梗塞予防，および経皮的冠動脈インターベンション（PCI）後のステント内閉塞（ステント血栓症）の予防目的などで使用される．

　なお，経口内服薬は注射薬に比べて半減期が長いため，観血的処置の前に経口内服薬から注射薬に切り替えられることがあるが，抗凝固薬については同等の作用を有する注射薬（ヘパリンなど）がある．しかし，**内服の抗血小板薬と同等の作用を有する注射薬は本邦では使用できない**．このため，抗血小板薬を中断してヘパリン点滴へ切り替える（ヘパリン置換）ことがあるが，あ

くまで抗血小板薬の"代用"として使用しており，必ずしも経口抗血小板薬と同等の効果は得られない．

2 抗血栓療法の中断の問題点

抗血栓療法を行っている症例のなかには，周術期に抗血栓療法を問題なく中断できる症例から，一時的であっても中断が致死的イベントを引き起こす可能性のある症例が含まれる．

このため，"何を目的として抗血栓療法を行っているか"を把握し，"抗血栓療法の中断による心血管イベントのリスク"を知ることが，周術期の抗血栓療法の管理において重要である．

2. マネージメントの実際

1 予定している処置は本当に抗血栓療法の中断が必要か？

すべての観血的処置に対して，抗血栓療法の中断が必要というわけではない．例えば，2012年の「抗血栓薬服用者に対する消化器内視鏡診療ガイドライン」[1] では，観血的処置を行わない通常の消化器内視鏡は，抗血小板薬および抗凝固薬の休薬なく施行可能としているが，大腸ポリペクトミーなどの出血リスクの高い消化器内視鏡においては，抗血栓療法の種類や多剤併用の有無により，詳細な対応策が示されている．

そのほか，抜歯，体表の小手術や白内障手術では出血リスクが低く，種々のガイドラインでは抗血栓療法継続下での手術が推奨されており，予定している処置は本当に抗血栓療法を中断すべきかどうかを確かめる必要がある．

2 抗血栓療法を中断するか，代替薬へ切り替えるかの判断

処置に向けて抗血栓療法の中断が必要と判断された場合，抗血栓療法を中断している間，代替薬への切り替えが必要かどうかを考える．ヘパリン置換を行う場合は数日間の入院を要するため，すべての症例でヘパリン置換を行うことは，入院期間延長や病床占拠の原因となり，不要なヘパリン置換は避けるべきである．

1）ヘパリン置換が必要な症例：心臓弁膜症に対する機械弁置換術後

ヘパリン置換が必要な疾患のうち，最も重要なものは**"心臓弁膜症に対する機械弁置換術後（特に流速の速い大動脈弁より，流速の遅い僧帽弁）"**である．抗凝固薬の中断により，機械弁に血栓が付着し，血栓弁による人工弁機能不全や血栓塞栓症を引き起こす可能性があり，必ずヘパリン置換が必要となる．

2）ヘパリン置換が必要な症例：心房細動・心房粗動

次に重要な疾患は，**"心房細動・心房粗動"**である．左心耳の血流うっ滞に伴う血栓形成により，全身塞栓症を引き起こす可能性があり，通常抗凝固薬中止期間中はヘパリン置換が行われることが多い．なお，塞栓症リスクについては，発作性であるか慢性であるかは区別されておらず，入院時の心電図が洞調律であったとしても安易に抗凝固薬を中止してはならない[2]．ただしヘパリン置換を行わなくても周術期に塞栓症は増えないという報告もあり[3]，欧州のガイドラインでは周術期に抗凝固薬を中断する際，必ずしもヘパリン置換を必要とはしていない[4]．

3）ヘパリン置換が必要なその他の症例

そのほかの疾患に関しては，疾患の発症時期や背景から塞栓症リスクを考慮して個々の症例で

ヘパリン置換が必要であるかどうかを判断される.

　また，そのほか注意すべき症例として，**冠動脈内への薬剤溶出性ステント留置後12カ月以内の症例**がある．薬剤溶出性ステント留置後は，ステント血栓症を予防するため，通常12カ月間は抗血小板薬を2種類内服することが必要であり，観血的処置は可能な限り12カ月を経過した後に行うことが推奨されている[5]．この間に観血的処置が必要となり，抗血小板薬を中断する場合，先述の通り本邦では内服の抗血小板薬と同等の作用を有する注射薬がないため，代わりにヘパリン置換が行われることが多いが，ヘパリン置換によりステント血栓症が減るというような明確なエビデンスはない．さらに，薬剤溶出性ステントの改良に伴い抗血小板薬2剤併用の期間は以前より短縮し，欧州のガイドラインでは3カ月後，米国では6カ月後には観血的処置が可能となっているが，**あくまでアスピリンは周術期も継続したうえで観血的処置を行うことを推奨している**[6, 7]．これらの理由により，薬剤溶出性ステント留置後12カ月以内の抗血小板薬の中断については各施設により対応が異なるため，施設ごとの対応を確認することが必要である．

❸ どのように中断するのか

1）中断期間について

　抗血栓療法の内服薬は通常2日以上効果が持続するものが多く，観血的処置の当日もしくは前日からの中断では観血的処置の際に抗血栓作用が残存していることになる．このため，各薬剤において，観血的処置の何日前から中止する必要があるのかを把握する．

　抗血栓薬の休薬期間についてはガイドラインごとに異なり，施設ごとに決めていることが多い．筆者が以前勤務していた施設でのガイドラインを表に示す．

2）ワルファリンのヘパリン置換方法[8]

　ワルファリンをヘパリン置換する場合，通常観血的処置の3〜5日前にワルファリンを中止し，ヘパリンを開始する．そして，活性化部分トロンボプラスチン時間（aPTT）が正常対象値の1.5〜2.5倍に延長するようにヘパリン投与量を調節し，術前4〜6時間前にヘパリンを中止する．

　抗血栓療法の再開については，"可及的すみやかにヘパリンを再開"するのが望ましいが，抗血栓療法の再開により再出血のリスクがある場合は，そのリスクがなくなってからの再開とせざるを得ない．ワルファリンは再開後も効果が発現するまでに数日間を要するため，ヘパリン再開と同時にワルファリン内服を再開し，数日後にPT-INRが治療域に入ったらヘパリンを中止する．

3）拮抗薬について

　抗血栓療法には拮抗薬が存在するものがあり，緊急手術や出血性合併症などで急いで抗血栓作用を打ち消したいときに用いられることがある．ワルファリンに対してメナテトレノン（ケイツー®）および人プロトロンビン複合体製剤（ケイセントラ®），ヘパリンに対してプロタミン，ダビガトラン（プラザキサ®）に対してイダルシズマブ（プリズバインド®）が用いられる．その他の抗血栓療法では拮抗薬はなく，必要時に新鮮凍結血漿や濃厚血小板が投与されることもある．

表　抗血栓薬休薬表（休薬期間の目安）

一般名（代表的商品名）	手術および内視鏡治療などの場合	一般名（代表的商品名）	手術および内視鏡治療などの場合
ワルファリンカリウム（ワーファリン®）	5日前より休薬	プラスグレル（エフィエント®）	14日前より休薬
ダビガトランエテキシラート（プラザキサ®）	2〜4日前より休薬（CCr＞50）	イコサペント酸エチル（エパデール）	7〜10日前より休薬
	4日前より休薬（CCr＜50）	リマプロストアルファデスク（オパルモン®・プロレナール®）	2日前より休薬
リバーロキサバン（イグザレルト®）	48時間前より休薬	ベラプロストナトリウム（プロサイリン®）	4〜5日前より休薬
エドキサバン（リクシアナ®）	48時間前より休薬	ジピリダモール（ペルサンチン®）	1日前より休薬
アピキサバン（エリキュース®）	48時間前より休薬	イフェンプロジル（セロクラール®）	2〜3日前より休薬
チクロピジン（パナルジン®）	10〜14日前より休薬	トラピジル（ロコルナール®）	2日前より休薬
シロスタゾール（プレタール®）	3〜4日前より休薬	ジラゼプ（コメリアン®）	2日前より休薬
アスピリン（バイアスピリン®）	7日前より休薬	イブジラスト（ケタス®）	2日前より休薬
クロピドグレル（プラビックス®）	14日前より休薬	ニセルゴリン（ニセルゴリン）	2日前より休薬
再開について	治療後は食事開始後再開．ただし出血例は除く．出血傾向がある場合は慎重に．		

注：このガイドラインはあくまでも一般的，標準的なものであるため，個々の症例でどの休薬方法を行うかについては，症例ごとの病状・病態の重症度を検討したうえで，担当医・主治医が最終的に判断するものとする．
国立病院機構大阪医療センター 院内ガイドラインを一部改変

> **症例：大動脈弁置換術後（機械弁）施行歴のある症例に対して，待機的な大腸ポリペクトミーを行うためヘパリン置換を行ったが，待機中に塞栓症による急性心筋梗塞を発症した症例**
>
> 　60歳代男性，16年前に感染性心内膜炎に伴う大動脈弁逆流症に対して大動脈弁置換術（機械弁）の施行歴あり．3年前に大腸ポリープに対して，ヘパリン置換を行ったうえで内視鏡的粘膜切除術（EMR）を施行されている．このたび新たに大腸ポリープを認め，EMRを予定した．前回同様のプロトコールで入院時よりワルファリンを中止し，同時にヘパリン持続点滴を行った．ただし，この間のaPTTは1.1〜1.3倍までしか延長せず，徐々にヘパリン投与量を増量していた．入院7日目のEMR当日，朝8時にヘパリン点滴を終了．出棟待機中，昼12時に胸部症状を訴えた後，数分で心肺停止となった．心肺蘇生処置を行いながら，経皮的人工心肺装置を導入し，緊急冠動脈造影検査を行ったところ，左冠動脈主幹部にカニ爪用の造影欠損像を認めた（図）．その他の検査所見から機械弁に付着した血栓が左冠動脈主幹部を塞栓したと考えた．

　この症例は**機械弁置換術の既往のある症例に対する抗血栓療法の厳格な管理の重要性を示す症例である**．本症例では，ヘパリン置換中にaPTTが1.5〜2.5倍になるよう厳格にコントロールにすべきであった．

A）ヘパリン置換の期間中の急変時　　　　B）血栓吸引およびステント留置後

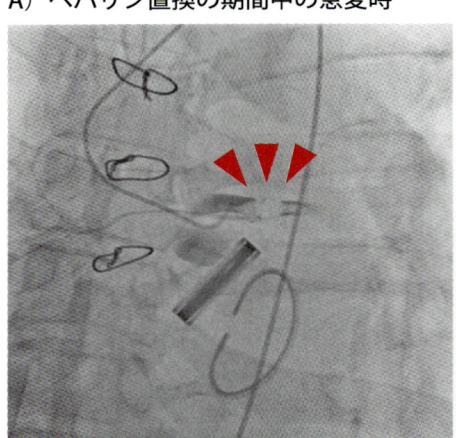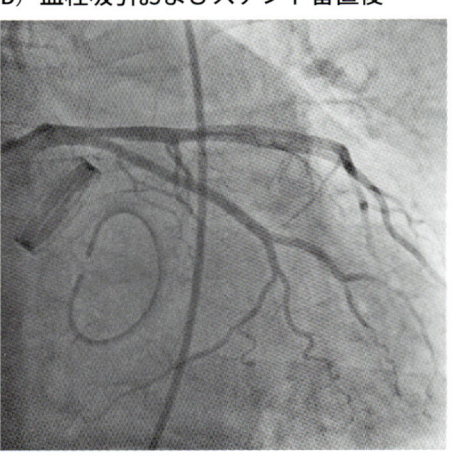

図　急性心筋梗塞を発症した症例の緊急冠動脈造影検査
大動脈弁置換術後（機械弁）の既往歴のある症例に対して，待機的な大腸ポリペクトミーを行うためヘパリン置換を行ったが，待機中に塞栓症による急性心筋梗塞を発症した症例．A）緊急冠動脈造影，左主幹部にカニ爪様造影欠損を伴う閉塞を認め，左前下行枝および左回旋枝が造影されない．B）経皮的冠動脈インターベンションによる血栓吸引およびステント留置後，左前下行枝および左回旋枝の血流回復を認めた

おわりに

　観血的処置時の抗血栓療法マネージメントについて，種々のガイドラインが存在するが内容は必ずしも統一されていない．臨床の現場では，出血性合併症を減らすために抗血栓療法の中断が望ましい一方，中断に伴う心血管イベントを減らすためには，部分的であっても抗血栓療法の継続が望まれる．このためガイドラインや院内のとり決めを参考にしつつ，最終的には個々の症例ごとの対応がなされる．提示した症例のように，抗血栓療法の中断が致命的な心血管イベントを引き起こすことがあるため，周術期の抗血栓療法の管理は十分に検討したうえ，厳格に行う必要がある．

文献・参考文献

1）藤本一眞，他：抗血栓薬服用者に対する消化器内視鏡診療ガイドライン．日本消化器内視鏡学会雑誌，54：2073-2102，2012

2）日本循環器学会：循環器病の診断と治療に関するガイドライン（2012年度合同研究班報告）．心房細動治療（薬物）ガイドライン（2013年改訂版）：http://www.j-circ.or.jp/guideline/pdf/JCS2013_inoue_h.pdf（2018年4月閲覧）

3）Douketis JD, et al：Perioperative Bridging Anticoagulation in Patients with Atrial Fibrillation. N Engl J Med, 373：823-833, 2015

4）Kirchhof P, et al：2016 ESC Guidelines for the management of atrial fibrillation developed in collaboration with EACTS. Eur Heart J, 37：2893-2962, 2016

5）循環器学会：循環器病の診断と治療に関するガイドライン（2010年度合同研究班報告）．安定冠動脈疾患における待機的PCIのガイドライン（2011年改訂版）：http://www.j-circ.or.jp/guideline/pdf/JCS2011_fujiwara_h.pdf（2018年4月閲覧）

6）Levine GN, et al：2016 ACC/AHA guideline focused update on duration of dual antiplatelet therapy in patients with coronary artery disease：A report of the American College of Cardiology/American Heart Association Task Force on Clinical Practice Guidelines. J Thorac Cardiovasc Surg, 152：1243-1275, 2016

7）Valgimigli M, et al：2017 ESC focused update on dual antiplatelet therapy in coronary artery disease developed in collaboration with EACTS：The Task Force for dual antiplatelet therapy in coronary artery disease of the European Society of Cardiology (ESC) and of the European Association for Cardio-Thoracic Surgery (EACTS). Eur Heart J, 39：213-260, 2018

8）循環器学会：循環器病の診断と治療に関するガイドライン（2012-2013年度合同研究班報告）．非心臓手術における合併心疾患の評価と管理に関するガイドライン（2014年改訂版）：http://www.j-circ.or.jp/guideline/pdf/JCS2014_kyo_h.pdf（2018年4月閲覧）

プロフィール

横井研介（Kensuke Yokoi）

大阪大学医学部附属病院 循環器内科

2006年に防衛医科大学校卒業後，防衛医大病院などで研修．2012年より大阪大学医学部附属病院とその関連病院で経皮的冠動脈インターベンションを専門として従事．経験した一例一例からできるだけ多く学べるよう心がけています．

第3章

慢性期病棟におけるギモン：ウマい慢性期管理とは？

5. 心房細動に対するカテーテルアブレーションは本当に効果があるのでしょうか？

山口尊則

● Point ●

- 発作性心房細動に対しては主に高頻度異常興奮（trigger）に対するアブレーションを行うが，熟練した専門医が行った場合，80～90％の洞調律維持率が得られる
- 持続性心房細動に対するカテーテルアブレーションには，基質修飾（substrate modification）の追加が必要とされる
- アブレーションの効果にはいわゆる非再発率だけではなく，心房細動の累積時間の減少，QOLの改善，心機能の改善などがある

はじめに

　本邦の頻脈性不整脈に対するカテーテルアブレーション数は増加しており，その大半が心房細動（atrial fibrillation：AF）に対するカテーテルアブレーションである．循環器科を研修するレジデントがAFアブレーションの入院患者やAFアブレーション後の患者を診療する機会も増えている．本稿では，AFアブレーションの適応，手技，そしてその効果についてレジデントが知るべき知識を整理し解説する．

1. AFアブレーションの基礎知識

■1 概要

　AFのメカニズムは，肺静脈や上大静脈などから発生するAFの引き金となる高頻度異常興奮（trigger）とAFの維持（持続）に関与する心房細動基質（substrate）の2つに分けて考える．このtriggerとsubstrateを治療することがAFアブレーションの目的である．通常，持続時間の短い発作性AF（7日以内に自然停止するもの）では，triggerに対する治療のみで十分な治療効果が得られることが多いが，持続性AF（7日以上1年未満の持続時間）や長期間持続性AF（1年以上持続）では，triggerの治療に加え，substrateに対する治療が必要とされ，これを基質修飾（substrate modification）という．

■2 triggerに対するアブレーション

　AFを開始させるtriggerの主な起源は，肺静脈，上大静脈内の心筋線維であり，肺静脈はtrigger

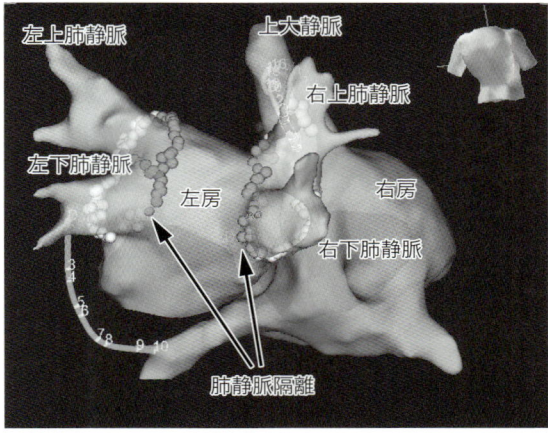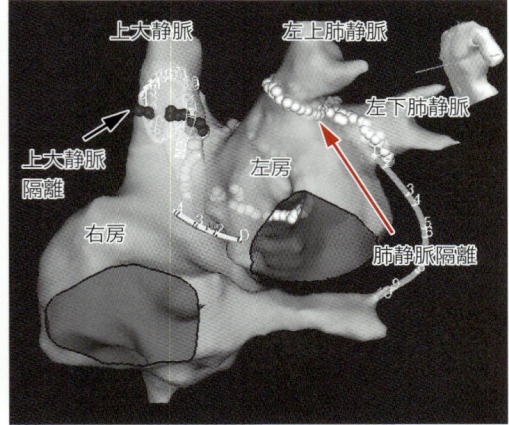

図1 肺静脈隔離術および上大静脈隔離術を施行した発作性心房細動例
A）両心房を後方からみた3Dマッピング図．➡は肺静脈隔離術の後方のラインを示す．B）両心房を左前斜位からみた図．➡は肺静脈隔離術の前方のラインを示す．また➡は上大静脈隔離術のラインを示す
（Color Atlas ⑦参照）

の90％程度，上大静脈は10％を占める．この肺静脈や上大静脈の心筋線維を心房筋から電気的に隔離し，triggerが心房に伝導することを防ぐ方法が，**肺静脈隔離術**（pulmonary vein isolation）や**上大静脈隔離術**（superior vena cava isolation）であり，特に前者はAFアブレーションのなかで最も重要な治療である（**図1，2**）．発作性AFでは，確実な肺静脈隔離術と上大静脈隔離術によりおよそ90％程度の症例で治癒が得られる．一方，心房本体からもtriggerが出現することがあり，特に持続性AFではその頻度が高くなる．triggerの起源の同定はときに困難であり，心房本体からのtrigger出現はアブレーション後の再発の原因の1つである．

3 肺静脈隔離術

　肺静脈隔離術には，本邦では主に高周波カテーテルアブレーションおよび冷凍アブレーション（cryoballoon ablation）が用いられている．いずれのデバイスを用いても，貫壁性で永続的な焼灼病変を作成することが重要である．不十分な焼灼により，左房－肺静脈間の電気的再伝導が生じ，これがアブレーション後の再発の主因となるからである．なお，高周波カテーテルアブレーションは安定した治療成績が得られるまで，長期間の修練が必要であり，施設間や術者間で治療成績に差を認める．

4 substrate modification

　持続性AFではtriggerに対する治療に加え，心房細動基質に対する substrate modification が必要と考えられてきた．これまで左房天蓋部や僧帽弁輪峡部に解剖学的に線状焼灼する**左房線状通電**や，AF中に左房内に認められる短周期もしくは連続電位であるCFAE（complex fractionated atrial electrogram）を呈する部位を焼灼する**CFAEアブレーション**が代表的な substrate modification の手法であった．しかし2015年に発表された STAR AF Ⅱ trial により，これらの substrate modification は肺静脈隔離術以上に成績を改善させないことが報告された[1]．以後，世界中で新たな substrate modification を模索中であるが，現時点では主に **voltage-based ablation** と

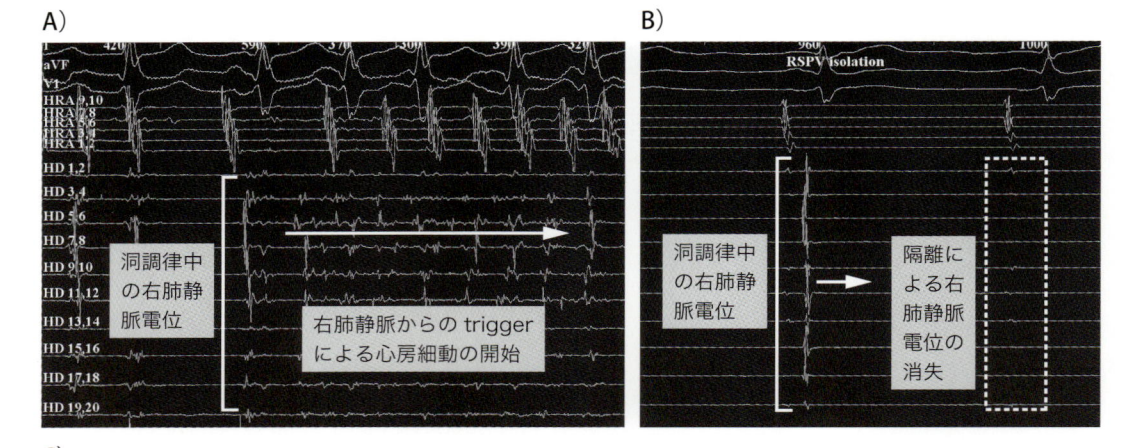

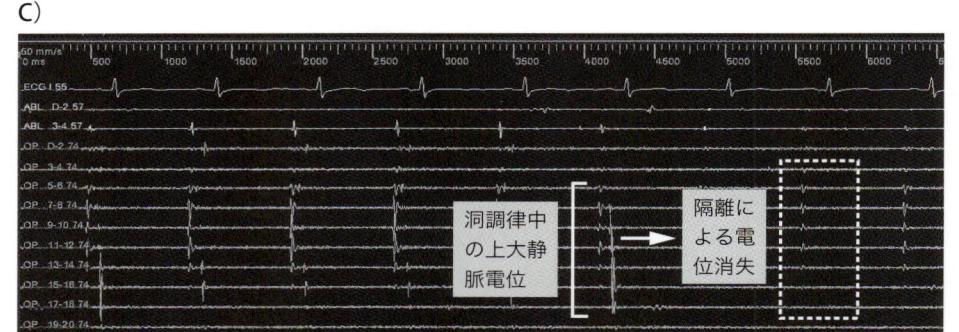

図2　図1の症例のtriggerの記録
A）図1の症例における右肺静脈内からの高頻度異常興奮（trigger）を記録．B）肺静脈隔離術による肺静脈電位の消失．C）上大静脈隔離術による上大静脈電位の消失（Color Atlas⑧参照）

rotor ablationが新しい潮流となっている．後者は本邦ではまだ実用化されていないため，前者について解説する．

● voltage-based ablation

　左房の電位波高のマッピング（voltage mapping）を行い，同定された左房内の**低電位領域（＝線維化領域）** を心房細動の基質と判断し，左房低電位領域に対するアブレーションを行う方法である．2014年Rolf[2]らにより，2016年にはJadidi[3]，筆者ら[4, 5]により持続性AFに対する**voltage-based ablation**の有用性が報告された（**図3**）．これらの報告の重要なメッセージは，左房低電位領域アブレーションの有用性のみならず，**左房低電位領域を認めない場合は，substrate modificationは不要**であり，肺静脈前庭部隔離術＋非肺静脈起源のtriggerに対するアブレーションにより80％程度の良好な慢性期成功率が得られることである．持続性AFで低電位領域を認める例は全体の約30％であり，また60歳以下の若年者に低電位領域はほとんど認めない．このため，70％の例では，持続性AFであってもsubstrate modificationは行わない．

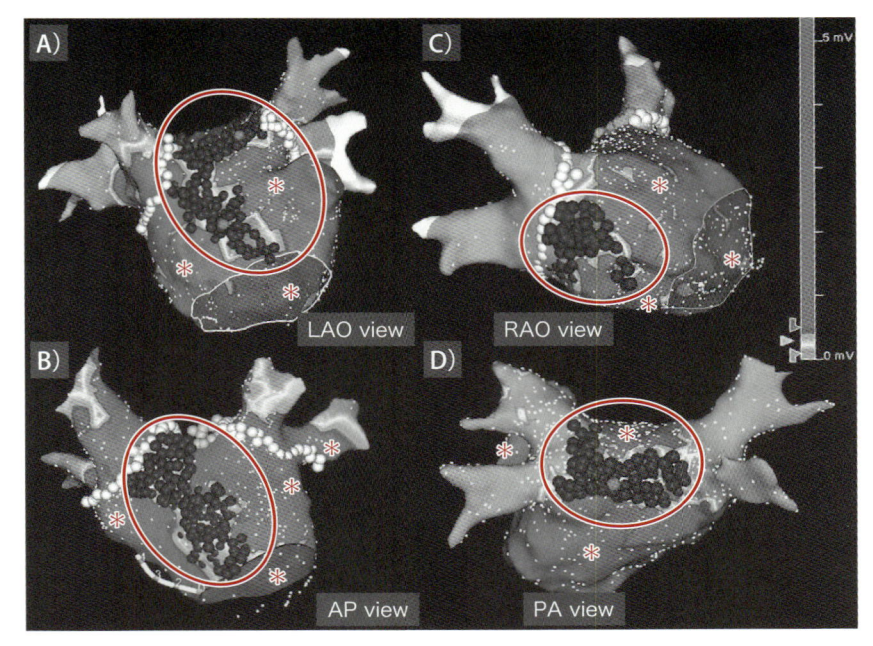

図3 voltage-based substrate modification の例
左房本体の○で囲った領域内のタグは左房低電位領域に対してアブレーションを
行った領域を示す．＊をつけた部分は左房本体の非低電位領域部位（＝健常部位）
を示す（Color Atlas ⑨参照）
文献4より転載

2. AFアブレーションの適応

1 概要

　2012年日本循環器学会から発表されたガイドライン[6]では，AFアブレーションのクラスⅠの
適応は以下のように限定している．すなわち，「高度の左房拡大や高度の左室機能低下を認めず，
かつ重症肺疾患のない薬物治療抵抗性の有症候性の発作性心房細動で，年間50例以上の心房細動
アブレーションを実施している施設で行われる場合」である．持続性AFにおいては，薬物治療
抵抗性でかつ有症候性がクラスⅡaの適応とされている．

2 AFアブレーションは first-line therapy となるか？

　本邦のガイドライン[6]では，抗不整脈薬による薬物治療を試す前に行う first-line therapy とし
てのアブレーションの適応はないものと判断されるが，2017年に発表された国際的な不整脈専門
医による expert statement[7]では，有症候性の発作性および持続性AFに対する first-line therapy
としてのアブレーションはクラスⅡaに分類されている．薬物治療ではしばしば重篤な副作用を
認め，また薬物治療中に発作性から持続性AFへ移行していくリスクがある．
　一方で，アブレーションデバイスや技術の発展により，近年アブレーションの成功率が高くなっ
ている．このため有症候性の発作性AFに対しては，今後本邦でも first-line therapy となりうる
だろう．発作性AFでも，頻拍停止時に long pause を認める**徐脈頻脈症候群**の患者や，抗不整脈
薬による心機能の低下が懸念される患者，またスポーツ心による徐脈があり，かつ抗不整脈薬に
よる運動能低下を懸念するアスリートなどにおいては，アブレーションは first-line therapy とし

第3章

慢性期病棟におけるギモン：ウマい慢性期管理とは？

て考慮すべきだろう.

3 無症候性AFに対するアブレーション適応はあるか？

本邦のガイドライン[6]では，**無症候性AF**に対しては発作性，持続性のいずれのタイプでもクラスⅡbの適応である．2017年のExpert consensus[7]でもやはりクラスⅡbの適応であるが，アブレーションを行うかどうかは患者とそのリスク・ベネフィット，そのほかの治療法について十分な相談が必要であると記載している．ときに，アブレーション後に有症候性の心房粗動や心房頻拍として再発するリスクについても十分伝えなければならない．

3. AFアブレーションの効果とは

■ 再発の定義

AFアブレーションによる効果はどのように判断すべきだろうか？ 臨床研究で最も多く用いられている指標は，1年程度の観察期間中の洞調律維持率（非再発率）である．では再発はどのように定義するか？ 実は，30秒以上持続するAF／心房頻拍／心房細動が一般的な再発の定義である[7]．発作性AFに対するアブレーション後であれば，この定義は適したものであろうが，持続性AFに対してはやや厳しすぎる基準であると筆者には思われる．仮に持続性AFが発作性AFとして再発したとしても，十分な予後改善効果が期待できるからである．また，再発率は，術後のモニタリングをどのように行うかによって大きく変化する．当然，モニタリング期間とフォローアップ期間が長くなれば，再発率も高くなる．モニタリング手段には，24時間ホルター心電図，7日間ホルター心電図，イベントレコーダ，植込み型ループレコーダ，最近はスマートフォンを用いたモニタリングまである．

またAFアブレーションの効果には，AF burden（AFの累積時間）の減少，自覚症状・QOL改善，左室機能改善，脳梗塞発症率減少などさまざまな効果があることを知ってほしい．

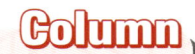

ア ブレーション後早期の再発は再発か？

アブレーション後早期に，ときに退院前にAFの再発を認めることがある．これは本当の再発だろうか？ 実は，**早期再発**（アブレーション後3カ月以内の再発）の原因の1つにアブレーションによる炎症があり，その約半数は，その後の経過で消失する．もちろん，早期再発は慢性期再発のリスク因子ではあるものの，早期再発を認めても，必ずしも慢性期再発に至らないことを担当医として説明する機会もあるだろう．

Advanced Lecture

　AFに対する高周波アブレーションは強い痛みを伴うため，術中に**鎮静**や麻酔を行うことが多いが，本邦では麻酔科医が管理する施設は少ない．適切な**鎮静・呼吸管理**はアブレーションの治療成績と安全性に大きな影響を与える．レジデントが術中の見学や介助に携わることもあるだろう．その機会に鎮静や呼吸管理についても理解を深めてほしい．その際，筆者らの報告[8]が参考になれば幸いである．

●専門医にコンサルトするタイミング

　AFの治療は，薬物治療，アブレーションなどの非薬物治療のいずれも急速に発展している．1度も専門医を受診したことがない患者であれば，どのようなタイミングでもまずは専門医にコンサルトすることが適切だろう．

おわりに

　高齢者人口の増加に伴い，今後AF患者はますます増加する．どのような科の専門医になっても，AFを有する患者を受けもつ機会が増えてくるだろう．本稿を通じて，AFに対するアブレーション治療の一端をご理解いただければ幸いである．

文献・参考文献

1) Verma A, et al：Approaches to catheter ablation for persistent atrial fibrillation. N Engl J Med, 372：1812-1822, 2015
　↑持続性心房細動に対する従来のsubstrate modificationの方法をリセットした重要な論文．

2) Rolf S, et al：Tailored atrial substrate modification based on low-voltage areas in catheter ablation of atrial fibrillation. Circ Arrhythm Electrophysiol, 7：825-833, 2014
　↑洞調律中に記録された左房低電位領域＝線維化領域が持続性心房細動に対するsubstrate modificationのtargetとなることを最初に報告した論文．

3) Jadidi AS, et al：Ablation of Persistent Atrial Fibrillation Targeting Low-Voltage Areas With Selective Activation Characteristics. Circ Arrhythm Electrophysiol, 9, 2016
　↑心房細動中に記録された左房低電位領域＝線維化領域が持続性心房細動に対するsubstrate modificationのtargetとなることを報告した論文．

4) Yamaguchi T, et al：Efficacy of Left Atrial Voltage-Based Catheter Ablation of Persistent Atrial Fibrillation. J Cardiovasc Electrophysiol, 27：1055-1063, 2016
　　↑持続性心房細動において洞調律に記録された左房低電位領域に対する面状の高周波通電が治療成績を改善すること，低電位領域がなければsubstrate modificationは不要であることを報告した論文．

5) 山口尊則：Substrate based ablation．「カテーテルアブレーションがうまくいくカラクリ」（深水誠二/編），メジカルビュー社，2018
　　↑左房低電位領域アブレーションの詳細を記載した書籍．

6) 日本循環器学会：循環器病の診断と治療に関するガイドライン（2010年度合同研究班報告）．不整脈の非薬物治療ガイドライン（2011年改訂版）：http://www.j-circ.or.jp/guideline/pdf/JCS2011_okumura_h.pdf（2018年4月閲覧）
　　↑本邦のアブレーションのガイドライン．

7) Calkins H, et al：2017 HRS/EHRA/ECAS/APHRS/SOLAECE expert consensus statement on catheter and surgical ablation of atrial fibrillation：Executive summary. J Arrhythm, 33：369-409, 2017
　　↑世界中のエキスパートによる心房細動アブレーションに対する最新のconsensus statement．

8) Yamaguchi T, et al：Feasibility of total intravenous anesthesia by cardiologists with the support of anesthesiologists during catheter ablation of atrial fibrillation. J Cardiol, 2018, in press
　　↑心房細動アブレーション時の鎮静・麻酔法について報告した論文．

プロフィール

山口尊則（Takanori Yamaguchi）
EP Expert Doctors-Team Tsuchiya
Comprehensive Arrhythmia Research & Management Center, University of Utah
専門：不整脈治療，カテーテルアブレーション
これまで不整脈治療専門医チームであるEP Expert Doctors-Team Tsuchiyaの一員として，カテーテルアブレーションを中心とする日々の臨床業務と心房細動の臨床研究に取り組んできました．現在，米国ユタ大学にて，心房細動の基質の本体と考えられている線維化のimagingの研究を行っています．

6. 心不全で利尿薬が思うように効かない場合はどのようにすればよいのでしょうか？

坂口大起

● Point ●

- 浮腫が強い症例では静注フロセミドへの切り替えを考慮する
- 腎機能低下を伴う症例ではカルペリチドや強心薬の併用を考慮する
- ループ利尿薬の長期使用例ではサイアザイドの併用を考慮する
- 低ナトリウム血症合併例ではトルバプタンの併用を考慮する

はじめに

　急性心不全患者の大部分は体液貯留を伴っており，その軽減を目的として利尿薬が広く用いられている．心不全治療における利尿薬の第一選択であるループ利尿薬を，同じ利尿作用を得るのにより多量に投与しなければならない状態を「**ループ利尿薬抵抗性**」とよぶ．複数あるループ利尿薬抵抗性の病態を理解し，患者ごとにどの病態のかかわりが強いのかを分析して対処法を選択することが，体液コントロール改善のカギとなる．

症例

75歳　男性

主訴：下腿浮腫，労作時呼吸困難

現病歴：70歳時に急性下壁心筋梗塞を発症，以後年に数回の頻度で急性心不全による入退院をくり返すようになった．直近の入院では内服利尿薬のフロセミドを20 mg/日から40 mg/日に増量したうえで自宅退院されたが，まもなく下腿浮腫と体重増加が再び顕在化し，労作時呼吸困難も自覚するようになってきたため前回退院から3カ月で再入院となった．

[入院時所見]

身体所見：身長 151 cm，体重 50 kg，血圧 122/72 mmHg，心拍数 85回/分 整，下腿浮腫著明

血液検査所見：AST 18 IU/L，ALT 12 IU/L，ALP 197 IU/L，T-Bil 1.2 mg/dL，BUN 29 mg/dL，Cre 1.52 mg/dL，Na 140 mEq/L，K 3.6 mEq/L，総タンパク 6.6 g/dL，Alb 3.6 g/dL，CRP 0.4 mg/dL，WBC 4,100/μL，Hb 11.2 g/dL，Plt 10.8万/μL，BNP 1,282 pg/mL

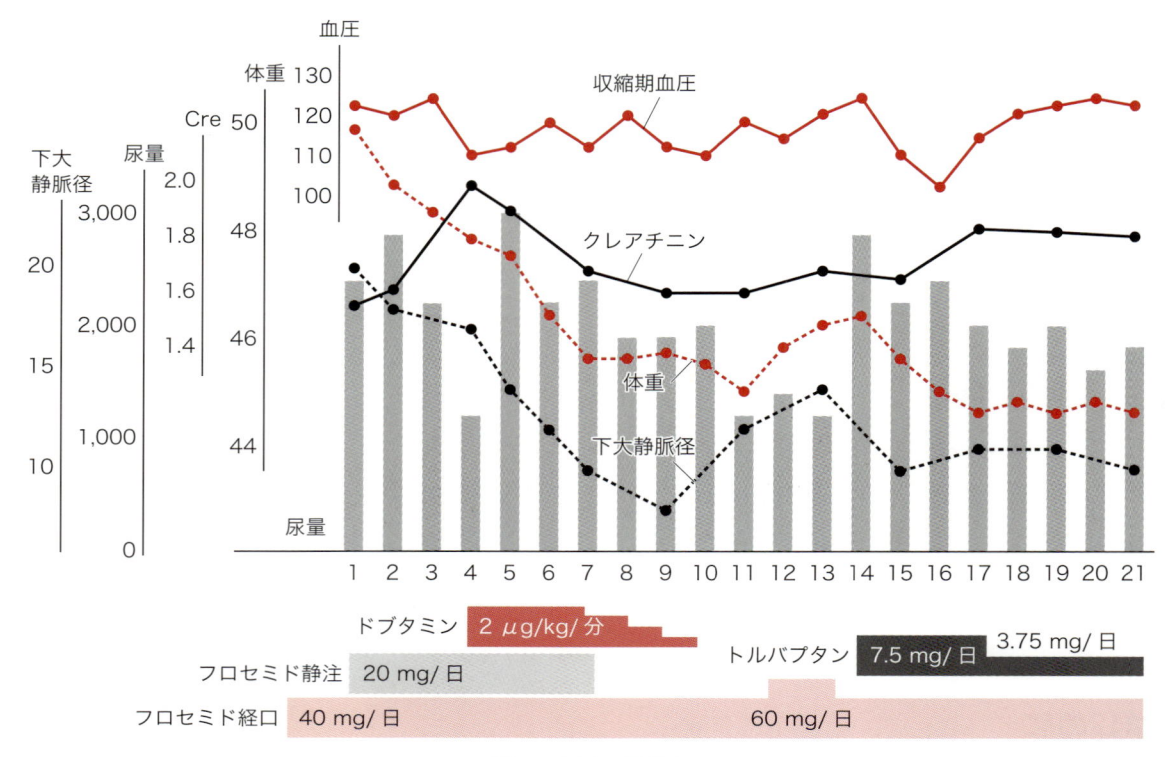

図1 症例の経過表

心電図所見：洞調律，Ⅲ，aVF で QS pattern
心エコー：左室拡張末期径 78 mm，左室駆出率 23 ％，左房径 50 mm，大動脈弁逆流 Ⅰ /
Ⅳ°，僧帽弁逆流 Ⅲ / Ⅳ°，三尖弁逆流 Ⅱ / Ⅳ°，三尖弁収縮期圧較差 51 mmHg，下大
静脈径 20 mm

[入院後経過（図1）]
　前回退院時の体重45 kgを目標に除水を開始．まず静注フロセミド 20 mgのボーラス投
与を1日1回加えることで2 L/日超の尿量が得られ体重も減少に転じたが，一方で血中クレ
アチニン濃度の2.0 mg/dLまでの上昇をきたした．
　第4病日の時点で下腿浮腫はまだ残存し，心エコーでも三尖弁収縮期圧較差40 mmHg，
下大静脈径17 mmと依然十分なうっ血解除には至っていないと考えられたため，腎機能低
下の原因は血管内容量の絶対的な不足ではなく，低心機能ゆえに利尿に伴う前負荷減少が心
拍出量および腎灌流の低下を助長していることにあると考えた．除水強化と臓器灌流保持の
両立には，強心によって相対的に低い前負荷でも心拍出量が維持できるようにすることが必
要と考え，静注強心薬ドブタミン 2 μg/kg/分の併用を開始した．同程度の尿量と体重減少
のペースは維持しながらクレアチニンは低下傾向に転じ，下腿浮腫の消失を得て第7病日に
フロセミド静注は終了した．

表1　ループ利尿薬抵抗性の病態とその対処法

	病態	対処法
腸での吸収	腸管浮腫（bioavailability低下）	フロセミド→トラセミドへの切り替え 静注フロセミドの併用
腎への到達	腎血流の低下（腎うっ血＋虚血）	カルペリチドの併用 強心薬（ドブタミン，ドパミン）の併用
腎での作用	ループ利尿薬の作用時間外の再吸収亢進	フロセミド→アゾセミドへの切り替え 静注フロセミドのボーラス投与→持続投与
	ヘンレの係蹄以外での再吸収亢進	サイアザイドの併用 トルバプタンの併用

表2　各種経口利尿薬のbioavailabilityと作用時間

薬剤名	種類	bioavailability	作用時間
フロセミド	ループ利尿薬	10〜100％	6時間
トラセミド		80〜90％	8時間
アゾセミド		20〜30％	12時間
トリクロルメチアジド	サイアザイド	70％	24時間

文献1を参考に作成

> クレアチニンが入院時と同等まで回復するのを待ってドブタミンも漸減終了したが，終了後から体重が再増加に転じ，心エコーからもうっ血再燃が示唆されたため，経口のフロセミドを60 mg/日に増量するも有意な尿量増加は認められず，第14病日からフロセミドは40 mg/日に戻しトルバプタン7.5 mg/日の併用を開始した．体重が再減少に転じた一方で再び緩徐なクレアチニンの上昇傾向を認めたが，3.75 mg/日に減量することで体重・クレアチニン双方が横ばいで推移するようになり，同処方継続のまま退院とした．

　ループ利尿薬は経口なら腸管から吸収されたうえで血中に移行して腎臓に運ばれ，糸球体では濾過されず通過して尿細管上皮細胞内に取り込まれて尿細管腔内へ分泌され，管腔側から細胞膜表面の$Na^+/K^+/2Cl^-$共輸送体（NKCC2）に作用して再吸収を阻害する．ループ利尿薬抵抗性はこの経路のいずれかが障害されて生じるわけだが，利尿薬の腸での吸収，腎への運搬，そして腎での作用の3段階に分けてその障害の病態を解説し，対処法を紹介していきたい（表1）．

1. 利尿薬の腸での吸収が落ちている

　経口利尿薬は腸管から吸収されて血液中に移行する必要があるが，汎用されているループ利尿薬フロセミドの場合はこの血中への移行率（bioavailability）が10〜100％と非常に変動が大きい（表2）とされており[2]，特に浮腫が顕著な症例では腸管浮腫に伴うbioavailabilityの低下がループ利尿薬抵抗性に強く関与している可能性が示唆される．経口ループ利尿薬のなかではトラセミド（ルプラック®）がbioavailability 80〜90％と比較的高値で安定しているため[3]，こちらへの切り替えは1つの選択肢となるが，もちろんより確実な対処としてはbioavailabilityを100％にできる静注フロセミドへの切り替えである．

第3章

慢性期病棟におけるギモン：ウマい慢性期管理とは？

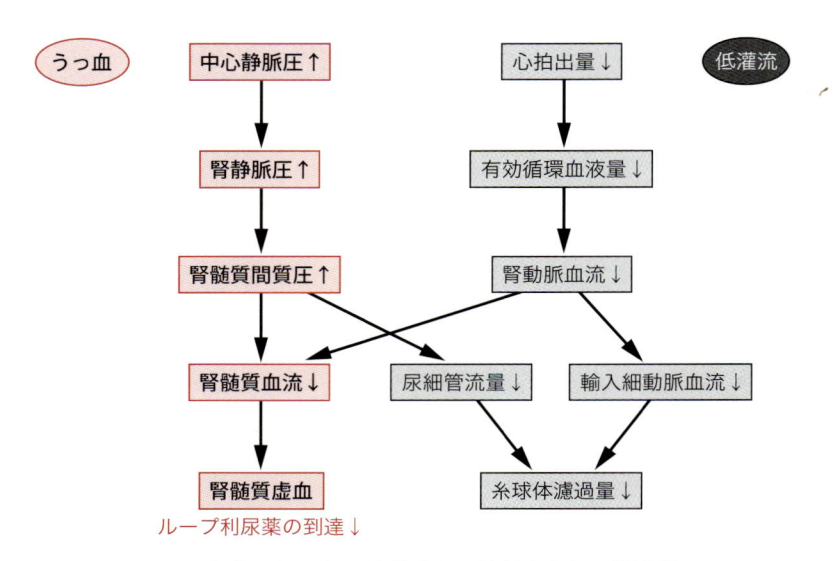

図2　全身のうっ血・低灌流と腎髄質虚血との関連性

●処方例

　トラセミド（ルプラック®）1回4 mg（おおよそフロセミド 20 mg に相当）1日1回

---

2. 利尿薬の腎への到達が落ちている

　腎への血流が減少すると利尿薬の到達量も減少し効果は減弱する．臓器への血流低下というと特に低心機能の一部の症例で併存する全身性の組織低灌流をイメージしやすいが，腎に限っていうと必ずしも絶対的な心拍出量の減少が血流低下の必要条件というわけではない．うっ血がある状態では中心静脈圧のみならずそのやや上流の腎静脈圧も上昇している．腎静脈圧が上昇しているとさらにその上流では尿細管から再吸収された水が間質から血管内に流れ込みにくくなり間質圧が上昇する．その結果，その中を流れる尿細管や毛細血管が圧排され，尿細管の圧排は糸球体濾過量の低下を招き，毛細血管の圧排は腎髄質の局所的な虚血を招いてループ利尿薬の到達が阻害されてしまう（図2）[4]．低心拍出量および全身性の組織低灌流を示唆する所見が顕在化していなくても，うっ血を伴う心不全では尿細管周囲の血流低下は多かれ少なかれ全症例で生じていると考えるべきである．bioavailability低下に対する対処を施しても効果が不十分，もしくは普段に比し腎機能の悪化を呈している症例では，特にこちらの病態の関与が疑われる．

　対処法としては第1に**カルペリチド（hANP）**の併用があげられる．カルペリチドは血管拡張作用と利尿作用，そして神経体液性因子の抑制作用を併せもつ薬剤で，腎では主に輸入細動脈を拡張させて糸球体濾過量ならびに腎髄質血流を増加させるほか，集合管に作用してNa，水の再吸収を阻害し利尿作用も発揮する．カルペリチドは利尿薬であると同時に全身ならびに腎局所の血管拡張作用を介して尿細管周囲血管へのループ利尿薬の到達を促してくれる可能性があるが，一方で前負荷減少から心拍出量の低下を招く危険性もあり，腎うっ血軽減と全身性の灌流低下のどちらの影響が勝るかは予測が難しく注意が必要である．

●処方例

　　カルペリチド（ハンプ®注）　0.025 μg/kg/分

　第2の選択肢として強心薬がある．**ドブタミン**は心拍出量の増加を介して，**ドパミン**は低用量（5μg/kg/分未満）では腎動脈拡張作用も加わって腎血流量を増加させる[4]．急性心不全治療における強心薬併用の適応に関しては議論が分かれるところであり，現在の欧州および米国のガイドラインではカテコラミン製剤の使用は心原性ショックや臓器低灌流所見のない症例ではむしろ有害とされている[6, 7]．ルーチンでの安易な使用は避けなければならないが，慎重にかつ低用量で用いることを条件に選択肢として常に考慮しておくべきものである．

●処方例

　　ドブタミン（ドブポン®注）　2μg/kg/分

3. 利尿薬の腎での作用が落ちている

1 作用時間外のNa$^+$再吸収亢進

　ループ利尿薬は種類によってbioavailabilityだけでなく効果の持続時間も異なる．そして利尿作用が減弱している時間帯では代償性にむしろNa$^+$の再吸収が亢進して尿量が減少するという現象が知られており[8]，投与直後には利尿がついても24時間でみると有意な尿量増加は得られていないという事態が起こりうる．そしてこの現象はループ利尿薬の投与期間が長期に及ぶほど増強することが知られている．内服薬のなかではアゾセミド（ダイアート®）の効果持続時間が長く12時間とフロセミドの2倍程度であり，こちらへの切り替えが24時間全体での尿量を増加させる可能性がある[9]．静注の場合でも同様の現象は起こりうるため，やはり効果が続かない場合には持続静注に切り替えて血中濃度を一定に保ち代償性の再吸収亢進を防ぐことを考慮する．

●処方例

　　アゾセミド（ダイアート®）1回30 mg（おおよそフロセミド20 mgに相当）　1日1回

2 ヘンレ係蹄以外でのNa$^+$再吸収亢進

　もう1つ，ループ利尿薬が投与されるとヘンレ係蹄より下流の尿細管に流れるNa$^+$が増加する．この状況が長期間続くと遠位尿細管が肥大して**サイアザイド感受性のNa$^+$/Cl$^-$共輸送体（NCC）**の発現が亢進しここでのNa$^+$の再吸収比率が相対的に増すことが知られている[10]．通常の遠位尿細管で再吸収されるNa$^+$は全体の7％程度であり，30％前後を占めるヘンレ係蹄に比しきわめて限定的であるが，ループ利尿薬が長期投与されている状況ではむしろサイアザイドの効果がより増すことが期待される．ただしサイアザイドの利尿効果は低用量で飽和してしまうので，トリクロルメチアジド（フルイトラン®）であれば1 mg/日までに止める．それ以上の増量は低血圧や低カリウム血症，高尿酸血症といった副作用が生じる危険性が高い[11]．

> ●処方例
> トリクロルメチアジド（フルイトラン®）1回1mg　1日1回

3 トルバプタンの使いどき

　最後に**トルバプタン（サムスカ®）**について述べる．心不全ではレニン–アンジオテンシン–アルドステロン系の活性化を介して主に近位尿細管でのNa^+の再吸収が亢進し体液貯留がもたらされるが，同時に抗利尿ホルモン（バソプレシン）の活性化を介した集合管での自由水の再吸収亢進も体液貯留を助長する1つの要素とされている．バソプレシンの分泌は視床下部の浸透圧受容体による浸透圧調節と，頸動脈洞の圧受容体による非浸透圧性調節の2重の調節を受けている．健常な血行動態においては浸透圧性調節の方が優位でありわずか2％の血漿浸透圧上昇を感知してバソプレシン分泌が活性化される．しかし特に顕著な有効循環血漿量の低下を伴う心不全症例においては，圧受容体からの非浸透圧性調節の影響が増し血漿浸透圧にかかわらずバソプレシン活性が亢進する[11]．このような症例では体液貯留に対するバソプレシンの関与がより強いことが予測され，それを阻害するトルバプタンの効果も期待できる．非浸透圧性調節から逸脱してバソプレシン活性が亢進していることを示唆する1つのサインが低ナトリウム血症であり，積極的にトルバプタンの併用を考慮すべき根拠となりうる．

> ●処方例
> トルバプタン（サムスカ®）1回7.5mg　1日1回

おわりに

　β遮断薬などと異なり利尿薬そのものに普遍的な心不全予後改善効果のエビデンスはないが，一方で慢性期におけるうっ血所見残存の有無が予後と関連することは報告されており，副作用を抑えながら利尿薬の効果を最大限に引き出して体液コントロールを徹底することは，心不全患者のQOLのみならず予後の点からも重要であると考える．

文献・参考文献

1) 猪阪善隆，他：腎臓内科医からみた利尿薬抵抗性．Fluid Management Renaissance, 3：274-279, 2013
2) Murray MD, et al：Variable furosemide absorption and poor predictability of response in elderly patients. Pharmacotherapy, 17：98-106, 1997
3) Vargo DL, et al：Bioavailability, pharmacokinetics, and pharmacodynamics of torsemide and furosemide in patients with congestive heart failure. Clin Pharmacol Ther, 57：601-609, 1995
4) Ross EA：Congestive renal failure：the pathophysiology and treatment of renal venous hypertension. J Card Fail, 18：930-938, 2012
5) Elkayam U, et al：Renal Vasodilatory Action of Dopamine in Patients With Heart Failure：Magnitude of Effect and Site of Action. Circulation, 117：200-205, 2008
6) Ponikowski P, et al：2016 ESC Guidelines for the diagnosis and treatment of acute and chronic heart failure：The Task Force for the diagnosis and treatment of acute and chronic heart failure of the European Society of Cardiology（ESC）Developed with the special contribution of the Heart Failure Association（HFA）of the ESC. Eur Heart J, 37：2129-2200, 2016
7) Yancy CW, et al：2013 ACCF/AHA guideline for the management of heart failure：a report of the American

College of Cardiology Foundation/American Heart Association Task Force on Practice Guidelines. J Am Coll Cardiol, 62：e147-e239, 2013

8）Ellison DH：Diuretic therapy and resistance in congestive heart failure. Cardiology, 96：132-143, 2001

9）Masuyama T, et al：Superiority of long-acting to short-acting loop diuretics in the treatment of congestive heart failure. Circ J, 76：833-842, 2012

10）Kaissling B, et al：Structural adaptation of the distal convoluted tubule to prolonged furosemide treatment. Am J Physiol, 248：F374-F381, 1985

11）Oster JR, et al：Combined therapy with thiazide-type and loop diuretic agents for resistant sodium retention. Ann Intern Med, 99：405-406, 1983

12）Schrier RW：Water and sodium retention in edematous disorders：role of vasopressin and aldosterone. Am J Med, 119：S47-S53, 2006

プロフィール

坂口大起（Taiki Sakaguchi）

大阪大学大学院医学系研究科循環器内科学

専門：循環器内科一般

心不全は病態が多彩で複雑であるがゆえに，急性期の細かな薬剤選択をガイドラインで統一することが難しく，主治医の技量が患者のQOLや予後に直結しているように感じます．心不全臨床がまだまだ発展途上とされるゆえんですが，そこにやりがいを感じ多くの薬剤を使いこなすテクニックを身につけていただければ幸いです．

7. 心不全の退院までに導入すべき至適薬物療法の適応，目標用量，そして注意点を教えてください

夜久英憲

●Point●

・生命予後改善薬を導入，増量する努力が十分にされているか？

・うっ血が十分に解除されているか？

・服薬アドヒアランスの良好な維持のための努力が十分にされているか？

はじめに

　心不全はあらゆる疾患のなかで最も再入院率が高く[1]，入院回数が多いほど予後不良といわれている[2]．また5年生存率は癌と同等との報告もあり[3]，それらをできる限り抑制するためには，至適薬物療法（optimal medical treatment：OMT）の実施がきわめて重要となる．なぜこれから紹介する薬剤がOMTの一員になることができたのか，その根拠までさかのぼり，現時点での慢性心不全の至適薬物療法についてまとめていきたい．これを読めば，明日から後輩に心不全のOMTについて熱く語ることができるはずである．なお，現在あるOMTに対するエビデンスはすべて収縮能が低下した心不全Heart Failure with reduced Ejection Fraction（HFrEF：LVEF＜40％）に対するものであり，本稿では基本的にはHFrEFについてのエビデンスをまとめる．

1. 心不全治療薬のエッセンス

　慢性心不全患者をみたときの治療に関する思考プロセスは，図のような治療アルゴリズムを頭のなかに入れておくとよい[4]．そして，慢性心不全に対する投薬は大きく2つに分類される．

①生命予後改善のための治療：
レニン–アンジオテンシン–アルドステロン系（RAAS）阻害薬（ACE阻害薬/ARB，抗アルドステロン薬），β遮断薬，アンジオテンシン受容体–ネプリライシン阻害薬（ARNI）＊，イバブラジン＊（＊：本邦未導入）
②症状改善のための治療：
利尿薬

　そのほか，併存疾患（高血圧，冠動脈疾患，心房細動など）に対する治療やリスクファクター管理なども重要であるが，今回は上記の2つについて詳しく解説していく．

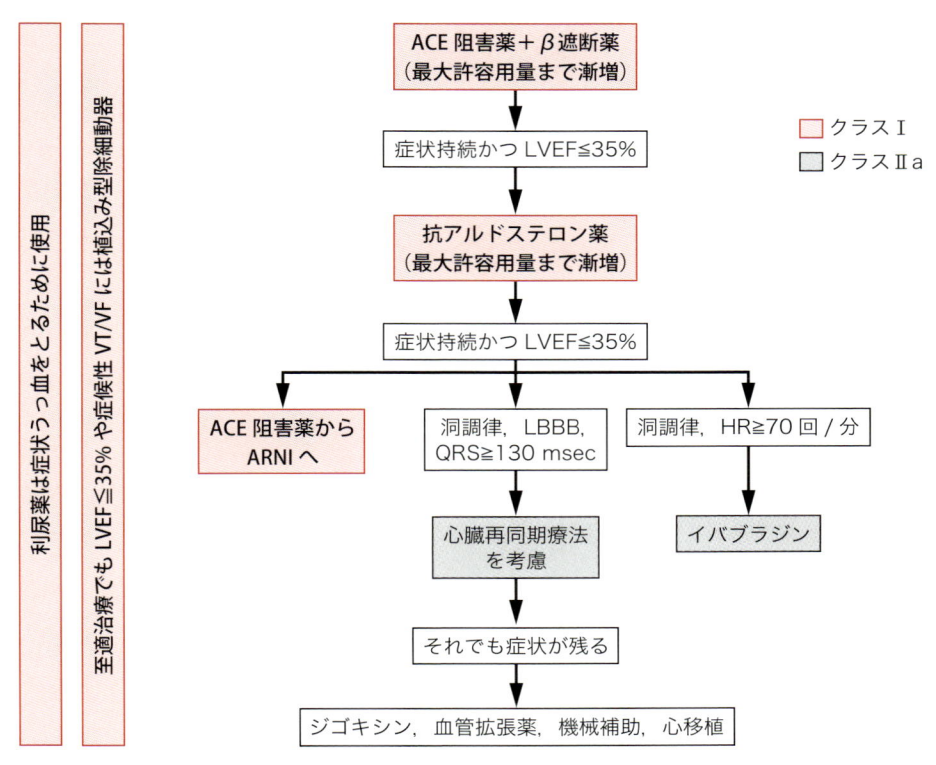

クラスⅠ
クラスⅡa

ACE 阻害薬＋β遮断薬
（最大許容用量まで漸増）

症状持続かつ LVEF≦35%

抗アルドステロン薬
（最大許容用量まで漸増）

症状持続かつ LVEF≦35%

ACE 阻害薬から
ARNI へ

洞調律，LBBB，QRS≧130 msec

洞調律，HR≧70 回 / 分

心臓再同期療法を考慮

イバブラジン

それでも症状が残る

ジゴキシン，血管拡張薬，機械補助，心移植

利尿薬は症状うっ血をとるために使用

至適治療でも LVEF≦35% や症候性 VT/VF には植込み型除細動器

図 収縮能が低下した心不全患者への治療アルゴリズム
ACE = angiotensin-converting enzyme, ARNI = angiotensin receptor neprilysin inhibitor（アンジオテンシン受容体–ネプリライシン阻害薬），LVEF = left ventricular ejection fraction（左室駆出率），LBBB = left bundle branch block（左脚ブロック），HR = heart rate（心拍数），VT/VF = ventricular tachycardia/ventricular fibrillation（心室頻拍／心室細動）
文献4を参考に作成

1 RAAS 阻害薬（ACE 阻害薬 /ARB，抗アルドステロン薬）

1）ACE 阻害薬，ARB（ACE 阻害薬 ≧ ARB）

〈適応〉

ACE 阻害薬の HFrEF 患者に対する生命予後および心血管イベント改善効果は，1980 年代後半に報告された CONSENSUS をはじめ，SOLVD などの大規模臨床試験の結果により，証明されている[5,6]．無症候性の HFrEF 患者に対しても心不全入院を抑制し，生命予後改善効果があることが証明されており[7]，症状の有無にかかわらず，すべての HFrEF 患者に投与されるべき薬剤である．

ARB については，ACE 阻害薬に対する優位性はない[8~11]．ブラジキニンを増加させないため，空咳がなく，ACE 阻害薬に忍容性のない症例では，プラセボに対して予後改善効果があることが報告されており[12]，そのような症例には適応となる．

〈目標用量〉

ATLAS 試験で高用量の ACE 阻害薬の方が低用量より心不全再入院を有意に減らすということが報告され（死亡率は改善しない）[13]，ARB についても，HEAAL 試験で同様のことが示され

た[14]．では，腎機能障害などの副作用で最大用量にしたくてもできない症例の予後は，最大用量にできた群と比較してどうなのか．高齢化が進み続けている実臨床ではそのような状況に遭遇することが多い．ACE阻害薬についてはそれに対する答えを示した論文があり，その2群間において，死亡率に有意差は認めず，心不全再入院なども有意差を認めなかった[15]．つまり，最大"許容"用量を投与すれば，その用量に関係なく心血管イベントに差はない（用量依存性ではない）ということである．

〈注意点〉

ACE阻害薬には腎排泄性のものが多く，慢性腎臓病症例では注意が必要である．ACE阻害薬/ARB投与開始後のクレアチニン値の上昇率が大きければ大きいほど，段階的に末期腎不全・心筋梗塞・心不全といった心腎イベントや死亡のリスクが増加する傾向が認められるという報告もあり，腎機能を意識してフォローすることが重要である[16]．

なお，ACE阻害薬とARBの併用については，心不全入院抑制効果を報告した研究もあるが[9, 17]，生存率を改善することなく，腎機能障害などを増加させることが報告されており[11, 18]，基本的にはお勧めしない．

> ●処方例
> ・エナラプリル（レニベース®）1回10 mg　1日1回（朝食後）
> ・カンデサルタン（ブロプレス®）1回8 mg　1日1回（朝食後）

2) 抗アルドステロン薬（スピロノラクトン，エプレレノン）

〈適応〉

スピロノラクトンは，RALES試験にて重症心不全に対する予後改善効果（死亡・心不全入院減少）が示された[19]．エプレレノンは，心筋梗塞後の重症心不全に対する予後改善効果が示され[20]，またACE阻害薬/ARBとβ遮断薬が85％以上に投与されている比較的軽症の慢性心不全に対しても予後改善効果が認められた[21]．よって，ACE阻害薬/ARBとβ遮断薬を最大許容用量投与するも心不全症状が残るすべてのHFrEF患者に対して投与が推奨されている．

〈目標用量〉

上記の結果より，スピロノラクトンは50 mg，エプレレノンも50 mgが目標用量とされているが，用量依存的な効果があるかについては証明されていない．なお，EMPHASIS-HF試験のプロトコールに，具体的なエプレレノンの投与方法が記載されているので，参照されたい[21]．

〈注意点〉

高カリウム血症には最大限の注意が必要であり，RALES試験の結果発表後，スピロノラクトンの処方率が急激に増加し，高カリウム血症による合併症および死亡も増加したという報告もあるくらいである[22]．血清K値と腎機能は定期的に確認すべきである．またRALES試験でスピロノラクトンは女性化乳房あるいは乳房痛が10％の男性に認められ[19]，実臨床でも経験されている先生は多いかと思う．その場合は，エプレレノンへ変更するとよい（鉱質コルチコイド受容体に選択性が高いのでそのような副作用はない）．

> ●処方例
> ・スピロノラクトン（アルダクトン®A）1回25 mg　1日1回（朝食後）
> ・エプレレノン（セララ®）1回25 mg　1日1回（朝食後）

2 β遮断薬（カルベジロール，ビソプロロール）

〈適応〉

β遮断薬はWaagsteinらが1975年に著効例7例を報告して以来（そのときは誰も信用しなかった），20年の時を経て，U.S. Carvedilol，MERIT-HF，CIBIS Ⅱ，COPERNICUSなどの大規模臨床試験の結果が次々と報告され，30～40％の死亡リスク減少率を示し，重症度や症状の有無によらずすべての慢性心不全での有効性が確立された薬剤である[23～26]．日本で処方できるエビデンスのある薬剤は，カルベジロールとビソプロロールだけである．カルベジロールとビソプロロールを比較した研究もあるが，死亡率に有意差は認めなかった[27]．なお，慢性心不全治療時のACE阻害薬とβ遮断薬どちらの先行投与でも差はないとされている[28]．

〈目標用量〉

用量依存的に予後改善効果があると考えられており，日本人ではカルベジロールであれば20 mg[29]，ビソプロロールであれば5 mgが目標用量とされている（保険適用最大用量）．

〈注意点〉

うっ血が十分に解除されていない状況で通常量を投与すると心不全の状態がかえって悪化することがあるため，ごく少量から開始すべきである（カルベジロールであれば，1.25～2.5 mg/日から，ビソプロロールであれば，0.625 mg/日から開始）．そして，心不全の増悪や徐脈の出現などに注意しつつ，1～2週間ごとに漸増していく．心不全が悪化すれば，まずは利尿薬で対応する．反応が乏しければβ遮断薬を減量し，状態を立て直す．また徐脈などの副作用を認めても，中止するのではなく，少量でも可能な限り投与を継続することが重要である．

> ●処方例
> ・カルベジロール（アーチスト®）1回2.5 mg　1日2回（朝夕食後）
> ・ビソプロロール（メインテート®）1回2.5 mg　1日1回（朝食後）

●専門医のクリニカルパール

心不全患者が入院したら，まず適応のある予後改善薬がすべて投与されているかだけではなく，最大許容用量で投与されているかも確認すべし！（意外と投与されていないことが多い）．

3 利尿薬（ループ利尿薬，サイアザイド系利尿薬，トルバプタン）

〈適応〉

心不全で最も多い症状は臓器うっ血によるものであり，浮腫・呼吸困難などのうっ血症状がある患者が利尿薬投与の適応である．しかし，循環動態が変動する，交感神経やRAS系の活性化を起こすということで悪者扱いされ，またうっ血をとる過程で生じる腎機能障害（worsening renal function：WRF）は予後を悪化させるとの報告が相次ぎ，利尿薬はできる限り制限すべきとの考えがあった．しかし最近になり，WRFがあってもしっかりうっ血を解除したほうが，再入院が少なく，心不全の生命予後は良好だとの報告がみられるようになった[30, 31]．利尿薬は決して悪者ではなく，うまく使う必要があるということである．

〈注意点〉

あくまで予後改善薬を投与したうえで使用することが原則．低カリウム血症，低マグネシウム血症，腎機能増悪，脱水には注意が必要である．

2. 服薬アドヒアランスへの介入はきわめて重要！

読者の先生方の施設のガイドライン遵守率はどれくらいだろうか？

実際，ガイドライン遵守率が低い施設では，患者の予後が悪いことが指摘されている[28]．そして何より，処方しても患者がしっかり内服できていないと意味がない．つまり，内服アドヒアランスが良好に維持されるよう，医療従事者がしっかり説明し（この薬がなぜ必要かなど），サポートをすることがきわめて重要である．このような多職種が介入する心不全の疾病管理プログラムは欧米のガイドラインでもクラスⅠに位置づけられており，ぜひ読者の先生方には，このOMTに関する知識をまわりの看護師などに還元し，チーム医療という形でそれが患者へしっかりフィードバックされることを切に願う．

●ここがポイント

どのようにすれば患者に毎日しっかり薬を飲んでもらえるかを考えるべし！

●専門医にコンサルトするタイミング

実際よくコンサルトされる内容が，それぞれの予後改善薬（特にβ遮断薬）の開始と用量増量のタイミングについてである．できる限り早期からの導入が重要であり，少しでも悩んだ場合は1度専門医にコンサルトすることをお勧めする．

Advanced Lecture

■ わが国未承認の心不全予後改善薬

わが国では未承認だが，欧米ではすでにガイドラインに明記されている心不全予後改善薬を2つ紹介する．

1）アンジオテンシン受容体–ネプリライシン阻害薬（angiotensin receptor neprilysin inhibitor：ARNI）

HFrEFに対して久しぶりに有効性が示された新薬，それがARNI．利尿ペプチドの分解を阻害するネプリライシン阻害薬とARBの合剤である．具体的にはサクビトリル／バルサルタン（LCZ696）という薬剤で，ACE阻害薬（エナラプリル）を上回る生命予後改善効果（死亡，心不全入院減少）を有することが明らかとなり[32]，欧米のガイドラインではACE阻害薬，β遮断薬，

抗アルドステロン薬による至適治療を行うも症状が持続する HFrEF 患者において ACE 阻害薬からARNIへ変更することが，クラス I，エビデンスレベル B の治療としてすでに明記されている[4, 33]．現在，わが国においては承認申請のための試験が実施されている[34]．また，HFpEF 患者を対象とした PARAGON–HF 試験も進行中である[35]．今後これらの結果に基づく ARNI のエビデンスが注目される．

2）イバブラジン（If チャネル阻害薬）

イバブラジンは洞結節に働き脈拍を抑える薬剤であり（洞房結節細胞にある If チャネルを阻害），心筋収縮力，伝導能や血圧などには影響しないとされている．先行研究の結果をふまえて[36]，β遮断薬の最大許容用量投与を含む至適治療を4週間以上持続し安定している症候性慢性心不全で，かつ1年以内の心不全悪化による入院歴のある LVEF 35％以下，洞調律で安静時心拍数が70回/分以上の症例を対象に実施された試験において，イバブラジン投与群はプラセボと比較して死亡と心不全入院を有意に減少させた[37]．現在，わが国では同様の HFrEF 患者を対象に予後改善効果を検討する臨床治験が進行中である．なお，本薬剤も欧米のガイドラインでは上記症例において投与することが，クラス II a，エビデンスレベル B の治療として明記されている[4, 33]．

おわりに

心不全の退院までに導入すべき至適薬物療法について，数多くの根拠があり，理解すればそれほど複雑ではないことがおわかりいただけたかと思う．ただこれらのエビデンスは，基本的には年齢が70歳未満の心不全患者を対象とした臨床研究の成果に基づくものである．年々高齢化が進んでおり，われわれが報告した最新の急性心不全多施設参加レジストリー（KCHF registry）でも年齢の中央値は80歳に達している．今後は死亡や再入院のみならず，QOL の評価なども重要になってくるであろうし，時代に合ったさらなるエビデンスの構築が不可欠であり，われわれもそれに貢献していきたいと考えている．

文献・参考文献

1) Jencks SF, et al：Rehospitalizations among patients in the Medicare fee–for–service program. N Engl J Med, 360：1418-1428, 2009

2) Setoguchi S, et al：Repeated hospitalizations predict mortality in the community population with heart failure. Am Heart J, 154：260-266, 2007

3) Stewart S, et al：Population impact of heart failure and the most common forms of cancer：a study of 1 162 309 hospital cases in Sweden（1988 to 2004）. Circ Cardiovasc Qual Outcomes, 3：573-580, 2010

4) Ponikowski P, et al：2016 ESC Guidelines for the diagnosis and treatment of acute and chronic heart failure：The Task Force for the diagnosis and treatment of acute and chronic heart failure of the European Society of Cardiology（ESC）Developed with the special contribution of the Heart Failure Association（HFA）of the ESC. Eur Heart J, 37：2129-2200, 2016

5) CONSENSUS Trial Study Group：Effects of enalapril on mortality in severe congestive heart failure. Results of the Cooperative North Scandinavian Enalapril Survival Study（CONSENSUS）. N Engl J Med, 316：1429-1435, 1987

6) Yusuf S, et al：Effect of enalapril on survival in patients with reduced left ventricular ejection fractions and congestive heart failure. N Engl J Med, 325：293-302, 1991

7) Yusuf S, et al：Effect of enalapril on mortality and the development of heart failure in asymptomatic patients with reduced left ventricular ejection fractions. N Engl J Med, 327：685-691, 1992

8) Pitt B, et al：Effect of losartan compared with captopril on mortality in patients with symptomatic heart failure：randomised trial--the Losartan Heart Failure Survival Study ELITE II. Lancet, 355：1582-1587, 2000

9) Cohn JN & Tognoni G : A randomized trial of the angiotensin-receptor blocker valsartan in chronic heart failure. N Engl J Med, 345 : 1667-1675, 2001

10) Dickstein K & Kjekshus J : Effects of losartan and captopril on mortality and morbidity in high-risk patients after acute myocardial infarction : the OPTIMAAL randomised trial. Optimal Trial in Myocardial Infarction with Angiotensin II Antagonist Losartan. Lancet, 360 : 752-760, 2002

11) Pfeffer MA, et al : Valsartan, captopril, or both in myocardial infarction complicated by heart failure, left ventricular dysfunction, or both. N Engl J Med, 349 : 1893-1906, 2003

12) Granger CB, et al : Effects of candesartan in patients with chronic heart failure and reduced left-ventricular systolic function intolerant to angiotensin-converting-enzyme inhibitors : the CHARM-Alternative trial. Lancet, 362 : 772-776, 2003

13) Packer M, et al : Comparative effects of low and high doses of the angiotensin-converting enzyme inhibitor, lisinopril, on morbidity and mortality in chronic heart failure. ATLAS Study Group. Circulation, 100 : 2312-2318, 1999

14) Konstam MA, et al : Effects of high-dose versus low-dose losartan on clinical outcomes in patients with heart failure (HEAAL study) : a randomised, double-blind trial. Lancet, 374 : 1840-1848, 2009

15) Lam PH, et al : Similar clinical benefits from below-target and target dose enalapril in patients with heart failure in the SOLVD Treatment trial. Eur J Heart Fail, 2017 Oct 5 [Epub ahead of print]

16) Schmidt M, et al : Serum creatinine elevation after renin-angiotensin system blockade and long term cardio-renal risks : cohort study. BMJ, 356 : j791, 2017

17) McMurray JJ, et al : Effects of candesartan in patients with chronic heart failure and reduced left-ventricular systolic function taking angiotensin-converting-enzyme inhibitors : the CHARM-Added trial. Lancet, 362 : 767-771, 2003

18) Yusuf S, et al : Telmisartan, ramipril, or both in patients at high risk for vascular events. N Engl J Med, 358 : 1547-1559, 2008

19) Pitt B, et al : The effect of spironolactone on morbidity and mortality in patients with severe heart failure. Randomized Aldactone Evaluation Study Investigators. N Engl J Med, 341 : 709-717, 1999

20) Pitt B, et al : Eplerenone, a selective aldosterone blocker, in patients with left ventricular dysfunction after myocardial infarction. N Engl J Med, 348 : 1309-1321, 2003

21) Zannad F, et al : Eplerenone in patients with systolic heart failure and mild symptoms. N Engl J Med, 364 : 11-21, 2011

22) Juurlink DN, et al : Rates of hyperkalemia after publication of the Randomized Aldactone Evaluation Study. N Engl J Med, 351 : 543-551, 2004

23) Packer M, et al : The effect of carvedilol on morbidity and mortality in patients with chronic heart failure. U.S. Carvedilol Heart Failure Study Group. N Engl J Med, 334 : 1349-1355, 1996

24) MERIT-HF Study Group : Effect of metoprolol CR/XL in chronic heart failure : Metoprolol CR/XL Randomised Intervention Trial in Congestive Heart Failure (MERIT-HF). Lancet, 353 : 2001-2007, 1999

25) CIBIS-II Investigators and Committees : The Cardiac Insufficiency Bisoprolol Study II (CIBIS-II) : A randomised trial. Lancet, 353 : 9-13, 1999

26) Packer M, et al : Effect of carvedilol on survival in severe chronic heart failure. N Engl J Med, 344 : 1651-1658, 2001

27) Düngen HD, et al : Titration to target dose of bisoprolol vs. carvedilol in elderly patients with heart failure : the CIBIS-ELD trial. Eur J Heart Fail, 13 : 670-680, 2011

28) Willenheimer R, et al : Effect on survival and hospitalization of initiating treatment for chronic heart failure with bisoprolol followed by enalapril, as compared with the opposite sequence : results of the randomized Cardiac Insufficiency Bisoprolol Study (CIBIS) III. Circulation, 112 : 2426-2435, 2005

29) Hori M, et al : Low-dose carvedilol improves left ventricular function and reduces cardiovascular hospitalization in Japanese patients with chronic heart failure : the Multicenter Carvedilol Heart Failure Dose Assessment (MUCHA) trial. Am Heart J, 147 : 324-330, 2004

30) Testani JM, et al : Potential effects of aggressive decongestion during the treatment of decompensated heart failure on renal function and survival. Circulation, 122 : 265-272, 2010

31) Ambrosy AP, et al : Clinical course and predictive value of congestion during hospitalization in patients admitted for worsening signs and symptoms of heart failure with reduced ejection fraction : findings from the EVEREST trial. Eur Heart J, 34 : 835-843, 2013

32) McMurray JJ, et al : Angiotensin-neprilysin inhibition versus enalapril in heart failure. N Engl J Med, 371 : 993-1004, 2014

33) Yancy CW, et al : 2017 ACC/AHA/HFSA Focused Update of the 2013 ACCF/AHA Guideline for the Management of Heart Failure : A Report of the American College of Cardiology/American Heart Association Task Force on Clinical Practice Guidelines and the Heart Failure Society of America. J Am Coll Cardiol, 70 : 776-803, 2017

34) Tsutsui H, et al：Efficacy and safety of sacubitril/valsartan（LCZ696）in Japanese patients with chronic heart failure and reduced ejection fraction：Rationale for and design of the randomized, double-blind PARALLEL-HF study. J Cardiol, 70：225-231, 2017

35) Solomon SD, et al：Angiotensin Receptor Neprilysin Inhibition in Heart Failure With Preserved Ejection Fraction：Rationale and Design of the PARAGON-HF Trial. JACC Heart Fail, 5：471-482, 2017

36) Fox K, et al：Ivabradine for patients with stable coronary artery disease and left-ventricular systolic dysfunction（BEAUTIFUL）：a randomised, double-blind, placebo-controlled trial. Lancet, 372：807-816, 2008

37) Swedberg K, et al：Ivabradine and outcomes in chronic heart failure（SHIFT）：a randomised placebo-controlled study. Lancet, 376：875-885, 2010

参考文献・もっと学びたい人のために

1) Metra M & Teerlink JR：Heart failure. Lancet, 390：1981-1995, 2017

プロフィール

夜久英憲（Hidenori Yaku）
京都大学大学院医学研究科循環器内科学
洛和会音羽病院にて初期研修後，三菱京都病院での専門研修で出会った先輩との縁で臨床研究の本質を学ぶべく大学院に進学，現在急性心不全多施設共同研究に従事しています．すべては患者さんのために，臨床で感じた"なぜ？"を1つでも科学的に解決できればと考えています．皆さんも今感じている"なぜ？"を大切にしてください．そして一緒に世の中をよりよい方向へ変えていきましょう．

第3章

慢性期病棟におけるギモン：ウマい慢性期管理とは？

8. 降圧薬の上手な選択のしかたが知りたいです

又吉哲太郎

● Point ●

・ガイドラインに則った治療を行う

・血圧が上昇する機序を理解して降圧薬を選択する

・降圧薬の効きが悪いときは生活習慣への介入も必要

はじめに

　高血圧の薬物療法は現在多数の降圧薬が使用可能となっており，これを適切に選択していくことは一定の知識がなければ難しい．本稿ではこの薬剤の選択方法についてみていきたい．高血圧は心筋梗塞やがんのように比較的短期間のうちに致命的な転帰をたどることは少ないが，数年あるいは数十年にわたる経過の末に心血管疾患，腎不全などを発症する．高血圧は患者数がきわめて多い疾患であるため，これら合併症の予防を行っていくことが重要である．表1，2に国内ガイドライン（JSH2014）の成人における血圧値の分類と異なる測定法による高血圧基準値を示す[1]．2017年11月にAHA，ACC合同の成人高血圧ガイドラインが発表されたが[2]，そこでは，JSH2014の正常血圧が血圧上昇（elevated blood pressure）とされ，正常高値がステージ1高血圧，I度高血圧以上はステージ2高血圧とされ，高血圧の定義はより厳しくなった．

　薬物治療の対象となる血圧値および降圧目標については，家庭血圧，自由行動下血圧モニタリングの基準も含めて大きな差はないが，一部合併症がある症例への対処に差がみられる．誤解を恐れず大雑把に切り分けると，多くの症例では診察室血圧で140/90 mmHg未満（家庭血圧135/85 mmHg未満）を目標とし，糖尿病や腎疾患を有する症例では130/80 mmHg未満（家庭血圧125/75 mmHg未満）が目標となる．JSH2014は日本高血圧学会ウェブサイトで電子版が公開されているので，詳しくはガイドラインを参照してもらいたい．

1. 基本的な使用法

　血圧は日間差もあるため治療開始前に複数回の血圧測定を行い，治療対象となる高血圧であることを確認してから投与を開始する．まずは第一選択薬として（長時間作用型）カルシウムチャネル拮抗薬（CCB），サイアザイド系利尿薬（TZD），アンジオテンシンII受容体拮抗薬（ARB），アンジオテンシン変換酵素阻害薬（ACE-I），β遮断薬のいずれかから開始する[1]．国内ガイドラ

表1 成人における血圧値の分類（mmHg）

	分類	収縮期血圧		拡張期血圧
正常域血圧	至適血圧	＜120	かつ	＜80
	正常血圧	120〜129	かつ／または	80〜84
	正常高値血圧	130〜139	かつ／または	85〜89
高血圧	Ⅰ度高血圧	140〜159	かつ／または	90〜99
	Ⅱ度高血圧	160〜179	かつ／または	100〜109
	Ⅲ度高血圧	≧180	かつ／または	≧110
	（孤立性）収縮期高血圧	≧140	かつ	＜90

文献1より転載

表2 異なる測定法による高血圧基準値

	収縮期血圧		拡張期血圧
診察室血圧	≧140	かつ／または	≧90
家庭血圧	≧135	かつ／または	≧85
自由行動下血圧			
24時間	≧130	かつ／または	≧80
昼間	≧135	かつ／または	≧85
夜間	≧120	かつ／または	≧70

文献1より転載

インにおいては，Ⅰ度高血圧では1剤を少用量から，Ⅱ度高血圧では1剤を通常用量で，または，2剤を少用量併用で開始するとされている．

　前出の第一選択薬となる5種類の降圧薬は「主要降圧薬」とよばれており，いずれも心血管病予防に関するエビデンスが存在する．JSH2014では各種降圧薬の積極的適応が**表3**のように示されており，併存疾患，合併症などを参照しながら選択すればあまり迷わず選択できるだろう．積極的な適応がない症例では，β遮断薬を除く4種のいずれかから選択する．これは，各種臨床試験の成績に照らしてβ遮断薬をほかの4種に優先して投与すべき根拠が薄いためである．筆者は以下のように選択している．

・血圧値が高くて早く降圧したい場合 → CCB
・若年女性（50歳未満）→ ACE-I，ARB **以外**（催奇形性の問題から）
・妊娠している女性 → TZD，アテノロール，ヒドララジン（添付文書上禁忌でない）
・高齢者，低レニン性高血圧 → 利尿薬

■ 単剤での投与開始

　血圧値によらず降圧薬は1剤から開始してよい．患者のアドヒアランスも考慮して1日1回投与の薬剤を選択する．TZD以外の主要降圧薬は，低リスクのⅠ度高血圧では少用量から，中等リスク以上のリスク状態では通常用量から開始する．TZDは原則として通常用量の1/4〜半量で使用する．

　降圧薬の添付文書における「用法・用量」は例外もあるがおおむね以下の書式に従って記述さ

第3章

慢性期病棟におけるギモン：ウマい慢性期管理とは？

レジデントノート Vol. 20 No. 5（増刊）2018　　189　(809)

表3　主要降圧薬の積極的適応

	Ca拮抗薬	ARB/ACE阻害薬	サイアザイド系利尿薬	β遮断薬
左室肥大	●	●		
心不全		●*1	●	●*1
頻脈	●（非ジヒドロピリジン系）			●
狭心症	●			●*2
心筋梗塞後		●		●
CKD（蛋白尿−）	●	●	●	
CKD（蛋白尿＋）		●		
脳血管障害慢性期	●	●	●	
糖尿病/MetS*3		●		
骨粗鬆症			●	
誤嚥性肺炎		●（ACE阻害薬）		

*1 少量から開始し，注意深く漸増する，*2 冠攣縮性狭心症には注意，
*3 メタボリックシンドローム
文献1より転載

れている．

> 通常，成人には○○○○○○としてD〜2D mgを1日1回経口投与する．なお，症状に応じ適宜増減するが，効果不十分な場合には1日1回4D mgまで増量することができる．

　降圧薬の増量は通常2倍ごとに行われ，Dが少用量，2Dが通常用量，4Dが最大用量である．通常用量の処方例は以下の通り．

●処方例
　アムロジピン（アムロジン®）1回5 mg　1日1回（朝食後）　14日間

●ここがポイント
降圧薬の多くは，降圧効果が最大になるまでに2週間以上かかる．合併症のあるⅢ度高血圧や高血圧切迫症などの降圧を急ぐ理由がなければ，次回の受診は2週間以上空けてよい．

2 併用での投与開始
　高血圧の初期治療であっても，Ⅱ度高血圧では少用量の2剤併用で治療を始めてもよい．作用機序が異なる降圧薬を併用した場合，1剤を増量するよりも降圧効果が優れ，有害事象も少ないとされている[3)]．
　併用療法では使用する降圧薬同士が相互に降圧機序を補い，相乗的な降圧効果を得られるような組合わせとする．JSH2014ではβ遮断薬を除く主要降圧薬4種のなかでARBとACE-Iの併用は勧められないが，そのほかの組合わせはいずれも併用療法として推奨している．例えば，TZDのナトリウム利尿効果によってレニン−アンジオテンシン系（RAS）が亢進するが，このRASの

亢進をACE–IやARBを併用することによって抑えることができる．この併用によって，TZDで低下し，ARBで上昇する血清カリウム値の変動も相殺されることになる．また，下記のように尿酸値の低下効果を有するARBを併用することで，TZDの副作用として出現する尿酸値上昇を軽減することもできる．なお，2剤を少用量併用で開始する際には，国内の添付文書のうえでは，配合剤を第一選択薬として使用することは認められていない．

●処方例
ロサルタン（ニューロタン®）　1回25 mg　1日1回（朝食後）　14日間
インダパミド（ナトリックス®）　1回1 mg　1日1回（朝食後）　14日間

3 投与のタイミング

　自由行動下血圧モニタリング装置（ABPM）や家庭血圧計の普及も手伝って，24時間にわたる安定した血圧管理の重要性が指摘されている．特に心血管合併症との関連が示されているところでは睡眠時の生理的な血圧低下が障害されるケース[4]や早朝の血圧上昇[5]に関心が集まっている．睡眠中の血圧上昇は交感神経活性の日内変動や腎のナトリウム排泄能がかかわっているといわれている．こうしたケースでは，降圧薬の投与のタイミングを夕食後や眠前に変更することで改善が得られることもある．また，早朝の血圧上昇にはα遮断薬の眠前投与が有効とする報告もある．

2. 血圧を規定している因子と主要降圧薬の特徴

　降圧薬を選択するうえで，血圧を規定している因子を念頭におく必要がある．血圧と心拍出量，体血管抵抗の関係は下記の通り書き表せる．

BP = CO × SVR
　BP：血圧（blood pressure）
　CO：心拍出量（cardiac output）
　SVR：体血管抵抗（systemic vascular resistance）

　また，心拍出量は図に示す通り前負荷および自律神経の影響を受けている[6]．すなわち，抵抗血管の収縮による血管抵抗（血管径の4乗に比例）の上昇，心拍出量の増加（背景として交感神経緊張による心収縮力の増大や心拍数の増加，塩分摂取過多などによる前負荷の増大）といった変化はすべて血圧を上昇させる方向に働く．また，血液の粘稠（ねんちゅう）度も血圧に影響しており，両者は比例関係にある．血液の粘稠度を規定している主要な因子はヘマトクリットである．一方で，高血圧の成立には心拍出量の増大や血液粘稠度の上昇に伴って抵抗血管が弛緩する反応が何らかの障害を受けていると考えられている．

　こうしたことを背景に主要降圧薬の作用機序と特徴についてみていこう．

1 TZD（サイアザイド類似薬を含む）

　TZDは遠位尿細管に作用してナトリウムの再吸収を抑制し，循環血液量を減少させる．長期的には末梢血管抵抗も低下する．血中濃度半減期は9〜13時間であるが，降圧効果はナトリウムが

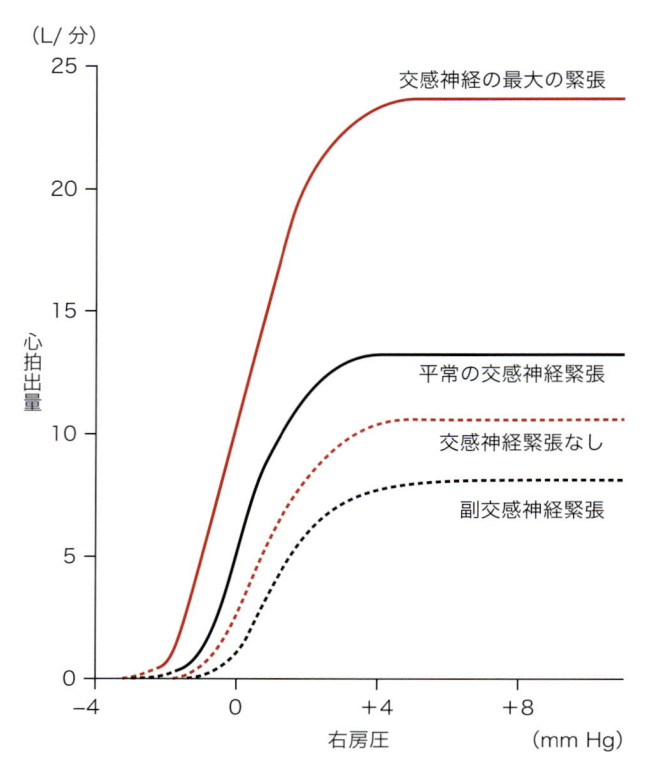

図 交感神経緊張による心拍出への影響
文献6より引用

再貯留して循環血液量がもとに戻るまでは持続するため，中断しても1週間程度は効果が残る．比較的古くに開発された降圧薬で，電解質異常，尿酸値上昇，糖・脂質代謝異常など，用量依存性の副作用が多いことから近年は少用量で用いられる．ACE-Iとの併用で脳卒中や心血管疾患の予防効果が示されている[7]．JSH2014ではeGFR 30 mL/分/1.73 m^{2}で効果が期待できないため，禁忌とされている．腎機能障害のある症例ではループ利尿薬を用いる．治療抵抗性高血圧の定義として，「生活習慣の修正を行ったうえで，利尿薬を含む適切な用量の3剤の降圧薬を投与しても目標まで下がらない状態」とされており，禁忌がない限り遅くとも3剤目までには投与が検討されるべきである．

2 CCB

血管平滑筋の電位依存性L型カルシウムチャネルを遮断して筋弛緩を得ることで末梢血管抵抗を低下させる，主要降圧薬のなかでは最も降圧力が強い．カルシウムチャネルにはL型のほかにT型，N型などのサブタイプがあり，薬剤ごとに選択性が異なる．アムロジピンは血中濃度半減期が36時間と長時間安定した効果が期待できる一方，腎疾患患者で尿蛋白を増加させるとする報告もあり，合併症に応じて使い分ける必要がある．T型，N型チャネルに作用するCCBは尿蛋白を減少させるといわれている．

3 ACE-I, ARB

いずれもRASを抑制する薬剤であり，心不全治療，腎疾患治療にエビデンスの蓄積がある．RAS

はアンジオテンシンⅡの血管収縮，体液貯留，交感神経賦活化作用を介して血圧を上昇させている．ACE-IはARBよりも上流でRASを抑制し，カリクレイン-キニン系の賦活を介する血管拡張作用も有しており，心保護効果でARBよりも優れているという報告がある[8]．その一方でACE阻害薬は空咳の副作用が発現し，ARBの方が飲みやすい患者も多くいる．両薬剤とも催奇形性のため妊婦には禁忌となっている．

4 β遮断薬

　β遮断薬の降圧効果は心収縮力や心拍数の抑制による心拍出量の低下や腎臓に対するレニン分泌抑制，中枢での交感神経抑制といった機序を介する．内因性交感神経刺激（ISA）の有無によって分類されるが，ISAのないものに心不全の予後改善効果が認められている．気管支喘息と徐脈では慎重投与．

> ●専門医にコンサルトするタイミング
>
> 　降圧薬は，薬物治療が高度に発展した分野であり，降圧力の点でも，効果の持続時間，安定性の点でも優れた薬剤が使用可能であるため，ガイドラインなどで示されている原則を守って使用すれば非専門医であっても，多くの症例で降圧目標を達成することができる．
>
> 　専門医への紹介・相談を検討すべき事態としては，治療抵抗性，合併症が重積した高リスク症例，二次性高血圧の疑い，高血圧緊急症を含む急性疾患との合併などが考えられる．
>
> 　その一方で，高血圧専門医の数は地域ごとのばらつきが大きく，2017年9月現在東京都では128人（人口10万人あたり1.38），福岡県で62人（同1.21），一方，山口県で2人（同0.14），高知県で1人（同0.13），筆者が居住する沖縄県では14人（同0.97）となっている．学会は専門医制度のさらなる普及を推進しているが，現時点では専門医へのアクセスが困難な地域が存在するため，さしあたりの対応としては腎臓内科や循環器内科などへの紹介もやむをえない．

おわりに

　本稿では主要降圧薬の選択のみで誌面を使い切ってしまったが，多くの症例には対応できるであろう．主要降圧薬で降圧しきれない治療抵抗性高血圧への対応は生活習慣への介入なども検討する必要があるが，薬剤選択においては，アルドステロン拮抗薬・カリウム保持性利尿薬，α遮断薬の追加が推奨されている．

　降圧治療が適切に行われると，長い経過で徐々に高血圧に改善がみられることもしばしば経験する．自験例では内服開始から1年以内に降圧薬が不要になった症例，紹介受診時4剤内服下で170/120 mmHgだったところが，3年後に2剤で120/70 mmHgで安定している症例なども経験している．逆に治療が適切に行われなければ，現在の高血圧が高血圧の病態を悪化させてさらなる血圧上昇をきたすと考えられており，早期からの治療開始が重要である．

文献・参考文献

1) 「高血圧治療ガイドライン2014」(日本高血圧学会高血圧治療ガイドライン作成委員会/編), ライフサイエンス出版, 2014

2) Whelton PK, et al : 2017 ACC/AHA/AAPA/ABC/ACPM/AGS/APhA/ASH/ASPC/NMA/PCNA Guideline for the Prevention, Detection, Evaluation, and Management of High Blood Pressure in Adults : A Report of the American College of Cardiology/American Heart Association Task Force on Clinical Practice Guidelines. J Am Coll Cardiol, 2017

3) Wald DS, et al : Combination therapy versus monotherapy in reducing blood pressure : meta-analysis on 11, 000 participants from 42 trials. Am J Med, 122 : 290-300, 2009

4) Roman MJ, et al : Is the absence of a normal nocturnal fall in blood pressure (nondipping) associated with cardiovascular target organ damage? J Hypertens, 15 : 969-978, 1997

5) Kario K : Morning surge in blood pressure and cardiovascular risk : evidence and perspectives. Hypertension, 56 : 765-773, 2010

6) 「Guyton and Hall Textbook of Medical Physiology 13th edition」 (Hall JE), p121, Elsevier, 2016

7) PROGRESS Collaborative Group : Randomised trial of a perindopril-based blood-pressure-lowering regimen among 6, 105 individuals with previous stroke or transient ischaemic attack. Lancet, 358 : 1033-1041, 2001

8) Turnbull F, et al : Blood pressure-dependent and independent effects of agents that inhibit the renin-angiotensin system. J Hypertens, 25 : 951-958, 2007

参考文献・もっと学びたい人のために

1) 「KAPLAN'S Clinical Hypertension 11th edition」 (Kaplan NM & Victor RG), Wolters Kluwer, 2015

プロフィール

又吉哲太郎 (Tetsutaro Matayoshi)
琉球大学医学部附属病院キャリア形成支援センター
2000年に医師免許取得, 国立循環器病センターの高血圧腎臓部門で高血圧診療を学び, 医薬品医療機器総合機構で薬事行政を経験した後2009年から現職. 高血圧は地味にみえますが, 予防医学の観点では重要な分野です. 患者数が非常に多いことから, 専門医以外の先生方の貢献に負うところが大きいので, 関心をもっていただけますと幸いです.

9. 高齢者心不全の多剤処方の整理のコツを教えてください

川上利香

● Point ●

- 左室駆出率が低下した心不全（heart failure with reduced ejection fraction：HFrEF）ではアンジオテンシン変換酵素（ACE）阻害薬〔またはアンジオテンシンⅡ受容体拮抗薬（ARB）〕，β遮断薬，ミネラルコルチコイド受容体拮抗薬（MRA）は禁忌がない限り投与する

- 利尿薬は心不全のうっ血，浮腫など体液量調整に対する使用は推奨される

- 左室駆出率が保たれた心不全（heart failure with preserved ejection fraction：HFpEF）では，無作為化比較対照試験（randomized controlled trials：RCTs）での長期予後改善効果を示した薬物治療の報告はない

- 高齢心不全患者においては多数の併存疾患を有し，特に HFpEF では併存疾患に対する治療が中心となる

はじめに

　本邦においては社会の高齢化に伴い心不全患者，特に高齢心不全患者が増加している．75歳以上の心不全患者は全体の50％以上の割合を占め，今後もさらなる増加が予想される．心不全は，5年で約半数が死亡する予後不良の疾患であり，初回入院後6カ月以内に約半数が再入院し，医療経済的にも大きな問題となっている．高齢心不全患者においては，生命予後不良だけでなく，くり返す再入院により認知機能の悪化，frailty および disability を合併し，QOL（生活の質）および ADL（日常生活動作）悪化につながる．また，心不全患者におけるポリファーマシーについては，薬物間の副作用出現のリスクを増加させるだけでなく，非ステロイド性抗炎症薬は，心不全増悪への関与が報告されている．

　慢性心不全治療は，LVEF ＜ 40 ％の HFrEF と LVEF ≧ 50 ％の HFpEF に分けて考える（**表1**）[1]．2016 ESC ガイドラインでは，40 ％ ≦ LVEF ＜ 50 ％は，左室駆出率が軽度低下した HFmrEF（heart failure with mid-range ejection fraction）として新たに設けられた．**HFmrEF** の治療は HFpEF に準ずると考えられているが，エビデンスが少なく，今後さらに調査が必要である．

表1　左室駆出率による心不全のタイプ

心不全のタイプ	左室駆出率が低下した心不全（HFrEF）	左室駆出率が軽度低下した心不全（HFmrEF）	左室駆出率が保たれた心不全（HFpEF）
	LVEF < 40 %	LVEF 40〜49 %	LVEF ≧ 50 %

文献1を参考に作成

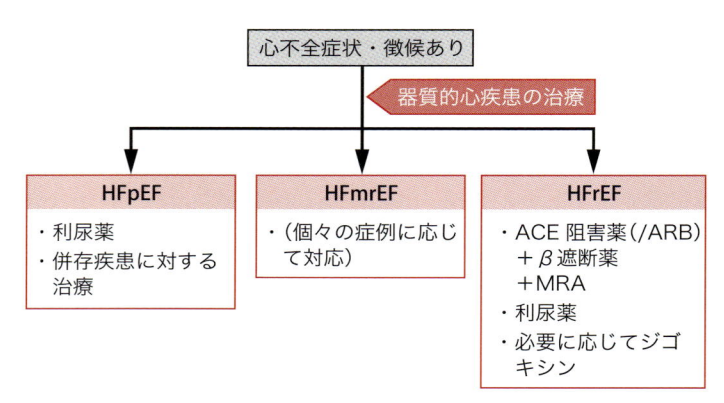

図1　症候性心不全薬物治療のアルゴリズム

1. 症候性 HFrEF の治療（図1，表2）

　神経体液性因子の拮抗薬である **ACE 阻害薬**（または **ARB**），**β 遮断薬**および **MRA** は，忍容性に問題がなく，禁忌がない限り高齢 HFrEF 患者も含めすべての患者に投与されるべきである．しかし，これら薬剤の予後改善効果を検討した RCTs のほとんどで高齢患者は除外されている．つまり，高齢者，特に 80 歳以上の HFrEF においてはその有効性，安全性についてのエビデンスは乏しく，RCTs の多くは，対象患者の平均年齢が 60 歳台であることに留意すべきである．

1 ACE 阻害薬と ARB

　ACE 阻害薬は症候性 HFrEF 患者においては第一選択薬である．ARB は ACE 阻害薬を上回る有効性は証明されていないため，その使用に関しては ACE 阻害薬に忍容性がない場合に限られる．ARB と ACE 阻害薬の併用は腎機能悪化[2]や高カリウム血症の合併の問題および併用の有効性において一定の見解が得られていないことから積極的に投与すべきでない．ACE 阻害薬（または ARB）投与時の血清クレアチニン値上昇について，特に高齢者では，利尿薬の過度の使用による体液量減少の可能性もあり，これら薬剤中止の前に，過度の hypovolemia（体液量減少）による腎機能悪化でないか検討する．

2 MRA

　MRA は，慢性腎不全（CKD），K > 5.0 mEq/L を伴う患者では使用を控えるべきである（エプレレノンではクレアチニンクリアランス < 30 mL/分，K > 5.0 mEq/L の患者では禁忌となっている）．特に高齢患者では，腎機能だけでなく肝機能も低下していることから高カリウム血症発症のリスクが高い．MRA の使用が難しい場合は ACE 阻害薬（または ARB）と β 遮断薬の 2 剤を優先する．併用が可能な場合でも，スピロノラクトン（アルダクトン®）12.5 mg，エプレレノン

表2　HFrEF の治療薬

治療薬
ACE 阻害薬
禁忌を除きすべての患者に対する使用（無症状の患者も含む）.
ARB
ACE 阻害薬に忍容性のない患者に対する投与.
β遮断薬
有症状の患者に対し ACE 阻害薬と併用し，予後の改善を目的として使用. 頻脈性心房細動を有する患者にレートコントロール目的に使用.
MRA
ACE 阻害薬，β遮断薬の投与にもかかわらず NYHA≧Ⅱ度，LVEF＜35％の患者に対する投与.
利尿薬
①ループ利尿薬・サイアザイド系利尿薬 　うっ血に基づく症状を有する患者に対する使用. ②バゾプレシン V_2 受容体拮抗薬（トルバプタン） 　ループ利尿薬などのほかの利尿薬で効果不十分な場合および併用時にのみ投与が認められている. 　長期投与の効果は確立されていない.
ジゴキシン
洞調律患者において，ACE 阻害薬（または ARB），β遮断薬，MRA 投与にもかかわらず有症状の 場合リスクを低下する. 頻脈性心房細動を有する患者にレートコントロール目的に使用.
強心薬
QOL の改善，経静脈的強心薬からの離脱を目的に短期投与. ピモベンダン（アカルディ®）2.5〜5.0 mg/日　1日1回投与.

NYHA：New York Heart Association

（セララ®）25 mg の少量から開始する．スピロノラクトンは，ミネラルコルチコイド受容体だけでなく，アンドロゲンおよびプロゲステロン受容体に対しても高い親和性を有し，男性患者では，年齢とともにテストステロン濃度が低下することから，投与患者の約10％で女性化乳房を合併する[3]．

3 β遮断薬

　β遮断薬も第一選択薬であるが，投与経験の少ない研修医にとっては心不全増悪のリスクがあり，初期導入のタイミング，初期投与量，増量のタイミングについては専門医に相談した方が安全である．特に高齢者では，忍容性が低く，投与量については注意が必要である．心不全が安定していると判断できれば，少量より開始する．カルベジロール（アーチスト®）であれば，1.25 mg 1日2回もしくは2.5 mg 1日1回，ビソプロロール（メインテート®）では0.3125 mg〜0.625 mg 1日1回から開始する．目標用量は，洞調律のHFrEFでは，血圧，心不全増悪に注意しながら予後改善の至適レベルの心拍数＜75回/分になる最大量まで増量する．心房細動（AF）合併HFrEFでは予後改善の至適心拍数の報告はないが，厳格な心拍コントロールはかえって心不全悪化の可能性があり注意が必要である．高齢心不全患者ではさまざまな併存疾患を有している．気管支喘息合併HFrEFでは，β遮断薬は絶対的禁忌ではないが病状が安定している場合，β_1選択性が高いビソプロロールを使用し，最小用量から慎重に投与すべきである．COPD 合併HFrEFでは，ほとんどの症例でβ遮断薬を安全に使用できることから導入を躊躇すべきでない[4]．内服の難しい高齢心不全患者ではビソプロロールのテープ剤（ビソノ®テープ）の使用を考慮する．

ビソノ®テープ4 mgはビソプロロール錠（メインテート®）2.5 mgに相当すると考えられ，ビソノ®テープ4 mg 1/4枚からの開始が勧められる（ビソプロロール錠0.625 mgに相当）．

4 利尿薬

　利尿薬は，心不全のうっ血，浮腫に対する症状改善目的での使用は推奨されるがRCTsにおいて生命予後改善効果を示さなかった．利尿薬は，個々の患者で至適投与量は異なるが，euvolemia（正常体液量）維持のためにはできるだけ最少量の投与にとどめ，必要なければ（一時）中止も考慮する．ただし，退院後飲水，食事量，塩分摂取量増加に伴う心不全増悪のリスクがあり，セルフモニタリング可能な高齢患者や介護者の協力が得られる場合，体重増加，自覚症状悪化に伴い利尿薬の自己調整によりイベントを減らすことが可能なこともある．利尿薬の中心はループ利尿薬で，サイアザイド系利尿薬より作用時間は短い．治療抵抗性のうっ血，体液貯留に対しループ利尿薬とサイアザイド系利尿薬との組合わせは有効であるが，電解質異常などの副作用も増加する．バソプレシンV_2受容体拮抗薬のトルバプタン（サムスカ®）はループ利尿薬などのほかの利尿薬で効果不十分で体液貯留が残存している際に使用する[5]．ループ利尿薬と同様でRCTsで生命予後改善効果を認めず，長期投与の効果も確立されていない[6, 7]．

5 ジゴキシン

　ジゴキシンは，現在では，症候性HFrEFに対する有効性が明らかでない薬剤として分類されている．洞調律の症候性HFrEFでは死亡，心不全入院のリスク軽減効果報告はあるが[8]，β遮断薬との併用の効果については不明である．AF合併HFrEFに対するジゴキシンのRCTsは存在せず，予後に対する効果は一定していない．ジゴキシンは腎排泄のため，CKD合併，高齢者ではジゴキシン中毒に陥りやすい．一般的な有効血中濃度0.5〜2.0 ng/mLよりも低い0.5〜0.8 ng/mLが提案されている[9]．高齢者では維持量としてはジゴキシン0.0625 mg〜0.125 mgで十分なことが多い．

6 強心薬

　本邦では，経口強心薬〔ピモベンダン（アカルディ®），デノパミン（カルグート®），ドカルパミン（タナドーパ®）〕の使用は認められているが，いずれもRCTsで生命予後改善効果は認めない．これら薬剤は，QOL改善[10]，静注強心薬からの離脱，β遮断薬導入時には併用を考慮してもよいかもしれないが，安易に使用すべきでなく，専門医にコンサルトして導入すべき薬剤の1つである．

2. 症候性HFpEFの治療 （図1）

　ガイドライン上では，息切れなどの症状やうっ血徴候などの症候性HFpEFの場合，**利尿薬のみ**が推奨される[1]．そのほかの治療としては，多数の併存疾患を有するHFpEFでは，その**併存疾患に対する治療**のみがクラスIである[1]．β遮断薬，ACE阻害薬（またはARB）およびMRAは，高血圧，冠動脈疾患，心房細動のような心血管系の併存疾患の治療に対し使用またはこれら併存疾患のある患者では，新規心不全発症を抑制するという研究の結果を反映して使用する[11]．
　HFpEF研究では，ACE阻害薬，ARB，MRA，ジゴキシン，PDE5阻害薬〔シルデナフィル（レ

バチオ®）〕のいずれにおいても予後改善効果の報告はない．HFpEFに対するARBとネプリライシン阻害薬であるARNI（サクビトリル／バルサルタン）の効果を検討したPARAMOUNT研究では[12]，HFpEF患者のNT-proBNPを有意に低下し，現在Phase Ⅲでの結果報告が待たれるところである．β遮断薬の観察研究およびメタ解析では，HFpEF患者に対し全死亡を改善したが，その効果を判定するには前向きRCTsが必要である．糖尿病治療薬であるSGLT2阻害薬〔エンパグリフロジン（ジャディアンス®）〕投与[13]で，糖尿病患者の心不全入院および心血管死亡を減少したことから心不全に対し有効の可能性があるもののまだ十分なエビデンスはない．

おわりに

心不全患者の半数以上が75歳以上の高齢である．さまざまな病院から多数の薬剤が処方されている患者も珍しくなく，入院中にできうる限り不要な薬剤の中止を心がける．認知機能低下を伴う患者は年齢上昇とともに増加し，介護者の負担を減らすためにも退院時には許す限り1日1回投与になるよう処方を変更することも重要である．

文献・参考文献

1) Ponikowski P, et al : 2016 ESC Guidelines for the diagnosis and treatment of acute and chronic heart failure : The Task Force for the diagnosis and treatment of acute and chronic heart failure of the European Society of Cardiology (ESC). Developed with the special contribution of the Heart Failure Association (HFA) of the ESC. Eur J Heart Fail, 18 : 891-975, 2016

2) Sakata Y, et al : Clinical impacts of additive use of olmesartan in hypertensive patients with chronic heart failure : the supplemental benefit of an angiotensin receptor blocker in hypertensive patients with stable heart failure using olmesartan (SUPPORT) trial. Eur Heart J, 36 : 915-923, 2015

3) Braunstein GD : Clinical practice. Gynecomastia. N Engl J Med, 357 : 1229-1237, 2007

4) Jabbour A, et al : Differences between beta-blockers in patients with chronic heart failure and chronic obstructive pulmonary disease : a randomized crossover trial. J Am Coll Cardiol, 55 : 1780-1787, 2010

5) 「バソプレシンV2受容体拮抗薬の適正使用に関するステートメントについて」（日本心不全学会）：http://www.asas.or.jp/jhfs/pdf/20131021_statement.pdf

6) Gheorghiade M, et al : Short-term clinical effects of tolvaptan, an oral vasopressin antagonist, in patients hospitalized for heart failure : the EVEREST Clinical Status Trials. JAMA, 297 : 1332-1343, 2007

7) Konstam MA, et al : Effects of oral tolvaptan in patients hospitalized for worsening heart failure : the EVEREST Outcome Trial. JAMA, 297 : 1319-1331, 2007

8) Digitalis Investigation Group : The effect of digoxin on mortality and morbidity in patients with heart failure. N Engl J Med, 336 : 525-533, 1997

9) Rathore SS, et al : Association of serum digoxin concentration and outcomes in patients with heart failure. JAMA, 289 : 871-878, 2003

10) The EPOCH Study Group : Effects of pimobendan on adverse cardiac events and physical activities in patients with mild to moderate chronic heart failure : the effects of pimobendan on chronic heart failure study (EPOCH study). Circ J, 66 : 149-157, 2002

11) Beckett NS, et al : Treatment of hypertension in patients 80 years of age or older. N Engl J Med, 358 : 1887-1898, 2008

12) Solomon SD, et al : The angiotensin receptor neprilysin inhibitor LCZ696 in heart failure with preserved ejection fraction : a phase 2 double-blind randomised controlled trial. Lancet, 380 : 1387-1395, 2012

13) Zinman B, et al : Empagliflozin, Cardiovascular Outcomes, and Mortality in Type 2 Diabetes. N Engl J Med, 373 : 2117-2128, 2015

プロフィール

川上利香（Rika Kawakami）
奈良県立医科大学循環器内科 講師
心不全・肺高血圧を中心に，CCUでの集中治療にも携わっています．増加し続ける高齢心不全患者の治療に対し，多職種によるチームでの介入，地域とのネットワークづくりとともに，心不全レジストリーを通し，心不全の臨床研究も行っています．

10. 末期心不全患者に対する緩和ケア導入のタイミングを教えてください

柴田龍宏

●Point●

・心不全には増悪寛解をくり返す特徴的な「病みの軌跡」がある

・心不全治療と緩和ケアは二者択一ではなく共存するものである

・適切な心不全治療自体が苦痛症状の緩和につながる

・早期からの緩和ケア導入には Advance Care Planning が重要である

はじめに

　高齢化社会の進展や疾病構造の変化による爆発的な心不全患者の増加に伴い，近年心不全領域における**緩和ケア**が注目されるようになっている．緩和ケアは「患者・家族の**QOL**（quality of life）の維持・向上」と「**全人的苦痛の緩和**」，そして**意思決定支援**を目的とした多職種アプローチである．現代医療における緩和ケアは，治療の施しようがなくなった終末期にはじめて検討されるものではない．「good death」への過程だけでなく，治療と並行して「good life」の全うを支えるためのケアが求められている．本稿では，末期心不全患者に対する緩和ケアの概要やその導入についてのポイントを述べる．

　緩和ケアはがんを中心に発展してきた領域であるが，2002年にWHO（World Health Organization）が発表した定義[1]では，緩和ケアは「生命を脅かす疾患をもつ患者とその家族」が対象であるとされ，2014年にWPCA（World Palliative Care Alliance）が発表したレポート[2]では，「生命を脅かす疾患だけでなく，**慢性疾患も対象**」となり，緩和ケアの対象は次第に拡大をみせている．そのようななか，近年高齢化社会の進展と心不全患者の爆発的な増加に伴って心不全の緩和ケアへの関心が高まり，国内外の主要学会からも心不全の緩和ケアを推奨するガイドラインやステートメントが発表されるようになった（表1）．

1. 心不全患者が抱える問題

　心不全はがんと同様に終末期の苦痛が非常に強いことが知られている（表2）．一般的に心不全はがんより罹患期間が長く，その疾患経過のなかで徐々に運動耐容能や自立性の低下，社会的役割の喪失などが起こり，患者のQOLは大きく損なわれる[11, 12]．また，心不全患者は平均4.5個もの併存疾患を有する[13]といわれており，幅広い苦痛症状や疾病管理の複雑化，ポリファーマ

表1 国内外主要学会ガイドラインにおける心不全緩和ケア関連の推奨度

	推奨度	エビデンスレベル	内容
2013 ACC/AHA	class I	B	心不全患者への緩和ケア介入の必要性を定期的に検討すること
	class I	B	有症候性の重症心不全患者に対するQOL向上目的の緩和ケア
	class Ⅱb	B	適切な治療下でも有症候性の心不全に対する，症状緩和を目的とした長期間強心薬持続投与
2013 ISHLT	class Ⅱa	C	補助人工心臓検討患者への緩和ケア介入
	class I	C	destination therapy患者への緩和ケア介入
2016 ESC	class I	A	再入院と死亡リスク減少のための多職種チーム介入
2017 JCS/JHFS	class I	B	意思決定能力が低下する前に，あらかじめ患者や家族と治療や療養について対話するプロセスであるACPの実施
	class I	C	心不全や合併症に対する治療の継続と，それらに伴う症状の緩和
	class Ⅱ	C	多職種チームによる患者の身体的，心理的，精神的な要求に対する頻回の評価

ACC = American College of Cardiology, AHA = American Heart Association, ISHLT = International Society of Heart and Lung Transplantation, ESC = European Society of Cardiology, JCS = The Japanese Circulation Society, JHFS = The Japanese Heart Failure Society
文献3〜6を参考に作成

表2 心不全患者の苦痛症状

	文献7	文献8	文献9	文献10
呼吸困難	56％	95％	85％	65％
倦怠感	66％	82％	85％	70％
易疲労感	52％	93％	68％	73％
痛み	38％	91％	57％	53％
口渇	62％	36％	74％	73％
食欲低下	31％	72％	30％	38％
浮腫	32％	81％	47％	48％
不眠	44％	77％	64％	53％
不安	43％	94％	62％	50％
悲しみ	36％	92％	55％	38％

文献7〜10を参考に作成

シーなどの問題につながっている．特にフレイルや認知症を合併する高齢患者の割合が多い[4]ことは大きな社会問題であり，高い介護負担や治療選択肢の制限，セルフケア能力への影響[5]などさまざまな支障をきたす．

　メンタルヘルスも重要な問題であり，成人心不全患者の22％に抑うつがあり，重症心不全患者ではより高頻度（42％）に認めるといわれている[6]．抑うつを合併すると，服薬アドヒアランスの低下やさらなる健康状態の悪化，そしてより多くの医療資源の消費がもたらされる[17, 18]．また，低収入や未婚，病院までのアクセスが悪いなどの社会的要因も，心不全の予後に大きな影響を与える[9]．

　もう1つの大きな課題は，心不全治療や終末期医療にまつわる複雑かつ困難な意思決定である．心不全患者やその家族は，外科的手術やデバイス治療，心臓移植などの高い侵襲度とリスクを伴う治療，そして終末期の対応について複雑な意思決定を求められることが少なくない．しかし，

A）がん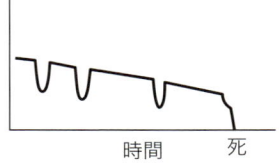

B）臓器不全
（心不全や COPD など）

C）認知症・老衰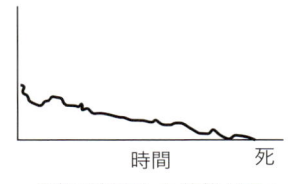

・比較的長い期間全身の機能は保たれる
・最後は急激に機能が低下する

予後予測は比較的しやすい

・急性増悪と緩解を断続的にくり返し，増悪時に改善可能かの判断が難しい
・最後は比較的急な経過をたどる

予後予測は難しい

・機能が低下した状態が長く続く
・ゆっくりと機能が低下する

いつから終末期か不明瞭

図1　疾患ごとの代表的な「病みの軌跡」
　　文献2を参考に作成

しばしば意思決定への支援や予後に関する話し合いがなされないまま医療が進められている現状が指摘されている[20, 21]．

2. 心不全患者の病みの軌跡

　終末期に急激に機能低下をきたすがんや，緩やかな機能低下を続ける老衰・認知症などと異なり，心不全は突然死の危険性を伴いながら増悪寛解をくり返し，比較的長期にわたる機能低下と予測困難な死が特徴的な「**病みの軌跡**（illness trajectory）」をたどる（図1）．増悪した時点では治療反応の正確な予測は困難であることも多く，そのまま病状が改善せずに終末期を迎えることもある一方で，順調に回復する経験をくり返すことも少なくない．そのような複雑な経過から，心不全患者は疾患の進行を実感しにくいことも多く，その死は家族にとって「予期せぬ死」と認識されてしまうこともある．医療者自身も治療の追加ばかりに目を奪われがちであり，その結果，患者のQOLは損なわれ続け，どのような終末期を過ごしたいかについて話し合われることがないまま，気づけば緩和ケアの恩恵を受けるタイミングを逃していることが数多くある．そのため，**終末期になってからはじめて緩和ケアを開始するのではなく，疾患早期から治療と共存しながら緩和ケア的アプローチを提供していく**包括的モデルが提唱されている（図2）．

3. どのように心不全の緩和ケアを導入していくか

　2016年に発表された欧州心臓病学会（ESC）の心不全ガイドライン[5]は，心不全の緩和ケアに求められるものを表3のように示している．では，疾患早期からどのように緩和ケアを導入していけばよいのであろうか？　その実践にあたってのポイントを概説する．

1 心不全の疾患イメージの共有を図る

　心不全患者は，がん患者と比較して生命を脅かす疾患に罹患しているとの認識が乏しい[23]とい

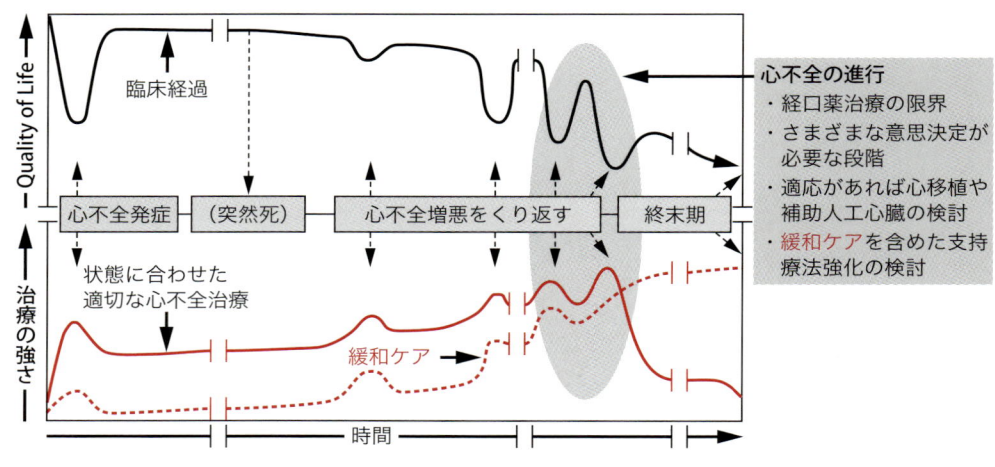

図2　心不全治療と緩和ケアの共存
文献25より引用

表3　心不全の緩和ケアに求められるもの

・患者が生命を全うするまでの間，患者とその家族のQOLを改善もしくは維持することに努める
・心不全や併存疾患による呼吸困難や痛みといった症状を頻回にアセスメントし，その症状緩和に努める
・必要に応じて患者とその家族に精神的サポートを手配する
・蘇生処置の希望や最期の時間を過ごしたい場所などに関してAdvance Care Planningを行う（ICDの停止についても含む）

文献5より引用

われている．疾患に対する理解が乏しければ，将来起こりうることへの備えに思いが至らないのも当然であり，まずは心不全という疾患に関する正しいイメージを共有することが重要である．2017年10月に，日本循環器学会と日本心不全学会は国民の心不全に対する理解促進をめざして**「心不全とは，心臓が悪いために，息切れやむくみが起こり，だんだん悪くなり，生命を縮める病気です」**という新しい定義を示している．また，前述の「病みの軌跡」も理解を助ける有用なツール（ディシジョンエイド）である．病みの軌跡を意識することで，患者と医療者は今後予測される経過を共有しながら将来の話をすることが可能になる．

2 全人的苦痛として捉える

　全人的苦痛とは，患者の抱える苦痛や苦悩を，身体的苦痛という一側面だけでなく，心理的，社会的，スピリチュアルな苦痛をトータルで考える概念であり，それらの苦痛は相互に関連し合う．全人的苦痛は単一の職種でカバーできる問題ではなく，多職種の視点と医療者–患者間の濃厚なコミュニケーションが必要である．

3 心不全治療と症状緩和の関係を意識する

　適切な心不全治療が，予後改善だけでなく症状緩和になるということが心不全緩和ケアの大きな特徴であり，緩和ケアを考えるときに**「最善の心不全治療がなされているか？」**という視点をもちつづけることが重要である．利尿薬や強心薬を投与することで症状の改善が見込めるのであ

表4 緩和ケア介入を考える状況

・機能低下が著しく進行（身体的／精神的）し，生活の大半で介助が必要
・適切な薬物／非薬物療法下でもQOLを障害する重度の心不全症状がある
・適切な治療にもかかわらず心不全増悪入院が頻回である
・心移植や機械的循環補助の適応にならない
・心臓悪液質
・臨床的に終末期が近いと判断される

文献5より引用

れば，薬物投与による不利益が利益を上回るまで継続すべきであり，最期の時まで投与されることもある．適切な治療を行っているにもかかわらず，強い呼吸困難や疼痛，身の置きどころのない倦怠感などの改善が乏しい場合は，少量のオピオイド（例：コデインリン酸塩 1回10〜20 mg，モルヒネ塩酸塩 1回2.5〜5 mg）の使用や，日本緩和医療学会の「苦痛緩和のための鎮静に関するガイドライン」[24] に準じた緩和的鎮静〔例：ミダゾラム（ドルミカム®）の持続静注〕を検討することもある．

4 Advance Care Planning と意思決定支援

前述のESCガイドライン[5] では，緩和ケアを考えるタイミングを表4のように示しているが，もっと早期から「**最善を期待しながら最悪な事態にも備える**（hope for the best, prepare for the worst）」コミュニケーションを心がけることが望ましい．そのために重要なのが，疾患早期からくり返す **ACP**（Advance Care Planning）である[25]．ACPは今後の治療・療養に関する意向や，本人の価値観，意思決定能力が損なわれたときの代理意思決定者などについて，患者と家族，医療者とが話し合いを重ねていく**プロセス**である．"いざというときの話"となると，DNAR（do not attempt resuscitation）の取得などに目が行きがちだが，ACPでは人生と医療の両方に対する希望や目標を明確化するだけでなく，「なぜその選択をするのか？」という根底にある価値観や，そこに至るまでのプロセスを共有することが重要である．心不全の適切な治療と並行しながらACPをくり返すことが，患者本人の価値観に合った選択をサポートし，最期のときまで患者の主体性を尊重することにつながる．そして，心身の状態に応じて，本人の意思は変化しうるものであり，ACPはくり返し行う必要があるという認識も必要である．

また，心不全患者は疾患経過のなかでさまざまなリスクを伴う治療（外科的治療，デバイス治療，腎代替療法など）に関する意思決定を求められる．緩和ケアにおいて意思決定支援は主要な役割の1つであり[26]，医療者は患者に適応可能な治療選択肢を十分に示しつつ，患者の意向や価値観に寄り添いながら適切な治療選択を支援していくこと（shared decision making：SDM）が求められる．

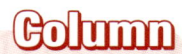

基本的緩和ケアと専門的緩和ケア

わが国の緩和ケア専門家の数は非常に限られており，専門的緩和ケアへのアプローチが十分に確保できない医療環境が少なくない．そのため，心不全診療に携わるすべての医療従事者が，自ら"基本的"緩和ケアに精通していることが求められる．基本的緩和ケアの役割として，① 緩和ケアのニーズをキャッチすること，② 基本的な身体的苦痛の緩和やメンタルケアの提供，③ ACPの実践を含めた基本的なコミュニケーション能力，④ 緩和ケア専門家にコンサルトする能力などが期待される．難治性の症状管理や複雑な意思決定支援，困難なコミュニケーションなどに難渋した場合は専門的緩和ケアへのコンサルトを検討する．このように緩和ケアのレベルを分けることで，限られたリソースを有効活用しながら幅広い患者に緩和ケアを提供できると考える．

おわりに

　心不全の緩和ケアは，疾患早期からの継続的な多職種支援の延長線上にあるべきであり，すべての医療従事者が「緩和ケアマインド」をもつことが重要である．good lifeの先にあるgood deathの実現のために，心不全という「疾患」だけでなく，**「心不全を患っている個人」そのものをケアする**という視点が求められている．

文献・参考文献

1) WHO：WHO Definition of Palliative Care：http://www.who.int/cancer/palliative/definition/en/
2) 「Global atlas of palliative care at the end of life」(Connor SR, Bermedo MCS eds)，Worldwide Palliative Care Alliance, 2014
3) Yancy CW, et al：2013 ACCF/AHA guideline for the management of heart failure：a report of the American College of Cardiology Foundation/American Heart Association Task Force on Practice Guidelines. J Am Coll Cardiol, 62：e147-e239, 2013
4) Feldman D, et al：The 2013 International Society for Heart and Lung Transplantation Guidelines for mechanical circulatory support：executive summary. J Heart Lung Transplant, 32：157-187, 2013
5) Ponikowski P, et al：2016 ESC Guidelines for the diagnosis and treatment of acute and chronic heart failure：The Task Force for the diagnosis and treatment of acute and chronic heart failure of the European Society of Cardiology (ESC) Developed with the special contribution of the Heart Failure Association (HFA) of the ESC. Eur Heart J, 37：2129-2200, 2016
6) 日本循環器学会/日本心不全学会合同ガイドライン：急性・慢性心不全診療ガイドライン（2017年改訂版）：http://www.j-circ.or.jp/guideline/pdf/JCS2017_tsutsui_h.pdf（2018年4月閲覧）
7) Blinderman CD, et al：Symptom distress and quality of life in patients with advanced congestive heart failure. J Pain Symptom Manage, 35：594-603, 2008
8) Wu JR, et al：Health-Related Quality of Life, Functional Status, and Cardiac Event-Free Survival in Patients With Heart Failure. J Cardiovasc Nurs, 31：236-44, 2016
9) Zambroski CH, et al：Impact of symptom prevalence and symptom burden on quality of life in patients with heart failure. Eur J Cardiovasc Nurs, 4：198-206, 2005
10) Wilson J & McMillan S：Symptoms Experienced by Heart Failure Patients in Hospice Care. J Hosp Palliat Nurs, 15：13-21, 2013
11) Solano JP, et al：A comparison of symptom prevalence in far advanced cancer, AIDS, heart disease, chronic obstructive pulmonary disease and renal disease. J Pain Symptom Manage, 31：58-69, 2006

12) Bekelman DB, et al：Symptoms, depression, and quality of life in patients with heart failure. J Card Fail, 13：643-648, 2007

13) Saczynski JS, et al：Patterns of comorbidity in older adults with heart failure：the Cardiovascular Research Network PRESERVE study. J Am Geriatr Soc, 61：26-33, 2013

14) Cacciatore F, et al：Frailty predicts long-term mortality in elderly subjects with chronic heart failure. Eur J Clin Invest, 35：723-730, 2005

15) Zuccalà G, et al：The effects of cognitive impairment on mortality among hospitalized patients with heart failure. Am J Med, 115：97-103, 2003

16) Rutledge T, et al：Depression in heart failure a meta-analytic review of prevalence, intervention effects, and associations with clinical outcomes. J Am Coll Cardiol, 48：1527-1537, 2006

17) Moraska AR, et al：Depression, healthcare utilization, and death in heart failure：a community study. Circ Heart Fail, 6：387-394, 2013

18) Wu JR, et al：Medication adherence, depressive symptoms, and cardiac event-free survival in patients with heart failure. J Card Fail, 19：317-324, 2013

19) Hersh AM, et al：Postdischarge environment following heart failure hospitalization：expanding the view of hospital readmission. J Am Heart Assoc, 2：e000116, 2013

20) Harding R, et al：Meeting the communication and information needs of chronic heart failure patients. J Pain Symptom Manage, 36：149-156, 2008

21) Lemond L & Allen LA：Palliative care and hospice in advanced heart failure. Prog Cardiovasc Dis, 54：168-178, 2011

22) Lynn J：Perspectives on care at the close of life. Serving patients who may die soon and their families：the role of hospice and other services. JAMA, 285：925-932, 2001

23) Allen LA, et al：Discordance between patient-predicted and model-predicted life expectancy among ambulatory patients with heart failure. JAMA, 299：2533-2542, 2008

24)「苦痛緩和のための鎮静に関するガイドライン 2010年版」（日本緩和医療学会緩和医療ガイドライン作成委員会／編），金原出版，2010

25) Allen LA, et al：Decision making in advanced heart failure：a scientific statement from the American Heart Association. Circulation, 125：1928-1952, 2012

26) LeMond L, et al：Palliative care and decision making in advanced heart failure. Curr Treat Options Cardiovasc Med, 17：359, 2015

プロフィール

柴田龍宏（Tatsuhiro Shibata）

久留米大学医学部内科学講座心臓・血管内科部門／久留米大学心不全支援チーム

専門：重症心不全，心不全緩和ケア，Cardio-Oncology，チーム医療

2009年熊本大学医学部卒業．飯塚病院総合診療科，国立循環器病研究センター心臓血管内科を経て，2015年より現職．循環器専門医，緩和医療認定医．

心不全診療は循環器の専門性とジェネラリストマインドが求められる非常にやりがいのある領域です．少しでも多くの先生に興味をもっていただけることを願っています．

1. エビデンスに基づいた抗凝固療法の適応と使い分けを教えてください

金山純二，里見和浩

● Point ●

- 抗凝固療法は心房細動に伴う虚血性脳卒中および全身性塞栓症予防に有効な治療法である
- 非弁膜症性心房細動に対する抗凝固療法の適応は，個々の患者の血栓塞栓症のリスクに基づいて判断する
- 弁膜症性（人工弁，僧房弁狭窄症）や重度の腎機能障害例に合併する心房細動では，ワルファリンを選択する

はじめに

　2009年にダビガトランの有効性を示す無作為化比較試験（RCT）の結果が発表されて以来，現在まで4種類の**直接作用型経口抗凝固薬（DOAC）**が，非弁膜症性心房細動や深部静脈血栓症などの疾患に対し使用されるようになった．**ワルファリン**を含めると5種類の抗凝固薬の使用が可能となっている状況を鑑み，この稿では心房細動に対する抗凝固薬の適応と使い分けについて概説する．

1. 心房細動に対する抗凝固療法

　心房細動に対する抗凝固療法（ワルファリン）については，多くの研究が行われ，その有効性と安全性が示されている．これまで行われたRCTを対象としたsystematic review（SR）においても，脳梗塞や一過性脳虚血発作などの既往の有無にかかわらず，頭蓋内出血という重大な副作用（害）を上回る，虚血性脳卒中や全死亡を減少させる効果（益）が認められている[1~3]．そのため，DOACの効果を検証した各RCTでは，比較対照群としてワルファリン群が設定され，いずれのDOACでも有効性の点において，ワルファリンとの非劣性，一部の研究では優越性が示された[4~7]（表1）．これらの臨床試験の結果により，非弁膜症性心房細動に対するDOACの使用が認められた．DOAC全体としての特徴は，ワルファリンに比べ，効果の面では，それほど大きな違いはないが，出血の副作用が少ないという点にある[8]．この結果は，続々と報告されるリアルワールドデータでも補完されている[9]．

表1 DOACの第3相試験結果

	ダビガトラン (RE-LY)			リバーロキサバン (ROCKET-AF)		アピキサバン (ARISTOTLE)		エドキサバン (ENGAGE AF-TIMI 48)		
研究デザイン	ランダム化, 非盲検			ランダム化, 二重盲検		ランダム化, 二重盲検		ランダム化, 二重盲検		
患者数（人）	18,113			14,264		18,201		21,105		
フォローアップ期間（年）	2			1.9		1.8		2.8		
比較対照群（治療割付）	用量調整ワルファリン vs ダビガトラン（150 mg 1日2回, 110 mg 1日2回）			用量調整ワルファリン vs リバーロキサバン 20 mg 1日1回		用量調整ワルファリン vs アピキサバン 5 mg 1日2回		用量調整ワルファリン vs エドキサバン（60 mg 1日1回, 30 mg 1日1回）		
年齢（歳）	71.5 ± 8.7 [平均値±標準偏差]			73 (65-78) [中央値（第1, 3四分位数）]		70 (63-76) [中央値（第1, 3四分位数）]		74 (64-78) [中央値（第1, 3四分位数）]		
男性の割合（%）	63.6			60.3		64.5		61.9		
CHADS2 score（平均値）	2.1			3.5		2.1		2.8		
	ワルファリン	ダビガトラン150	ダビガトラン110	ワルファリン	リバーロキサバン	ワルファリン	アピキサバン	ワルファリン	エドキサバン60	エドキサバン30
	$n=6,022$	$n=6,076$	$n=6,015$	$n=7,133$	$n=7,131$	$n=9,081$	$n=9,120$	$n=7,036$	$n=7,035$	$n=7,034$
	イベント発生率（/100人年）	イベント発生率（/100人年）(RR vs ワルファリン)	イベント発生率（/100人年）(RR vs ワルファリン)	イベント発生率（/100人年）	イベント発生率（/100人年）(HR vs ワルファリン)	イベント発生率（/100人年）	イベント発生率（/100人年）(HR vs ワルファリン)	イベント発生率（/100人年）	イベント発生率（/100人年）(HR vs ワルファリン)	イベント発生率（/100人年）(HR vs ワルファリン)
脳卒中/全身性塞栓症	1.72	1.12 (0.65, 0.52-0.81 ; $P<0.001$（非劣性, 優越性ともに）	1.54 (0.89, 0.73-1.09 ; $P<0.001$（非劣性, 優越性ともに）	2.4	2.1 (0.88, 0.75-1.03 ; $P<0.001$（非劣性）, $P=0.12$（優越性）	1.60	1.27 (0.79, 0.66-0.95 ; $P<0.001$（非劣性）, $P=0.01$（優越性）	1.80	1.57 (0.87, 0.73-1.04 ; $P=0.001$（非劣性）, $P=0.08$（優越性）	2.04 (1.13, 0.96-1.34 ; $P=0.005$（非劣性）, $P=0.10$（優越性）
虚血性脳卒中	1.22	0.93 (0.76, 0.59-0.97 ; $P=0.03$）	1.34 (1.10, 0.88-1.37 ; $P=0.42$）	1.42	1.34 (0.94, 0.75-1.17 ; $P=0.581$）	1.05	0.97 (0.92, 0.74-1.13 ; $P=0.42$）	1.25	1.25 (1.00, 0.83-1.19 ; $P=0.97$）	1.77 (1.41, 1.19-1.67 ; $P<0.01$）
出血性脳卒中	0.38	0.10 (0.26, 0.14-0.49 ; $P<0.001$）	0.12 (0.31, 0.17-0.56 ; $P<0.001$）	0.44	0.26 (0.59, 0.37-0.93 ; $P=0.024$）	0.47	0.24 (0.51, 0.35-0.75 ; $P<0.001$）	0.47	0.26 (0.54, 0.38-0.77 ; $P<0.001$）	0.16 (0.33, 0.22-0.50 ; $P<0.001$）
大出血	3.61	3.40 (0.94, 0.82-1.08 ; $P=0.41$）	2.92 (0.80, 0.70-0.93 ; $P=0.003$）	3.45	3.60 (1.04, 0.90-2.30 ; $P=0.58$）	3.09	2.13 (0.69, 0.60-0.80 ; $P<0.001$）	3.43	2.75 (0.80, 0.71-0.91 ; $P<0.001$）	1.61 (0.47, 0.41-0.55 ; $P<0.001$）

（次頁に続く〉

第4章　新しい治療薬・デバイスのギモン：実際のトコどうなの？

表1　DOACの第3相試験結果（続き）

	ダビガトラン (RE-LY)			リバーロキサバン (ROCKET-AF)		アピキサバン (ARISTOTLE)		エドキサバン (ENGAGE AF-TIMI 48)		
	ワルファリン	ダビガトラン150	ダビガトラン110	ワルファリン	リバーロキサバン	ワルファリン	アピキサバン	ワルファリン	エドキサバン60	エドキサバン30
	$n=6,022$	$n=6,076$	$n=6,015$	$n=7,133$	$n=7,131$	$n=9,081$	$n=9,120$	$n=7,036$	$n=7,035$	$n=7,034$
	イベント発生率(/100人年)	イベント発生率(/100人年)(RR vs ワルファリン)	イベント発生率(/100人年)(RR vs ワルファリン)	イベント発生率(/100人年)	イベント発生率(/100人年)(HR vs ワルファリン)	イベント発生率(/100人年)	イベント発生率(/100人年)(HR vs ワルファリン)	イベント発生率(/100人年)	イベント発生率(/100人年)(HR vs ワルファリン)	イベント発生率(/100人年)(HR vs ワルファリン)
頭蓋内出血	0.77	0.32 (0.42, 0.29-0.61 ; $P<0.001$)	0.23 (0.29, 0.19-0.45 ; $P<0.001$)	0.74	0.49 (0.67 ; 0.47-0.93 ; $P=0.02$)	0.80	0.33 (0.42, 0.30-0.58 ; $P<0.001$)	0.85	0.39 (0.47, 0.34-0.63 ; $P<0.001$)	0.26 (0.30, 0.21-0.43 ; $P<0.001$)
消化管出血（大出血）	1.09	1.60 (1.48, 1.19-1.86 ; $P<0.001$)	1.13 (1.04, 0.82-1.33 ; $P=0.74$)	1.24	2.00 (1.61 ; 1.30-1.99 ; $P<0.001$)	0.86	0.76 (0.89, 0.70-1.15 ; $P=0.37$)	1.23	1.51 (1.23, 1.02-1.50 ; $P=0.03$)	0.82 (0.67, 0.53-0.83 ; $P<0.001$)
心筋梗塞	0.64	0.81 (1.27, 0.94-1.71 ; $P=0.12$)	0.82 (1.29, 0.96-1.75 ; $P=0.09$)	1.12	0.91 (0.81 ; 0.63-1.06 ; $P=0.12$)	0.61	0.53 (0.88, 0.66-1.17 ; $P=0.37$)	0.75	0.70 (0.94, 0.74-1.19 ; $P=0.60$)	0.89 (1.19, 0.95-1.49 ; $P=0.13$)
全死亡	4.13	3.64 (0.88, 0.77-1.00 ; $P=0.051$)	3.75 (0.91, 0.80-1.03 ; $P=0.13$)	2.21	1.87 (0.85 ; 0.70-1.02 ; $P=0.07$)	3.94	3.52 (0.89, 0.80-0.99 ; $P=0.047$)	4.35	3.99 (0.92, 0.83-1.01 ; $P=0.08$)	3.80 (0.87, 0.79-0.96 ; $P=0.006$)

文献11より引用

表2 抗凝固薬の適応に関する各国のガイドライン

	AHA/ACC/HRS	CCS	ESC	JCS
	CHA$_2$DS$_2$-VASc	CHADS-65	modified CHA$_2$DS$_2$-VASc	CHADS$_2$
うっ血性心不全	1	1	1	1
高血圧	1	1	1	1
年齢≧75歳	2	1	2	1
糖尿病	1	1	1	1
脳卒中・TIA・全身性塞栓症	2	1	2	2
血管疾患（末梢または冠動脈）	1	N/A	1	N/A
年齢65〜74歳	1	1	1	N/A
女性	1	N/A	1	N/A
リスクスコア				
0	No	No	No	No
1	OAC or ASA or none	OAC	OAC/男性	OAC
≧2	OAC	OAC	OAC/男女	OAC

TIA：transient ischemic attack，OAC：oral anticoagulant，ASA：acetylsalicylic acid
文献14を参考に作成

1 抗凝固療法の適応

　非弁膜症性心房細動に対する抗凝固療法の適応に関して，本邦や海外のガイドラインでは，個々の症例が有する塞栓症リスクを考慮したものとなっている[10〜12]．個々の症例の塞栓症リスクは，臨床予測ルール（clinical prediction rule）に基づいて予測され，本邦の「心房細動治療（薬物）ガイドライン2013年改訂版」では，**CHADS$_2$スコア**が採用されている（**表2**）[10, 13, 14]．

　同ガイドラインでは，CHADS$_2$スコアが2点以上で抗凝固療の導入が**推奨**され，1点ではDOAC（ダビガトラン，アピキサバン）を**推奨**，またはDOAC（リバーロキサバン，エドキサバン）あるいはワルファリンの導入を**考慮**，0点では抗凝固療法の導入について記載していない．また，CHADS$_2$以外のリスク因子として，心筋症，年齢（65歳以上75歳未満），血管疾患をあげ，いずれかに該当する場合にも抗凝固療法を**考慮**，としている[10]．

　当然のことながら，適応には出血のリスクも考慮すべきであり，これには**HAS-BLED**が採用されている．しかし，同一のツールを用いて，抗凝固療法の導入に関する益と害のバランス（benefit and risk balance）を予測するツールは今のところなく，HAS-BLEDスコアが何点以上であれば，抗凝固療法の導入を避けるべきかは判断に迷うところである．

　したがって，塞栓症のリスクに基づき抗凝固療法の適応と考えられる症例では，塞栓症と出血に関するリスクを説明し，合意形成を行うのが適切と考える．そして，導入後は出血のリスク因子に対する積極的な介入（血圧管理，節酒，抗血小板薬やNSAIDsの回避など）を行い，出血リスクを低減させることが現実的だろう[11]．

　なお，**弁膜症性心房細動**（僧帽弁狭窄症および人工弁使用例）に対しては，本邦と欧米のガイドラインでは定義に若干の違いはあるものの，いずれもワルファリンの適応としている[10〜12]．

2 抗凝固薬の選択

　抗凝固療法の適応と考えられる場合，まず，ワルファリンかDOACかいずれの抗凝固薬を選択

第4章 新しい治療薬・デバイスのギモン：実際のトコどうなの？

表3　抗凝固薬の選択

一般名 (商品名)	ダビガトラン (プラザキサ®)		リバーロキサバン (イグザレルト®)		アピキサバン (エリキュース®)		エドキサバン (リクシアナ®)	
機序	トロンビン阻害		Xa阻害		Xa阻害		Xa阻害	
生物学的 利用率（%）	6		66		50		62	
半減期（時間）	12〜17		5〜13		9〜14		10〜14	
腎排泄率（%）	80%		33%		27%		50%	
規格	75 mg	110 mg	15 mg	10 mg	5 mg	2.5 mg	60 mg	30 mg
サイズ（mm）	18×6×6	19×7×7	6×6×2.8	6×6×2.8	9.7×5.2×3.8	6×6×2.7	13.5×7.1×5.0	8.6×8.6×3.8
1日量	300 mg	220 mg	15 mg	10 mg	10 mg	5 mg	60 mg	30 mg
内服回数	2		1		2		1	
薬価/日（円）	546	479	546	383	546	298	546	538
減量基準	以下に該当する場合は220 mg/日を考慮 ・中等度の腎障害（Ccr：30〜50 mL/分） ・P糖蛋白阻害薬を併用 ・年齢≧70歳 ・消化管出血の既往		Ccr：30〜49 mL/分 ※Ccr：15〜29 mL/分では1回10 mgを慎重投与		以下の項目中2つ以上に該当 ・年齢≧80歳 ・体重≦60 kg ・血清Cr≧1.5 mg/dL ※Ccr：15〜50 mL/分では慎重投与（NVAF）		以下のいずれかに該当 ・体重≧60 kg ・Ccr≦50 mL/分 ・P糖蛋白阻害作用を有する薬剤の併用 ※Ccr：15〜30 mL/分では1回30 mgを慎重投与	
禁忌	・出血症状のある患者，出血性素因のある患者 ・出血リスクのある器質的病変（6カ月以内の出血性脳卒中を含む） ・脊椎・硬膜外カテーテルを留置している患者，または抜去後1時間以内 ・イトラコナゾール投与中 ・Ccr＜30 mL/分　　など		・出血している患者 ・凝固障害を伴う肝疾患の患者 ・中等度以上の肝障害（Child-Pugh分類BまたはCに相当） ・HIVプロテアーゼ阻害薬 ・コビシスタットを含有する製剤を投与中の患者 ・アゾール系抗真菌薬 ・急性細菌性心内膜炎 ・Ccr＜15 mL/分（NVAF）　　など		・臨床的に問題となる出血症状のある患者 ・血液凝固異常および臨床的に重要な出血リスクを有する肝疾患患者 ・Ccr＜15 mL/分（NVAF）　　など		・出血している患者 ・急性細菌性心内膜炎の患者 ・Ccr＜15 mL/分（非弁膜症性心房細動，静脈血栓塞栓症） ・凝血異常を伴う肝疾患の患者　　　など	

※薬価は小数点以下は四捨五入　2018.1月の時点で計算
文献11と添付文書を参考に作成

するかを判断する．DOACの禁忌に，**弁膜症（人工弁置換術後，僧房弁狭窄症）や重度の腎機能障害〔クレアチニン・クリアランス（Ccr）≦15〜30 mL/分〕**があり，これらの症例では，必然的にワルファリンを選択することとなる（表3）．

　禁忌には該当しないが，ワルファリンが適切と考えられる状況として，アドヒアランスや薬価の問題がある．DOACに比べ，ワルファリンの効果は遷延しやすく，薬価も1/10ほどであるため，アドヒアランス不良や薬価が経済的負担となる場合には，ワルファリンを選択する．これらに該当しない場合や出血リスクが高い場合，あるいはワルファリン導入に伴う食事制限を希望しない場合にはDOACを選択する．

　DOACの選択に関しては，各DOACを直接比較したRCTが行われていないため，いずれのDOACが効果・安全性に優れているかは不明である．これまでのRCTの結果をふまえた処方戦略を提案している総説もあるが，筆者らは，中和剤の有無や内服回数，腎機能などを考慮し選択している

表4 患者特性に応じたDOACの使い分け

良好な抗凝固療法（TTR>70）にもかかわらず，脳卒中・全身性塞栓症・TIAが再発した症例	ダビガトラン（プラザキサ®）1回150 mg 1日2回
中等度〜重度の腎機能障害 （Ccr 15〜49 mL/分）	アピキサバン（エリキュース®）1回5 mg 1日2回 リバーロキサバン（イグザレルト®）1回15 mg 1日1回 ダビガトラン（プラザキサ®）（Ccr 30〜49 mL/分） エドキサバン（リクシアナ®）1回30 mg 1日1回
消化管出血のハイリスク症例	アピキサバン（エリキュース®）1回5 mg 1日2回 ダビガトラン（プラザキサ®）1回110 mg 1日2回
消化管症状や胃腸障害	アピキサバン（エリキュース®）1回5 mg 1日2回 リバーロキサバン（イグザレルト®）1回20 mg 1日1回 エドキサバン（リクシアナ®）1回60 mg 1日1回
出血のリスクが高い症例 （HAS-BLED≧3）	ダビガトラン（プラザキサ®）1回110 mg 1日2回 アピキサバン（エリキュース®）1回5 mg 1日2回 エドキサバン（リクシアナ®）1回60 mg 1日1回
1日1回，少ない内服回数を希望する症例	ワルファリン リバーロキサバン（イグザレルト®）1回20 mg 1日1回 エドキサバン（リクシアナ®）1回60 mg 1日1回
アジア人 （頭蓋出血と大出血のリスク軽減を考慮）	アピキサバン（エリキュース®）1回5 mg 1日2回 ダビガトラン（プラザキサ®） エドキサバン（リクシアナ®）1回60 mg 1日1回
ワルファリンのコントロールが難しいと予想される症例	ワルファリン（教育とより頻回のfollow-up） ダビガトラン（プラザキサ®） リバーロキサバン（イグザレルト®）1回20 mg 1日1回 アピキサバン（エリキュース®）1回5 mg 1日2回 エドキサバン（リクシアナ®）1回60 mg 1日1回

文献15より引用

（表4）[15]．以下に具体的なケースを示す．

2. 症例

症例1

　発作性心房細動で通院中の78歳女性．ワルファリンを内服中で，これまでの経過では塞栓症や出血もなかった．最近，製薬メーカーから，DOACの方がワルファリンよりも効果が高いという話を聞いたが，変更すべきだろうか．

対応：DOACのメリットとしては出血の副作用が少ないこと，デメリットとしては中和剤がまだ十分に揃っていないこと，薬価が高いことなどを説明した．これまで測定されたPT-INRも至適コントロール内で推移しており，アドヒアランスも良好と考えられた．ワルファリン内服で困ることもないという．薬価を気にされ，ワルファリンを継続することとした．

●ここがポイント①

evidence based medicine の考え方

・evidence based medicineとはエビデンスだけで行われるものではなく，患者の価値観や希望，医療者の経験，そして医療が行われる環境・状況を統合して行うものである[16]．

- 全死亡をアウトカムとした場合，DOACとワルファリンの効果の差は，NNT（number needed to treat）で238という報告がある．これだけの症例にDOACを投与して，ようやく1例の全死亡を回避できる程度であれば，必ずDOACを選択しなければならない理由にはならないだろう[8]．

症例2

　糖尿病性腎障害（CKD stage 3）の62歳男性．糖尿病と高血圧症で近医通院中であったが，数日前に心房細動を認められ，当院に紹介となった．弁膜症はなく，Ccrは45 mL/分であった．血栓塞栓症のリスクとその予防法として抗凝固薬について説明したところ，出血の合併症を気にされた．どの抗凝固薬を選択したらよいだろうか．

対応：アドヒアランスは良好で，朝夕2回の服薬を希望された．血圧の管理を厳重に行い，大出血のリスクが低いアピキサバンを選択した[17]．

●ここがポイント②

弁置換術後と透析・重度の腎機能障害症例に対する抗凝固療法

- 弁置換術後（機械弁）症例を対象とし，ダビガトランとワルファリンの効果を比較したREALIGN trialでは，ダビガトラン群で血栓塞栓症と出血イベントが有意に多く，弁置換術後症例に対してはワルファリンが推奨されている[18]．
- DOACを選択する際，腎機能の指標として，Ccrまたは血清Cr値を用いる（eGFRではない）．
- Stage 3のCKDにおいて，DOACはワルファリンと同等の効果と安全性であることが示されている[19]．
- DOACの臨床試験では，高度の腎機能低下例（Ccr＜15〜30 mL/分）は除外されていたため，CKD stage 4での抗凝固の効果と安全性については検証されていない．

症例3

　68歳男性．持続性心房細動に対するカテーテルアブレーション終了時に，心囊液が貯留していることが判明した．徐々に血圧も低下したため，心囊穿刺を行い，心タンポナーデを解除した．術後の抗凝固療法をどうするか？

対応：術前の抗凝固薬はワルファリンであったが，内服後早期から抗凝固の効果が期待でき，かつ出血時には中和できる薬剤が適切な選択と考え，ダビガトランを選択した．

●ここがポイント③

出血の好発部位・時期と中和剤

- 現在のところ，中和剤のある抗凝固薬は，ワルファリンとダビガトランである．
- 市販後調査から，出血した症例の半数以上が抗凝固薬導入1カ月以内であることが判明している．重篤な出血をきたす部位として，消化管と頭蓋内出血が多いとされている．開始後1カ月間は，消化器症状や神経症状などには注意を払う必要があり，その後も適宜HbやCrのフォローを心がけたい（図）[20]．

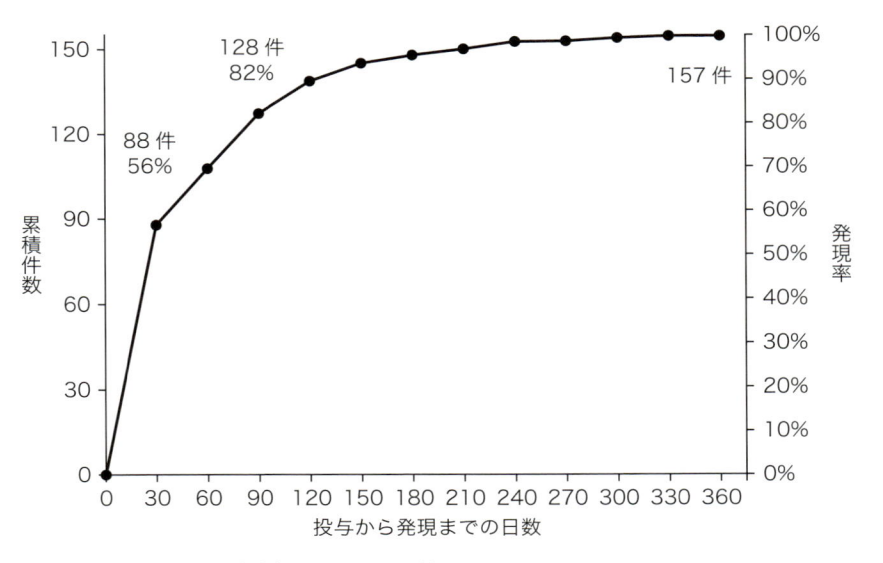

市販後 1 年 6 カ月の集計調査
（出血の好発時期）

重篤な出血関連事象201件のうち，投与開始後の発現日が確認された157件は投与開始
1 カ月間に 88件（56%），投与開始 3 カ月間に128件（82%）認められた

累積件数（縦軸左）／発現率（縦軸右）

- 128 件 82%
- 88 件 56%
- 157 件

投与から発現までの日数

重篤な出血関連事象発現までの日数

図　経口FXa阻害薬エリキュース® 錠　製造販売後の安全性情報（販売後 1 年 6 カ月間の集計）
文献20より引用

症例4

　健診で心房細動を指摘された75歳の男性．病歴聴取で父親がOsler病の可能性が高いことがわかった．本人もこれまで鼻出血をくり返しているという．

対応：高血圧の既往があり，CHADS₂スコアは 2 点であった．しかし，Osler病（hereditary hemorrhagic telangiectasia）の可能性が高く，通常の心房細動患者よりも出血のリスクが高いと考えた．初診時での抗凝固薬の導入は見送り，Osler病の専門家に相談することとした．抗凝固療法が禁忌でないことを確認したうえで，抗凝固療法のメリットとデメリットを説明した．抗凝固療法を導入することとなり，出血リスクの少ないアピキサバンを選択した[17]．

●ここがポイント④

shared decision making

・precision medicine（個別化医療）が進むなか，臨床予測ルールが有用なツールとして使用されている．しかし，高い精度で個々の患者のbenefit and risk balanceを推測することは今のところ難しく，不確実性の問題が残る．

・意思決定の選択肢が複数あり不確実性の高い状況では，患者と医療者が，診療に関する情報と責任を共有し意思決定を行うshared decision makingが提唱されている[21, 22]．

・欧米のガイドラインでは，shared decision making に基づく抗凝固療法の導入やカテーテルアブレーションの適応決定を推奨している[11, 12]．

おわりに

　心房細動に対する抗凝固療法の適応と選択について概説した．心房細動診療において，血栓塞栓症の予防は重要な治療の柱である．しかし，抗凝固療法にとどまらず，心房細動症例に認められうる種々の問題（心不全や虚血性心疾患，非心臓疾患）にも注意を払い，全人的かつ質の高い診療を心がけたい．

文献・参考文献

1) Aguilar MI & Hart R：Oral anticoagulants for preventing stroke in patients with non-valvular atrial fibrillation and no previous history of stroke or transient ischemic attacks. Cochrane Database Syst Rev, (3)：CD001927, 2005

2) Saxena R & Koudstaal PJ：Anticoagulants for preventing stroke in patients with nonrheumatic atrial fibrillation and a history of stroke or transient ischaemic attack. Cochrane Database Syst Rev, (2)：CD000185, 2004

3) Hart RG, et al：Meta-analysis：antithrombotic therapy to prevent stroke in patients who have nonvalvular atrial fibrillation. Ann Intern Med, 146：857-867, 2007

4) Connolly SJ, et al：Dabigatran versus warfarin in patients with atrial fibrillation. N Engl J Med, 361：1139-1151, 2009

5) Patel MR, et al：Rivaroxaban versus warfarin in nonvalvular atrial fibrillation. N Engl J Med, 365：883-891, 2011

6) Granger CB, et al：Apixaban versus warfarin in patients with atrial fibrillation. N Engl J Med, 365：981-992, 2011

7) Giugliano RP, et al：Edoxaban versus warfarin in patients with atrial fibrillation. N Engl J Med, 369：2093-2104, 2013

8) Bates ER：Review：In AF, direct oral anticoagulants reduce all-cause and vascular mortality compared with warfarin. Ann Intern Med, 166：JC28, 2017

9) Potpara TS & Lip GY：Postapproval Observational Studies of Non-Vitamin K Antagonist Oral Anticoagulants in Atrial Fibrillation. JAMA, 317：1115-1116, 2017

10) JCS Joint Working Group：Guidelines for Pharmacotherapy of Atrial Fibrillation (JCS 2013). Circ J, 78：1997-2021, 2014

11) Kirchhof P, et al：2016 ESC Guidelines for the management of atrial fibrillation developed in collaboration with EACTS. Eur Heart J, 37：2893-2962, 2016

12) January CT, et al：2014 AHA/ACC/HRS guideline for the management of patients with atrial fibrillation：a report of the American College of Cardiology/American Heart Association Task Force on Practice Guidelines and the Heart Rhythm Society. J Am Coll Cardiol, 64：e1-76, 2014

13) Gage BF, et al：Validation of clinical classification schemes for predicting stroke：results from the National Registry of Atrial Fibrillation. JAMA, 285：2864-2870, 2001

14) Andrade JG, et al：Contemporary Atrial Fibrillation Management：A Comparison of the Current AHA/ACC/HRS, CCS, and ESC Guidelines. Can J Cardiol, 33：965-976, 2017

15) Freedman B, et al：Stroke prevention in atrial fibrillation. Lancet, 388：806-817, 2016

16) Haynes RB, et al：Physicians' and patients' choices in evidence based practice. BMJ, 324：1350, 2002

17) López-López JA, et al：Oral anticoagulants for prevention of stroke in atrial fibrillation：systematic review, network meta-analysis, and cost effectiveness analysis. BMJ, 359：j5058, 2017

18) Eikelboom JW, et al：Dabigatran versus warfarin in patients with mechanical heart valves. N Engl J Med, 369：1206-1214, 2013

19) Kimachi M, et al：Direct oral anticoagulants versus warfarin for preventing stroke and systemic embolic events among atrial fibrillation patients with chronic kidney disease. Cochrane Database Syst Rev, 11：

CD011373, 2017

20）「経口FXa阻害剤エリキュース® 錠　製造販売後の安全性情報（販売開始後1年6カ月間の集計）」（ブリストル・マイヤーズ・スクイブ株式会社，ファイザー株式会社），2014

21）Whitney SN, et al：A typology of shared decision making, informed consent, and simple consent. Ann Intern Med, 140：54–59, 2004

22）中山健夫：リスク・ベネフィット情報の共有とコミュニケーション．月刊薬事，53：313–318, 2011

プロフィール

金山純二（Junji Kaneyama）
東京医科大学循環器内科 助教
専門：循環器内科，不整脈

里見和浩（Kazuhiro Satomi）
東京医科大学循環器内科 准教授
専門：循環器内科，不整脈

第4章

新しい治療薬・デバイスのギモン：実際のトコどうなの？

2. PCSK9阻害薬は実際どのような症例に使用するのでしょうか？ スタチンとの違いも含めて教えてください

小倉正恒

● Point ●

・PCSK9阻害薬の主な対象は家族性高コレステロール血症（FH）である

・PCSK9阻害薬を使う前にFHの見逃しがないかを確認する

・PCSK9阻害薬はスタチンとの併用で使用すべきである

・薬価が高いので，導入前に十分な説明が必要である

はじめに

　PCSK9（proprotein convertase subtilisin/kexin type 9）阻害薬の登場により，多くの家族性高コレステロール血症（familial hypercholesterolemia：FH）患者や非FH二次予防患者のLDL–C値を管理目標値まで低下させることが理論的には可能になった．LDL–C値を管理するという点において脂質管理の現状はずいぶん明るい．しかし，**FHの早期診断率はいまだ低く，家族スクリーニングが不十分なために，本来であれば予防できるFH患者とその家族の心血管イベントは阻止できていない**．ほかにもコストの課題，機序を理解していないために起こる効果不十分例の存在などの課題もある．本稿では「リポタンパク」という言葉を聴くと蕁麻疹が出るような「脂質アレルギー患者」である皆さんにも極力わかりやすいようにPCSK9阻害薬の作用メカニズム，今までのエビデンス，正しい適応，処方上のコツなどについて解説したい．

> ### 症例
>
> 　38歳男性，勤務中の冷や汗を伴う強い胸痛のため救急搬送され，急性心筋梗塞の診断でPCIを施行された．入院時のLDL–C値は285 mg/dL，母親が高コレステロール血症および51歳時に狭心症でPCIを施行されている．アキレス腱も肥厚していた（X線撮影で右12 mm，左11 mm）ため，FHと診断した．入院後ストロングスタチンの処方を開始したが，LDL–C値は162 mg/dLとFH二次予防患者の管理目標値である70 mg/dL未満には到達しなかった．PCSK9阻害薬の適応について専門医にコンサルトをした．

1. FHは頻度が高いが診断率が低い

　FHは著明な高LDLコレステロール（LDL–C）血症，アキレス腱肥厚をはじめとする黄色腫，

表1 成人（15歳以上）FHヘテロ接合体診断基準

・高LDL-C血症（未治療時のLDL-C値 180 mg/dL以上）
・腱黄色腫（手背，肘，膝などまたはアキレス腱肥厚） 　あるいは皮膚結節性黄色腫
・FHあるいは早発性冠動脈疾患の家族歴（2親等以内）

・続発性高脂血症を除外したうえで診断する．
・2項目以上でFHと診断する．FH疑いは遺伝子検査による診断が望ましい．
・皮膚結節性黄色腫に眼瞼黄色腫は含まない．
・アキレス腱肥厚はX線撮影により9 mm以上にて診断する．
・LDL-Cが250 mg/dL以上の場合，FHを強く疑う．
・すでに薬物治療中の場合，治療のきっかけとなった脂質値を参考にする．
・早発性冠動脈疾患は男性55歳未満，女性65歳未満と定義する．
・FHと診断した場合，家族についても調べることが望ましい．
・この診断基準はホモ接合体にもあてはまる

文献4から引用

若年性冠動脈疾患を特徴とする遺伝性代謝疾患である．FHは冠動脈疾患の罹患頻度が極端に高く，冠動脈疾患の発症年齢が通常より15〜20歳若い[1]ことから，早期診断と適切な治療による動脈硬化症の発症および進展の予防が重要である．**FHヘテロ接合体は200人〜300人に1人（わが国に30万人以上）の高頻度**で認められ，急性冠症候群患者の10％がFHであるという報告[2]も散見されることから，公衆衛生上，わが国の循環器疾患において最も重要な基礎疾患の1つといえる．一方で，日本におけるFHの診断率がきわめて低いことが2013年に報告され[3]，FHの診断率の低さを解決することは喫緊の課題といえるだろう．日本動脈硬化学会が2017年6月に発行した「動脈硬化性疾患予防ガイドライン2017年版」の第5章に家族性高コレステロール血症に関して独立して扱われているため，ぜひご一読いただきたい．診断基準を**表1**に示す．症例は典型的なFHと考えられるが，**心筋梗塞急性期にはLDL-C値が20〜40％程度低下する**[5]ことを知ってもらいたい．すなわち，急性期にはLDL-C値のみでFHを除外してはならない．

●ここがポイント

・FHは頻度が高い！ 診断基準を覚えよう！
・心筋梗塞急性期にはLDL-C値が低下する！

2. PCSK9の発見とその生理学的作用

2003年，Abifadelら[6]は，常染色体優性遺伝形式をとる高LDL-C血症家系の解析からPCSK9遺伝子を同定し，さらに本遺伝子のミスセンス突然変異による機能獲得（gain-of-function）が原因であることを明らかにした．一方，機能喪失（loss-of-function）型変異を有する患者は低LDL-C血症を呈し，冠動脈疾患の発症リスクが低下することも明らかになった[7, 8]．実際，ある32歳のアフリカ系アメリカ人の女性はPCSK9の機能喪失型変異のコンパウンドヘテロ接合体でLDL-C値は14 mg/dLと著明に低いが，知的レベルは大学卒業で問題なく，妊娠・出産も可能，肝機能や腎機能も正常であった[9]．別のPCSK9のC679X変異のホモ接合対患者のアフリカ人女性はLDL-C値が7 mg/dLであったが，そのほかの異常所見は認められなかった[10]．

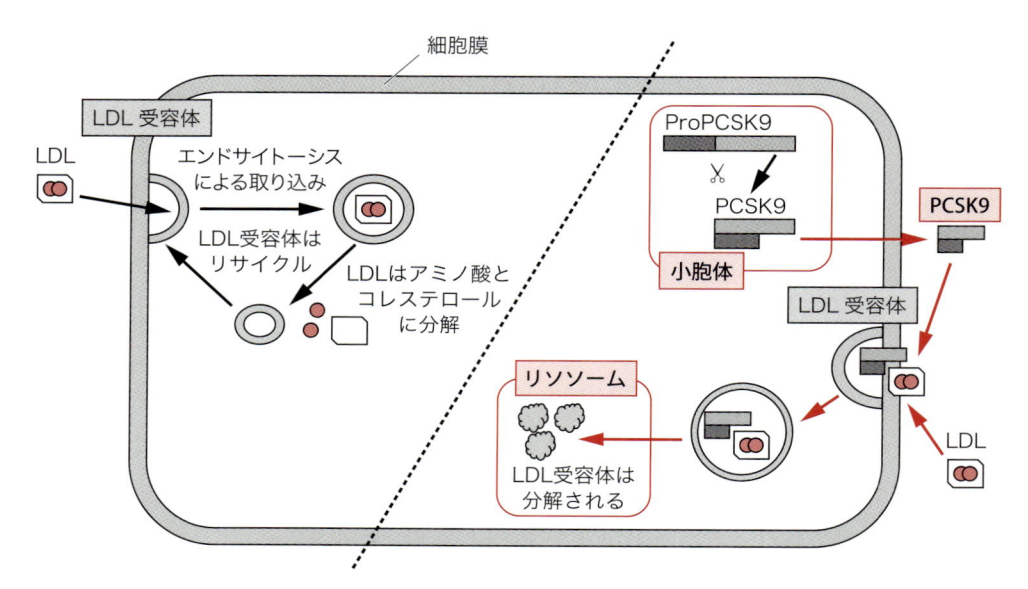

図1　LDL受容体経路（左）とPCSK9によるLDL受容体分解（右）

　PCSK9に関する分子生物学的研究の結果，PCSK9は主に肝臓においてLDL受容体と複合体を形成し，その分解を促進することが明らかになった．細胞表面に局在するLDL受容体はLDLと結合後，エンドサイトーシスによってエンドソームに運ばれ，酸性条件下でLDLを離す．LDLはアミノ酸とコレステロールに分解される一方，LDL受容体は細胞表面に運ばれ，再びLDLと結合し細胞内に取り込む．このLDL受容体の細胞表面へのリサイクルは約150回行われる[11, 12]（図1, 左側）．PCSK9は肝細胞では小胞体から分泌され，細胞膜上でLDL受容体に結合し，細胞内に取り込まれる．PCSK9が結合したLDL受容体はリサイクリングされずにリソソームで分解される（図1, 右側）．

3. PCSK9阻害薬の薬理作用

　PCSK9阻害薬をより理解するためにHMG–CoA還元酵素阻害薬（スタチン）の薬理作用についておさらいをしたい．図2に示すようにコレステロールは主に肝臓でいわゆるメバロン酸経路によって合成される．その律速酵素はHMG–CoA還元酵素であり，肝臓の細胞内コレステロールが低下するとSREBP2というセンサーが感知してHMG–CoA還元酵素の発現を増加し，細胞内でのコレステロール合成を促進する．それと同時にLDL受容体の発現も増加させることにより，血中からのLDLの回収を促進し，細胞内のコレステロールを増やそうとする．スタチンはHMG–CoA還元酵素阻害薬であり，コレステロール合成を阻害して細胞内コレステロール量を減らす．するとSREBP2はHMG–CoA還元酵素を活性化したいがスタチンにより阻害されているため，LDL受容体を介して血中からLDLの回収を促す．その結果，血中LDL–C値は低下し，細胞内のコレステロール量も回復するのである．

　一方，スタチンを毎日内服しているとLDL受容体が発現し続けるため，細胞内にLDLが回収され続けることになる．このことは細胞内コレステロール量の恒常性を考えると大きな問題である．

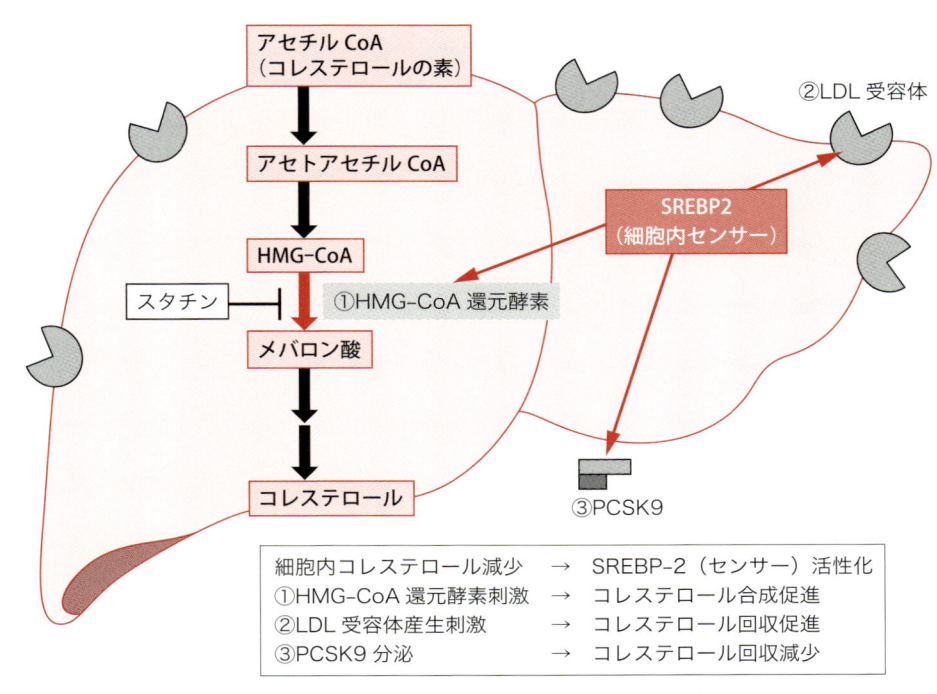

図2　細胞内コレステロール量の調節メカニズム

興味深いことにSREBP2はPCSK9の分泌も促していることがわかった．すなわち，スタチンにより発現が増強したLDL受容体をPCSK9に分解させることにより，LDLの回収を必要以上に増やさない精巧なシステムを生体は有しているのである．このことにより「スタチンの6％ルール」すなわちスタチン投与量を倍量に増やしてもLDL–C値は6％程度しか低下しないという現象の一部も説明できる．

Advanced Lecture

　スタチンにPCSK9阻害薬を併用するとLDL受容体が分解されないために肝臓内コレステロール量の恒常性が保てないのではないかという疑問を抱かれた先生は鋭い．実は肝細胞内に入ってきたさらなる余剰コレステロールはSREBP2とは別の司令塔であるLXR（liver X receptor）が感知し，その下流のCYP7A1という酵素により胆汁酸への変換を促進し，糞便中に排泄するとともに，IDOL（inducible degrader of LDL receptor）という酵素（ユビキチンリガーゼ）を活性化し，LDL受容体をプロテアソームにエスコートし（PCSK9がエスコートするのはリソソーム），LDL受容体を分解することができる．すなわち生体は肝細胞内のコレステロールを一定に保つための二重三重の精巧な機構を有しているのである[13]．

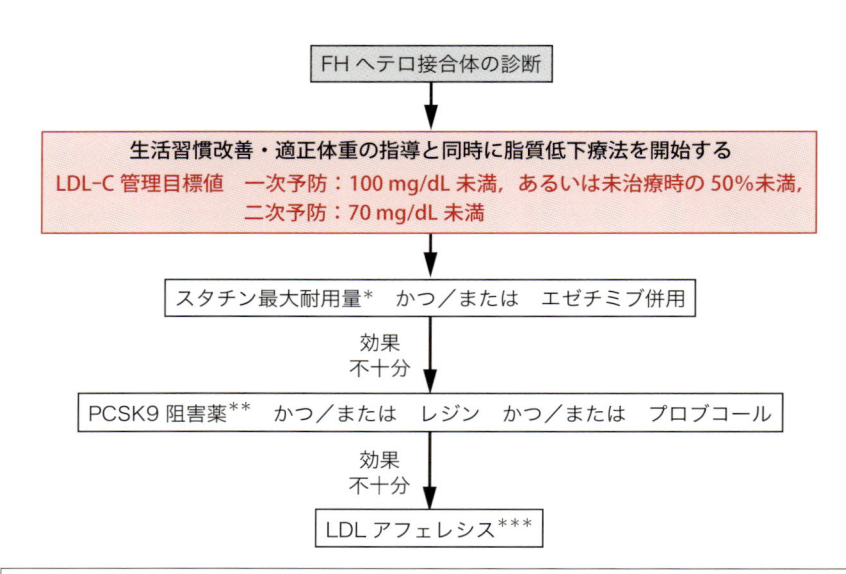

図3 成人（15歳以上）FHヘテロ接合体治療のフローチャート
文献4より引用

4. PCSK9阻害薬のエビデンス

　上述のようにPCSK9はLDL受容体のタンパク分解を担うこと，PCSK9機能喪失型変異患者はLDL-C値が低いのみで心血管疾患リスクが低いことから，PCSK9の阻害は有効な戦略と考えられる．経口投与が可能な小分子阻害薬の開発が困難なため，モノクローナル抗体がまず開発された．

　PCSK9とLDL受容体の結合を阻害する抗PCSK9モノクローナル抗体（アリロクマブ，エボロクマブ）は，わが国でもエボロクマブ（レパーサ®）が2016年1月に，アリロクマブ（プラルエント®）が同年6月に製造販売承認を取得した．両薬剤とも通常用量（アリロクマブ75 mg，エボロクマブ140 mgを2週間ごとに皮下注射）で優れたLDL-C低下効果を示す．エボロクマブはGLAGOV試験において，投与78週後の血管内エコー（IVUS）で評価したプラーク容積をプラセボに比較して退縮させることに成功した．またエボロクマブは，スタチン内服中の動脈硬化性心血管疾患患者27,564例を2.2年（中央値）追跡したFOURIER試験[14]において，プラセボ群よりも約60％LDL-C値を低下させ，心血管イベントの再発リスクを低下させることに成功した．2018年3月には急性冠症候群患者を対象にしたODYSSEY OUTCOMES試験（アリロクマブ）の発表も控えている．

5. PCSK9阻害薬処方の実際

　図3にFHヘテロ接合体の治療フローチャートを示す．FHヘテロ接合体患者のLDL管理目標値

は一次予防患者で100 mg/dL未満もしくは未治療時の50％未満，二次予防患者では70 mg/dL未満である．スタチン，エゼチミブを中心とする従来治療では，FHヘテロ接合体患者のLDL管理目標値到達率は低く，PCSK9阻害薬の出現はこれらの患者にとって福音である．したがって主にFH患者においてスタチンを最大耐用量まで使用してもLDL-C値が管理目標値に到達しない場合に考慮すべきである．**むしろスタチン最大用量およびエゼチミブを併用してもLDL-C値がコントロールできない患者はFHを見逃している可能性を念頭におき，アキレス腱肥厚の有無や家族歴を確認すべき**であることを強調したい．副作用のためにスタチンを最大用量まで内服できない心血管疾患発症のハイリスク患者もよい適応と考える．一方，コストは課題であり，事前に患者と十分に相談しながら導入することが肝要である．現在は在宅自己注射も可能となり，患者の通院の頻度の課題は解消されつつある．

●専門医のクリニカルパール

FHヘテロ接合体のLDL-C管理目標値は一次予防と二次予防で異なる！

使用後の注意として**スタチンの中止や減量をすべきではない**点があげられる．PCSK9阻害薬の強いLDL-C低下作用は，スタチンによって発現増強したLDL受容体のリサイクリングを，同じく分泌促進されたPCSK9を阻害することによって発揮されるため，LDL-C値が低下したからといって安易にスタチンを減量（中止）すると効果が減弱する．むしろPCSK9阻害薬の頻度を減らすことが医療経済的にも望ましく，筆者は実践している（各都道府県の社会保険診療報酬支払基金や国民健康保険連合会の確認が必要かもしれない）．

●ここがピットフォール

PCSK9阻害薬によりLDL-Cが低下してもスタチンを安易に中止（減量）しない！

おわりに〜なぜFHを早期診断すべきなのか？〜

その理由は次の3点である．まずFH患者は生下時から高コレステロールに曝露されているため，遺伝的な背景のない通常の高コレステロール血症に比べて若年齢から動脈硬化が起きること，またその進展が著しく，心筋梗塞などの重篤な疾患を引き起こしやすい．2点目としてFHの早期診断により，早期治療が可能となり，動脈硬化を未然に防ぐことが可能であることがあげられる．最後に1人のFH患者を診断することにより，その患者の家族のなかにFH患者を見つけ出し，早期治療を実施できる（cascade screeningもしくはfamily screening）点が重要なポイントである．

ぜひ1人でも多くのFH患者とその家族を救っていただきたい．

> ●専門医にコンサルトするタイミング
>
> FHの診断に自信がもてないとき（FHか非FHかによってLDL-C管理目標値が異なる）や，FHホモ接合体を疑うとき（PCSK9阻害薬でさえ効果がない症例も存在する），妊娠可能女性のFH患者の脂質管理（妊娠中はスタチンが禁忌である）が必要な場合など，困ったときには遠慮なく脂質代謝の専門家に相談してほしい．

文献・参考文献

1) Harada–Shiba M, et al：Impact of statin treatment on the clinical fate of heterozygous familial hypercholes-terolemia. J Atheroscler Thromb, 17：667–674, 2010

2) Nanchen D, et al：Prevalence and management of familial hypercholesterolaemia in patients with acute cor-onary syndromes. Eur Heart J, 36：2438–2445, 2015

3) Nordestgaard BG, et al：Familial hypercholesterolaemia is underdiagnosed and undertreated in the general population：guidance for clinicians to prevent coronary heart disease：consensus statement of the European Atherosclerosis Society. Eur Heart J, 34：3478–3490a, 2013

4) 「動脈硬化性疾患予防ガイドライン2017年版」（日本動脈硬化学会／発行），2017

5) Heldenberg D, et al：Serum lipids and lipoprotein concentrations during the acute phase of myocardial infarction. Atherosclerosis, 35：433–437, 1980

6) Abifadel M, et al：Mutations in PCSK9 cause autosomal dominant hypercholesterolemia. Nat Genet, 34：154–156, 2003

7) Horton JD, et al：Molecular biology of PCSK9：its role in LDL metabolism. Trends Biochem Sci, 32：71–77, 2007

8) Lambert G, et al：Molecular basis of PCSK9 function. Atherosclerosis, 203：1–7, 2009

9) Zhao Z, et al：Molecular characterization of loss–of–function mutations in PCSK9 and identification of a compound heterozygote. Am J Hum Genet, 79：514–523, 2006

10) Hooper AJ, et al：The C679X mutation in PCSK9 is present and lowers blood cholesterol in a Southern African population. Atherosclerosis, 193：445–448, 2007

11) Goldstein JL, et al：Receptor–mediated endocytosis：concepts emerging from the LDL receptor system. Annu Rev Cell Biol, 1：1–39, 1985

12) Dietschy JM, et al：Role of liver in the maintenance of cholesterol and low density lipoprotein homeostasis in different animal species, including humans. J Lipid Res, 34：1637–1659, 1993

13) Ogura M：PCSK9 inhibition in the management of familial hypercholesterolemia. J Cardiol, 71：1–7, 2018

14) Sabatine MS, et al：Efficacy and safety of evolocumab in reducing lipids and cardiovascular events. N Engl J Med, 372：1500–1509, 2015

プロフィール

小倉正恒（Masatsune Ogura）
国立循環器病研究センター研究所病態代謝部
防衛医大卒業後，海上自衛隊医官を経て，現在は国立循環器病研究センター研究所・病態代謝部・脂質代謝研究室長．診療と教育はFH，研究はHDL，脂質研究を志す若い先生方を募集中！ FH患者さんでお困りの場合も個別にメールを受け付けています（enustasam@ncvc.go.jp）．

3. TAVI, MitraClipの適応について非専門医が知っておくべきことを教えてください

大野洋平

●Point●

- TAVIは，外科的大動脈弁置換術の手術リスクが高い重症大動脈弁狭窄症の患者を対象に行う低侵襲カテーテル手術！
- MitraClip® は，僧帽弁閉鎖不全症に対するカテーテル治療デバイス！
- これまで，外科手術のみでは治療できなかった患者にも比較的低侵襲で治療が可能に！

はじめに

　重症弁膜症に対する根治的治療は，これまで外科的に新しい人工弁に交換する弁置換術か，自分の弁を形成して主に逆流を止める弁形成術に限られていた．ただし，重症弁膜症をもつすべての患者が必ずしも外科的手術を受けられるわけではない．そこで，重症肺疾患などがあり，外科的手術のリスクが高い患者を対象に，より低侵襲なカテーテルによる弁膜症手術が登場してきた．本稿では，重症大動脈弁狭窄症に対する経カテーテル大動脈弁留置術であるTAVI（transcatheter aortic valve implantation）および重症僧帽弁閉鎖不全症に対する経カテーテル僧帽弁形成術であるMitraClip® 治療の適応について主に解説していきたい．

1. 大動脈弁狭窄症（AS）

1 ASの症状

　ASは，軽症のうちはほとんど自覚症状が出ないが，進行してくると動いたときの息切れなどが出やすくなり，重症となると軽い作業で息切れ，**胸痛**が出たり，一時的に気を失ったり（**失神**），肺に水がたまったり（**心不全**），ひどいと突然死に至る可能性もある．健康診断のときに聴診で心雑音を指摘されて発見される場合，息切れなどの症状が出て精査の結果診断される場合，また，心不全を発症し，その後の精査で診断される場合などさまざまである．

表1 大動脈弁狭窄症の重症度

	軽症	中等症	重症
流速（m/秒）	2.0〜2.9	3.0〜3.9	> 4.0
平均圧較差（mmHg）	< 20	20〜39	> 40
大動脈弁弁口面積（cm²）	> 1.5	1.0〜1.5	< 1.0 (< 0.8)
index AVA（cm²/m²）			< 0.6 (< 0.5)

●ここがポイント

ASは徐々に進行するため，かなりの圧較差が生じるような重症ASであっても，あまり症状として訴えのないケースもある．ただし，多くの場合，患者からよく聴き出すと何らかの症状を呈している場合がほとんどである．症状が出ないギリギリまで無意識のうちに活動を制限していることも少なくない．なので，**積極的な病歴聴取**が必要不可欠となる．具体的には，「半年前と比べていかがですか？」などの「変化」をとらえる，あるいは「ご家族からご覧になっていかがですか？」など客観的な目からの情報もきわめて有用である．

2 ASの重症度評価

ASを診断する際に重要なのが，どの程度重症なのか，いわゆる重症度評価である．正常の大動脈弁は開いたときに3〜4 cm²まで広がるが，弁口面積が50％以上に減少すると，弁の前後で圧較差が生じ，弁を通過する血流が減少する．大動脈弁を通過する血液の速度が4 m/秒以上，平均圧較差が40 mmHg以上，弁口面積が1.0 cm²未満となると重症と診断される（**表1**）．

●ここがピットフォール

平均圧較差が40 mmHgを超える重症のAS，いわゆるhigh gradientのASは比較的シンプルである．問題は，平均圧較差が40 mmHgを超えなくても重症例が存在することである．その場合は，まずnormal flow（1回拍出量係数> 35 mL/m²）なのか，low flow（1回拍出量係数< 35 mL/m²）なのかを確認する．normal flowであるにもかかわらず，平均圧較差が40 mmHg未満の場合は，重症ASである可能性は低くなる．一方，low flowの場合，左室駆出率が50％未満のいわゆるclassical low flow low gradient severe ASなのか，左室駆出率は保たれているが高度左室肥大などによる小さい左室のため流量が少なくなっているparadoxical low flow low gradient severe ASなのかの鑑別が重要である．

3 ASの治療法（表2）

治療法は，狭窄の重症度と患者の症状によって決定される．ASの進行を遅らせたり，予後を改善する薬物療法は残念ながら存在せず，薬物療法はあくまで自覚症状をいくらかよくさせることを期待する対症療法にすぎない．一方，症状のある重症ASの患者に対しては，原則人工弁を使用した外科的大動脈弁置換術（aortic valve replacement：AVR）が選択される．人工弁には生体弁と機械弁があり，患者の年齢により決定されることが多い．ただし，高齢になればなるほど，肺疾患などほかの合併症を有することも多く，必ずしも手術適応のある患者すべてにAVRができ

表2　大動脈弁狭窄症の治療法

	AVR	TAVI	BAV
自己弁	切除	残存	残存
胸骨正中切開	必要	不要	不要
人工心肺	必要	不要	不要
全身麻酔，気管内挿管，人工呼吸器	必要	不要	不要
侵襲度	高	低	低
平均治療時間	3～4時間	1～2時間	1時間
治療効果	根治	根治	期間限定

るわけではない．実臨床では，重症ASの患者のうち約30％ほどは何らかの理由により手術を受けられていないことが報告されている．このような患者にとって，開胸しないで，心臓が動いたまま弁留置が可能であるTAVIは新たな治療選択肢となる．バルーン大動脈弁形成術（balloon aortic valvuloplasty：BAV）というバルーンで狭窄した大動脈弁を広げるカテーテル治療もあるが，この治療の効果は一時的と限定されているため，最近では，TAVIへのつなぎとして行うか，TAVIの適応にはならない患者（例えば透析患者）に行うことが多い．

4 TAVI

1）最初のTAVI

　2002年，フランスの循環器内科医Alain Cribierにより行われたのが最初の報告である．その後，ヨーロッパを中心に急速に広がり，2008年にはヨーロッパ心臓病学会のガイドラインにはじめて登場した．

2）TAVIとAVRの違い

　TAVIとAVRの違いは何か？大きな違いを2つあげるとすれば，弁までのアプローチと自己弁を切除するかしないか，の2つである．AVRが，原則胸骨正中切開にて開胸し，人工心肺を使用して心停止下に自己弁を切除し，新たに人工弁を縫い付けるのに対して，TAVIは，原則開胸せず，主には大腿動脈からカテーテルを使用して心拍動下のまま自己弁はそのままに生体弁を留置する手術となる（表2）．

　TAVIの1番のメリットは低侵襲であることである．手術に慣れたハートチームであれば，1時間程度で治療が終了する．開胸もしないで，心臓を止めることもないため，患者の体への負担が非常に少ないのが特徴である．そのため，術後早期の離床が可能であり，AVRに比べて**より早期の退院，社会復帰が可能**となる．実際，筆者の施設では，術後3～4日後に退院というのが標準的な流れである．

3）TAVIの適応

　現状では，「2014年版先天性心疾患，心臓大血管の構造的疾患（structural heart disease）に対するカテーテル治療のガイドライン（2012-2013年度合同研究班報告）日本循環器学会」にも記載がある通り，「通常のAVRが手術不可能あるいは高リスクとされる患者」あるいは「リスクスコアにて評価困難な併存症（肝硬変，極度なフレイル，陶器様大動脈など）にてAVRが高リスクと判断される患者」に対して限定されている．ただし，**実臨床では，術前CT検査にて解剖学的にTAVIが合併症なく成功できる可能性が高い80歳以上は，TAVIを第一選択とすることが多い**．

A) B)

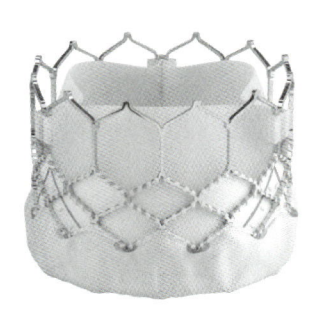

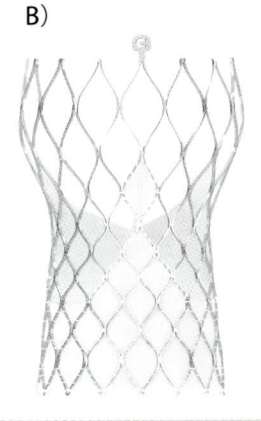

| SAPIEN 3（エドワーズライフ
サイエンス社）
バルーン拡張型生体弁
14〜16 Fr eSheath
サイズ：20，23，26，29 mm | Evolut R（日本メドトロニック社）
自己拡張型生体弁
14 Fr InLine Sheath
サイズ：23，26，29 mm |

図1　日本で使用できる経カテーテル生体弁
画像提供：A）エドワーズライフサイエンス社：https://www.edwards.com/jp/professionals/products/SAPIEN3/#，B）日本メドトロニック社：http://www.medtronic.com/us-en/healthcare-professionals/products/cardiovascular/heart-valves-transcatheter/transcatheter-aortic-valve-replacement-platform.html（Color Atlas⑩参照）

●ここがポイント

筆者の施設でのTAVIの適応は，

- ・85歳以上はTAVIを第一選択に考える．
- ・80〜84歳で，併存疾患がある，あるいはフレイルな患者．
- ・80歳未満でも再開胸例や重症肺機能障害などの手術困難例．
- ・ほか，外科手術リスクスコアに反映されない病態（porcelain aorta，重症肝疾患，放射線照射後，内胸動脈開存例，重症肺高血圧や右室機能不全など）．

4）TAVIの方法

　現在，日本で使用できるTAVIの生体弁は2種類で，バルーン拡張型であるSAPIEN 3と自己拡張型であるEvolut Rである（図1）．詳細は省くが，それぞれ特徴の異なる生体弁で，術前CT解析により評価できる大動脈弁複合体の解剖および腸骨動脈から大腿動脈までの末梢血管の状態により決定されることが多い．末梢血管の径が5 mm以上ある患者に対しては，大腿動脈からのアプローチを選択できるが，動脈硬化が強く，血管が細いあるいは閉塞している患者に対しては，ほかのアプローチ（経心尖・経鎖骨下・直接大動脈）を選択する．図2は経大腿動脈アプローチで施行したTAVIの一例である．

2. 僧帽弁閉鎖不全症（MR）

■ MRの原因

　僧帽弁自体やそれを支える腱索の病変によって逆流が生じる場合や，左心室が拡大し，二次的

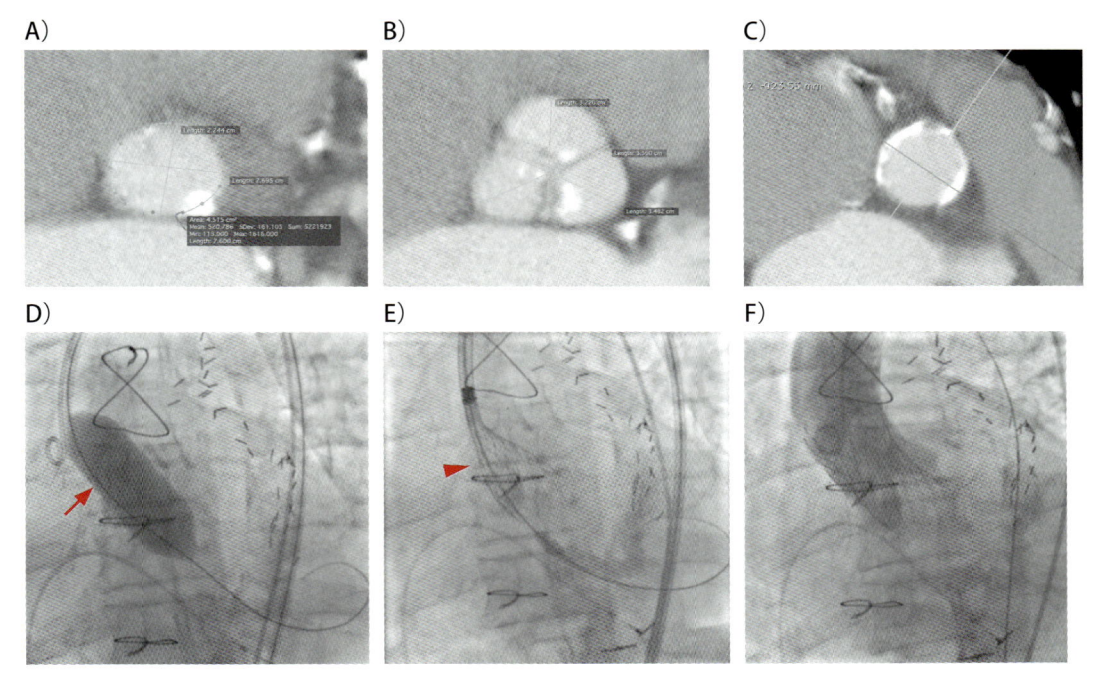

図2　Evolut R 29 mmで治療した経大腿動脈アプローチのTAVI
A）面積 4.52 cm²，周囲長 76.0 mm，最小 22.4 mm，最大 27.0 mm，平均 24.7 mm．B）バルサルバ洞 32.2 mm/35.9 mm/34.8 mm．C）石灰化したST接合部．D）20 mmバルーンで前拡張（▶）．E）Evolut R 29 mmを2/3までゆっくりと展開（▶）．F）最終留置後の最終造影（弁周囲逆流はごくわずか）（Color Atlas⑪参照）

に弁の逆流が起こることがある．前者（**変性MR**）では弁の逸脱，腱索の断裂，リウマチ熱などが主な原因となる．後者（**機能性MR**）では心筋梗塞や拡張型心筋症などが原因となる．

❷ MRの症状

病気の原因や重症度，発症のしかたにより症状はさまざまであるが，基本的に初期は無症状で経過することが多く，進行してくると，息切れやむくみなどの心不全症状が出現する．MRにより心房細動が起きる場合もあり，その際には動悸を自覚することもある．

❸ MRの診断

確定診断は主に経胸壁心エコー（transthoracic echocardiography：TTE）により行われる．TTEは患者の負担も少なく，くり返し行うことができるため，診断や病気の進行を知ることが可能である．また，MRの原因をより詳細に観察するため，経食道心エコー（transesophageal echocardiography：TEE）が行われることもある．また，心エコーにより，実際の逆流量を定量評価して，重症度を決定する．

❹ MRの治療法

治療法は，逆流の重症度と患者の症状によって決定される．症状のある重症MRの患者に対しては，原則自己弁を温存した僧帽弁形成術か人工弁を使用した外科的僧帽弁置換術が選択される．ASの患者よりもやや年齢の低い患者層ではあるものの，高齢になればなるほど，肺疾患などほか

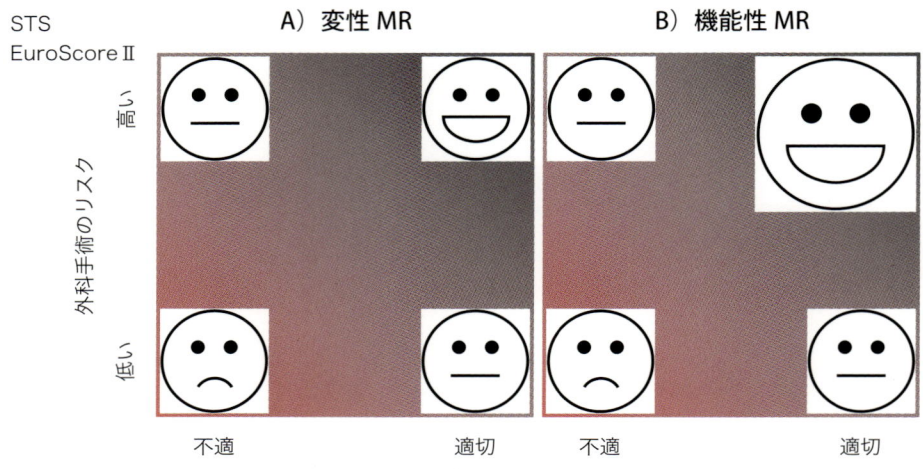

図3 MitraClip® 治療の患者選択におけるコンセプト
変性MR（A）と機能性MR（B）における患者選択における考え方. 基本的には, 図の黒色
をターゲットゾーンと考え, なかでも😊のゾーンであれば適応としてはきわめて妥当である
と考えられる（Color Atlas ⑫参照）

の合併症を有することも多く, 必ずしも手術適応のある患者すべてに僧帽弁手術ができるわけで
はない. このような患者にとって, 開胸しないで, 心臓が動いたまま弁逆流を治せる可能性のあ
る MitraClip® という治療デバイスはとても魅力的である.

5 MitraClip®

1）MitraClip® のコンセプト

1991年, Alfieri らにより発表された前尖と後尖を中央付近で縫い合わせて2つの弁口をつくる
ことでMRを軽減させる変性MRの患者に対する弁形成術が, MitraClip® の基礎となっている.

2）MitraClip® 治療の適応

患者選択のコンセプトは, TAVI と同様であると考えている. すなわち, （a）外科手術のリスク
がどうかということと, （b）MitraClip® 治療に適した解剖なのかどうか, ということを合わせて
考えるべきである. （a）を縦軸に, （b）を横軸にとって, 2×2のマトリックスとして考えると
わかりやすい（図3）. ただし, 変性MR（図3A）と機能性MR（図3B）では, このマトリックス
上の患者選択ゾーンが異なってくる. すなわち, 変性MRに対する外科的手術は確立されている
ので, MitraClip® は手術リスクが高くて外科手術が不可能あるいは高リスクで, なおかつMitra-
Clip® 治療に適した解剖を有する患者に限定されるべきである一方, 機能性MRに対する単独の
僧帽弁手術の有効性については, いまだに決着がついておらず, 予後を改善するデータも存在し
ないため, 機能性MRについては, 手術リスクが中〜高リスクで, MitraClip® 治療によほど適し
ていない解剖でなければ適応となることがヨーロッパの実臨床では多い. 低心機能の機能性MR
に対してMitraClip® が成功すると, 多くの患者で自覚症状およびQOLは改善し, 心不全による
入院が劇的に減少するのは特筆に値する.

3）MitraClip® デバイスと手技

MitraClip® システムは, 末端に clip が搭載されている clip delivery system（CDS）と, steer-

A）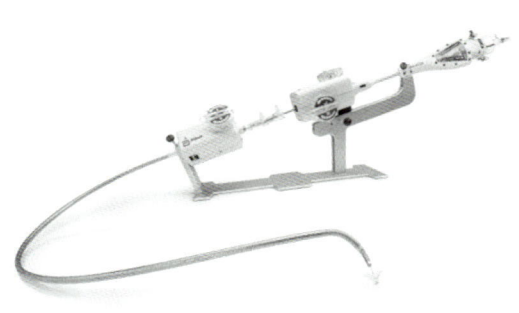 B）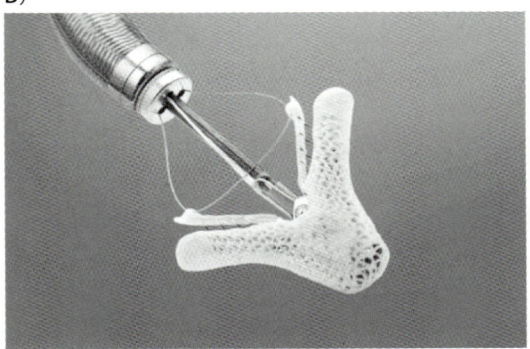

図4 MitraClip® システム
画像提供：アボット バスキュラー ジャパン株式会社：https://www.vascular.abbott/us/products/
structural-heart/mitraclip-mitral-valve-repair.html（Color Atlas ⑬参照）

able guide catheter（SGC）からできている（図4A）. clipのサイズは1種類のみで，コバルトクロミウムの金属にポリプロピレン素材が表面を覆っている（図4B）. MitraClip®の手技は，心臓は拍動させたまま全身麻酔下で，TEEおよびX線透視ガイドで行われる．大腿静脈アプローチで，心房中隔穿刺を行い，左房側からクリップを展開して僧帽弁をつかむ手技になる．特に，この手技においてTEEはきわめて重要な役割を担う．

3. TAVIおよびMitraClip® の現状そして今後

2013年秋より保険償還下で開始となった日本のTAVIは，すでに10,000例以上行われており，治療成績も欧米と比べて良好である．その理由は，しっかりとした患者スクリーニングシステムと考えられる．海外で実施されているTAVIとAVRを比較した無作為化比較試験で，非常に良好な成績がTAVI群で出てきており，今後日本においても欧米同様，手術リスクが中等度の患者に対しても適応が拡大する可能性が高い．MitraClip®は，30例の臨床治験が無事終了し，2017年11月に承認され，いよいよ2018年4月から保険償還下に使用可能となった．

おわりに

ASおよびMRの症状，診断，治療法，なかでもTAVIおよびMitraClip®の適応，患者選択について解説した．いずれの治療も成功に導くコツは十分な患者背景，臨床情報に加えCTやTEEによる入念な術前評価，患者選択が最も重要である．そして，内科，外科が中心となったハートチームがそれぞれの専門分野の知識，技術，経験をもとに，術前から術後まで患者にベストなケアを提供できるシステムづくりがカギとなる．

プロフィール

大野洋平（Yohei Ohno）
東海大学医学部内科学系循環器内科学 講師
専門：心血管インターベンション
研究テーマ：経カテーテル大動脈弁留置術，経カテーテル僧帽弁手術

4. 最近，不整脈関係の新規デバイスが多すぎて混乱します．それぞれの利点と適応について教えてください

長瀬宇彦

● Point ●

・近年，多くの新規不整脈治療デバイスが日本に導入された

・非専門医においても，新規デバイスの概要に関する知識は必要である

・原則，デバイスのトラブルに関しては不整脈専門医へコンサルトすべきである

はじめに

　今日の不整脈治療デバイスは，① **徐脈性不整脈**（洞不全症候群，房室ブロック，徐脈性心房細動）に対する，植込み型ペースメーカー，② **致死性頻脈性不整脈**（心室頻拍，心室細動）に対する，植込み型除細動器（implantable cardioverter defibrillator：ICD），③ **心臓同期不全を伴う心不全**に対する，両心室ペースメーカー，④ **不整脈の診断のための植込み型心電図記録計**，に大別される．それらから派生する形で，次々と新しいデバイスが日本に導入されている．個々の病態に合わせた，細やかな機能を有するデバイスが提供されうるようになった一方，急速に導入されたため，非不整脈専門医にとっては，理解が追い付きにくい状況でもある．そのため，ここでは新規デバイスの概要につき記載した．

1. リードレスペースメーカー（図1）

■1 概略および利点，制限

　失神・めまい・息切れなどの有症候性の徐脈性不整脈に対しては，植込み型ペースメーカーが必要になる．従来の植込み型ペースメーカーは，腋窩・鎖骨下静脈を経て経静脈的に挿入した心房・心室リードとペースメーカー本体（電池）を接続し，ペースメーカー本体を鎖骨下の皮下に作成したポケット内に留置した（図1A）．しかし，**ポケットやリード関連の合併症**（心穿孔・心タンポナーデ，気胸・血胸，感染，血腫，リード脱落・断線，静脈血栓・閉塞，三尖弁閉鎖不全症）が少なくなかった[1]．そこで，近年になり，経静脈リードを必要としない，小型の電池付きペースメーカーである，リードレスペースメーカーが日本に導入された．通常，経大腿静脈アプローチでデリバリーカテーテルを用いて，右室内に小型ペースメーカーを留置する．利点として，① リード・ポケット関連合併症の回避，② 腋窩・鎖骨下静脈へのリード留置を避けることが好ましい患者への適応（透析患者で，リード留置による鎖骨下静脈閉塞の可能性を避けたい場合な

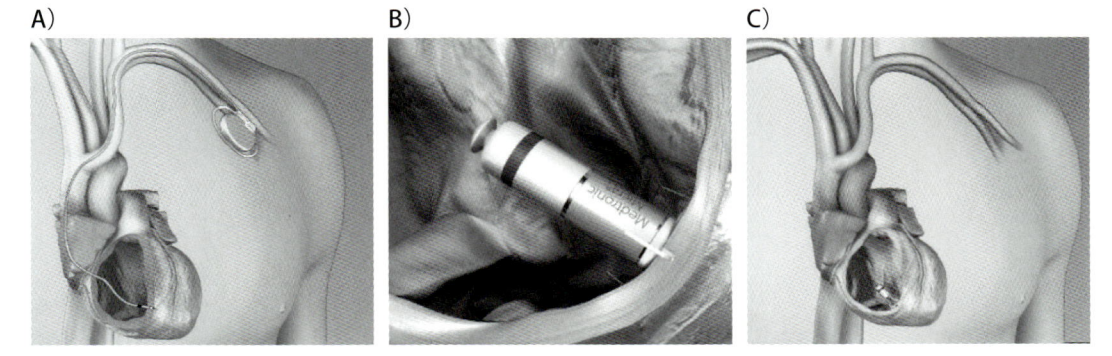

図1　経静脈的恒久的植込み型ペースメーカーおよびリードレスペースメーカー
A）従来の経静脈的恒久的植込み型ペースメーカー，B）リードレスペースメーカー（Micra™, Medtronic）.
右心室内置後拡大図，C）Bの縮小図（Color Atlas⑭参照）
画像提供：日本メドトロニック株式会社

ど），③ 手術時間の短縮，などがあげられる．

　制限としては，現行のリードレスペースメーカーは，VVI機能（心室で脈を感知し，心室の脈が不足するときのみ，心室をペーシングする動作モード）を有するペースメーカーのみが使用可能という点である．

2 適応

　ペースメーカーの一般的な適応に加え，前述のように，VVIモードが許容されることが条件となる．具体的には下記の場合である．
① 心房細動合併有症候性の高度以上の房室ブロック
② 心房細動を合併しない，有症候性の高度以上の房室ブロックで，右心房へのリート留置が困難，または，有効でないと考えられる場合
③ 有症候性徐脈性心房細動または，有症候性洞機能不全症候群で，右心房へのリード留置が困難，または有効でないと考えられる場合

●ここがポイント
現行のリードレスペースメーカーはVVIモードしかない.

2. 皮下植込み型除細動器（S-ICD）（図2）

1 概略および利点・制限

　従来の経静脈リードを有するICDでは，リードレスペースメーカーの項で記載した点と同様，**経静脈リードに関連する合併症**が問題であった[2]．そこで，リード（・およびICD本体）を皮下に植え込むS-ICD（subcutaneous implantable cardioverter defibrillator）が，経静脈リード関連合併症のない，より低侵襲なICDとして日本に導入された．ICD本体は通常左胸部に作成されたポケットに留置される．しかし，制限として，① 徐脈ペーシングが不可能である点（ショック後の一時的なペーシングのみ），② 心臓再同期療法が不可能である点，③ 心室頻拍に対する，抗

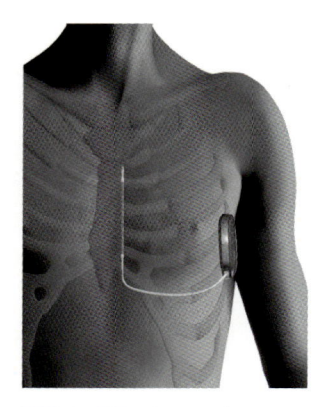

図2　皮下植込み型除細動器（S-ICD）
皮下植込み型除細動器（EMBLEM™, Boston Scientific）.
リードおよび植込み型除細動器（ICD）本体はすべて皮下に植
込むシステムであり，経静脈リードに伴う合併症リスクがなく
なった（Color Atlas ⑮参照）
画像提供：ボストン・サイエンティフィックジャパン株式会社

頻拍ペーシング（心室頻拍時にショックがかかる前に心室ペーシングで心室頻拍の停止を試みる
治療）が不可能である点，などがあげられる.

2 適応

　適応は，原則，従来の経静脈リードを有するICDと同様に，致死性心室性不整脈の**一次予防**
（致死性不整脈発生のリスクを有するが，これまで認めていない場合）・**二次予防**（すでに致死性
不整脈を発症し，再発に対する治療の場合）を原則とする. そのうえで，経静脈リードの使用を
避けた方がよい患者が適応となる.

> **●ここがポイント**
> 皮下植込み型除細動器が挿入された理由・病歴を把握しておくことも重要である.

3. 着用型自動除細動器（WCD）（図3）

1 概略および利点・制限

　WCD（wearable cardioverter defibrillator）は，着用型ベスト内に接触型心電図電極と除細
動パッドを有し，致死的不整脈を感知して，自動的に除細動を行う，恒久的植込みを必要としな
い，体表面に身に着けるデバイスである.
　急性心筋梗塞などの急性病態では，発症後早期（30日以内）に突然死が多いことが報告されて
いるが[3]，急性期からICDを適用とした前向き研究では，不整脈イベントの減少は認めても，総
死亡には差を認めなかった[4, 5]. かつ，急性期を経て適切な薬物加療などにより，生命予後にか
かわる心機能・左室駆出率が経過とともに改善する患者が少なくない. そのため，ICD植込みの
適応は急性期を経過した後に判断すべきとされ，ICDの適応を判断するまでの**一時的な除細動器**
である，WCDが使用されるようになった. また，ICD適応があるものの，感染などにより直ちに

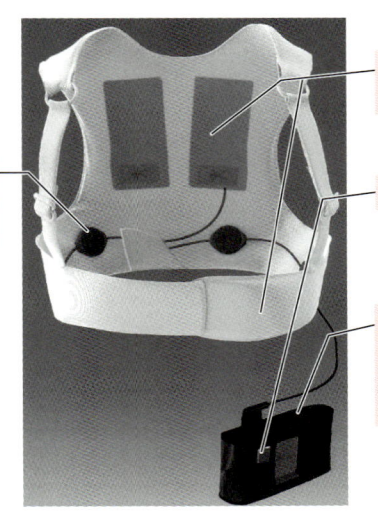

図3　着用型自動除細動器（WCD）
入浴・シャワー時以外は着用が必要である．不整脈検出のアラーム発現時に意識が
ある場合は，患者本人がレスポンスボタンを押すことで誤作動を防ぐことができる．
図は，LifeVest®（旭化成ゾールメディカル社）（Color Atlas⑯参照）
画像提供：旭化成ゾールメディカル社　着用型自動除細動器　ZOLL® Medical社
ホームページ（http://lifevest.zoll.com/）

ICD植込みを行えない場合も対象となる．

　制限としては，**原則使用期間は3カ月以内**とされており，その間にICD植込みの方針を決定する．病態に応じ，それ以降もWCDの使用が必要になる場合は，保険適用外となることに注意が必要である．

2 適応 [6]

① 左室駆出率35％以下で，NYHA クラスⅡ，または，クラスⅢの心不全症状を有する急性心筋梗塞発症後40日以内の症例

② 左室駆出率35％以下で，NYHA クラスⅡ，または，クラスⅢの心不全症状を有する冠動脈バイパス術後または，経皮的冠動脈インターベンション後90日以内の症例

③ 左室駆出率35％以下で，非虚血性急性心不全発症後90日以内の症例

④ 心移植待機条件を満たす非可逆性重症心不全症例

⑤ ICDの適応があるが，ほかの身体的状況により直ちに手術を行えない症例

⑥ ICDによる心臓突然死二次予防を考慮するが，臨床経過観察や予防治療の効果判定が優先される症例

⑦ 感染などの理由で一時的にICDを抜去する症例

●ここがポイント
WCDは一時的な除細動機能付きベストである．

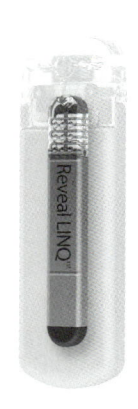

図4　植込み型心電図記録計
大きいデバイス（半透明）は従来の植込型心電計（Reveal™ XT, Medtronic），小型化（45×7×4 mm）された植込み型心電図計（Reveal LINQ™, Medtronic）が，近年日本で使用可能となった（Color Atlas ⑰参照）
画像提供：日本メドトロニック株式会社

4. 植込み型心電図記録計 （図4）

1 概略および利点・制限

病歴・身体所見，非侵襲・侵襲的検査などでは原因の同定困難な失神・潜因性脳梗塞が植込み型心電図記録計の適応となる．動悸・前失神時に患者本人が記録する，もしくは，心静止・徐脈，心房性頻脈性不整脈の自動検出機能により，心電図が記録される．近年Medtronic社から日本に導入された，Reveal LINQ™は，小型化，低侵襲化され，外来手術も可能となった．高い心房細動検出性能を有し[7]，3年ほどの機器寿命をもち，条件付きでMRI検査も可能，オプションで遠隔モニタリングも可能である．失神・脳梗塞の原因が特定された場合は，小手術で取り出し可能である．制限は，ペースメーカーのような**徐脈に対する治療機能はなく**，**診断機能のみ**を有している点である．

2 適応

① 原因不明の失神：原因として不整脈が強く疑われ，心電図検査，ホルター心電図検査，心エコーおよび心臓電気生理学的検査などでも，原因を特定できない場合
② 潜因性脳梗塞：心房細動検出を目的とする植込み型心電図記録計検査の適応となりうる潜因性脳梗塞と判断された場合

> **●ここがポイント**
> 植込み型心電図記録計は診断デバイスであり，ペースメーカーのような治療の機能はない．

おわりに

　日本に近年導入された，不整脈の最新デバイスの概要を記載した．臨床現場でデバイスに関し不明なことがあれば，積極的に**不整脈専門医**へのコンサルトを考慮すべきである．

文献・参考文献

1) Udo EO, et al：Incidence and predictors of short- and long-term complications in pacemaker therapy：the FOLLOWPACE study. Heart Rhythm, 9：728-735, 2012
2) Kirkfeldt RE, et al：Complications after cardiac implantable electronic device implantations：an analysis of a complete, nationwide cohort in Denmark. Eur Heart J, 35：1186-1194, 2014
3) Solomon SD, et al：Sudden death in patients with myocardial infarction and left ventricular dysfunction, heart failure, or both. N Engl J Med, 352：2581-2588, 2005
4) Hohnloser SH, et al：Prophylactic use of an implantable cardioverter-defibrillator after acute myocardial infarction. N Engl J Med, 351：2481-2488, 2004
5) Steinbeck G, et al：Defibrillator implantation early after myocardial infarction. N Engl J Med, 361：1427-1436, 2009
6) 日本不整脈心電学会WCDワーキンググループ：着用型自動除細動器（WCD）の臨床使用に関するステートメント（2017年9月改定）：http://new.jhrs.or.jp/pdf/guideline/statement201709_02.pdf
7) Hindricks G, et al：Performance of a new leadless implantable cardiac monitor in detecting and quantifying atrial fibrillation：Results of the XPECT trial. Circ Arrhythm Electrophysiol, 3：141-147, 2010

プロフィール

長瀬宇彦（Takahiko Nagase）
Cardiologisches Centrum Bethanien（CCB）am Markuskrankenhaus（マルクス病院ベタニエン心血管センター）
略歴：2003年　防衛医科大学校卒
　　　2011年　埼玉医科大学国際医療センター心臓内科（現不整脈科）
　　　2016年4月〜　マルクス病院ベタニエン心血管センター（フランクフルト，ドイツ連邦共和国），クリニカルフェロー
資格など：ドイツ連邦共和国恒久的医師免許（Approbation）
　　　　　医学ドイツ語会話能力試験C1レベル認定証
　　　　　日本不整脈心電学会専門医
　　　　　日本循環器学会専門医
　　　　　日本内科学会認定内科医，日本内科学会認定内科専門医
2016年4月より，ドイツ連邦共和国フランクフルトの病院に臨床留学をしております．他国籍の上司・同僚とともに，実際の臨床現場で日々議論し，不整脈手術の術者としてトレーニングをすることは，代えがたい経験であると感じております．機会があれば，海外留学も積極的に検討してみることをお勧めいたします．

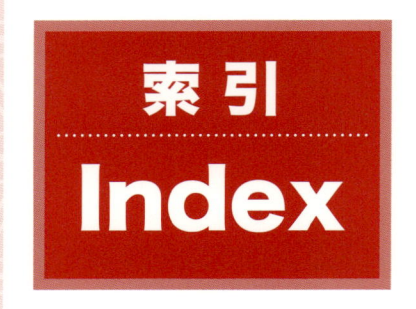

索引 Index

数　字

欧　文

A〜C

D〜O

和　文

さ行

Index

執筆者一覧

■編　集

永井利幸	北海道大学大学院 医学研究院 循環病態内科学

■執筆（掲載順）

水野　篤	聖路加国際病院循環器内科
山根崇史	神戸市立医療センター中央市民病院循環器内科
坂本　壮	順天堂大学医学部附属練馬病院救急・集中治療科／西伊豆健育会病院内科
西原崇創	東京医科大学八王子医療センター循環器内科
北井　豪	神戸市立医療センター中央市民病院循環器内科
白石泰之	慶應義塾大学医学部循環器内科
大野博司	洛和会音羽病院ICU/CCU
横田　卓	北海道大学大学院医学研究院循環病態内科学
真鍋　晋	土浦協同病院心臓血管外科
辻　明宏	国立循環器病研究センター病院心臓血管内科部門肺循環科
川上将司	飯塚病院循環器内科
鎌倉　令	国立循環器病研究センター病院心臓血管内科部門不整脈科
田中寿一	東京慈恵会医科大学循環器内科
中野宏己	国立循環器病研究センター心臓血管内科部門／東京医科大学病院循環器内科
永井利幸	北海道大学大学院 医学研究院 循環病態内科学
義久精臣	福島県立医科大学医学部循環器内科学講座／心臓病先進治療学講座
竹石恭知	福島県立医科大学医学部循環器内科学講座
猪原　拓	Duke Clinical Research Institute, Duke University Medical Center, USA
外海洋平	大阪警察病院循環器内科
大塚文之	国立循環器病研究センター病院心臓血管内科部門冠疾患科
横井研介	大阪大学医学部附属病院 循環器内科
山口尊則	Comprehensive Arrhythmia Research & Management Center, University of Utah
坂口大起	大阪大学大学院医学系研究科循環器内科学
夜久英憲	京都大学大学院医学研究科循環器内科学
又吉哲太郎	琉球大学医学部附属病院キャリア形成支援センター
川上利香	奈良県立医科大学循環器内科
柴田龍宏	久留米大学医学部内科学講座心臓・血管内科部門／久留米大学心不全支援チーム
金山純二	東京医科大学循環器内科
里見和浩	東京医科大学循環器内科
小倉正恒	国立循環器病研究センター研究所病態代謝部
大野洋平	東海大学医学部内科学系循環器内科学
長瀬宇彦	Cardiologisches Centrum Bethanien（CCB）am Markuskrankenhaus（マルクス病院ベタニエン心血管センター）

永井利幸 (Toshiyuki Nagai)

北海道大学大学院 医学研究院 循環病態内科学

【学歴・職歴】
2003年　防衛医科大学校 医学部卒業
　　　　海上自衛隊幹部候補生学校卒業
　　　　同附属病院研修医
2005年　自衛隊横須賀病院 内科医師
　　　　米国海軍潜水軍医課程
2006年　平塚市民病院 内科・循環器科
2008年　慶應義塾大学医学部 循環器内科 助教
2012年　慶應義塾大学大学院 医学研究科 博士課程修了
　　　　国立循環器病研究センター 心臓血管内科部門 スタッフ
2016年　英国 Imperial College London 国立心肺研究所 臨床研究員
2018年　北海道大学大学院 医学研究院 循環病態内科学 助教
　　　　英国 Imperial College London 国立心肺研究所 客員研究員（併任）

【所属学会】
日本内科学会（総合内科専門医・指導医），日本循環器学会（専門医），日本心不全学会,
日本心臓病学会（心臓病上級臨床医），日本心血管インターベンション治療学会（CVIT
専門医・指導医）

自分がやりたいことは何なのか…？この波乱万丈な経歴に示されるように，最近よくわか
らなくなることがあります．しかしながら，振り返ってみると，一点「良き臨床医」にな
るにはどうしたらよいのか？ を常に考え，医学部卒業後20代，30代を駆け抜けてきたよ
うな気がします．そういう視点でみると，無駄な瞬間は全くなく，すべての経験が今の診
療・研究・教育に生きていると思います．①独りよがりにならず，患者さん，そして自分
以外の医療スタッフ，あるいは最新のエビデンス（論文など）から常に学ぶように心がけ
ること，②優秀なメンター（指導医）をできれば複数持つこと，③何事もすぐに諦めない
胆力をもつこと，④現状に満足せず，診療の質向上・研究によるエビデンスの創生・後進
教育を常に心がけ，実践すること，この4点が「良き臨床医」に到達する条件と信じて今
も走り続けています．レジデントの先生方はこれから最も楽しい30代に突入すると思い
ます．「良き臨床医」をめざして，大いに魂を燃やしてください！

レジデントノート　Vol.20　No.5（増刊）

循環器診療のギモン、百戦錬磨のエキスパートが答えます！

救急、病棟でのエビデンスに基づいた診断・治療・管理

編集／永井利幸

レジデントノート増刊

Vol. 20　No. 5　2018〔通巻261号〕
2018年6月10日発行　第20巻　第5号
ISBN978-4-7581-1609-1
定価　本体4,700円＋税（送料実費別途）

年間購読料
　24,000円＋税（通常号12冊, 送料弊社負担）
　52,200円＋税（通常号12冊, 増刊6冊, 送料弊社負担）
郵便振替　00130-3-38674

© YODOSHA　CO., LTD. 2018
　Printed in Japan

発行人　　一戸裕子

発行所　　株式会社　羊土社
　　　　　〒 101-0052
　　　　　東京都千代田区神田小川町2-5-1
　　　　　TEL　　03（5282）1211
　　　　　FAX　　03（5282）1212
　　　　　E-mail　eigyo@yodosha.co.jp
　　　　　URL　　www.yodosha.co.jp/

装幀　　　野崎一人
印刷所　　広研印刷株式会社
広告申込　羊土社営業部までお問い合わせ下さい.

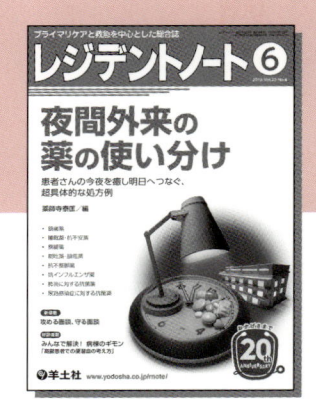
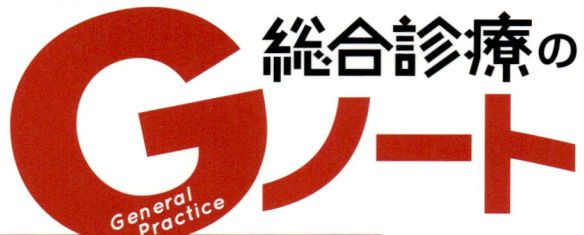
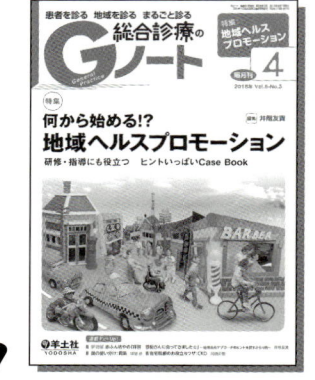

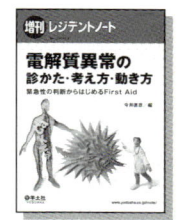
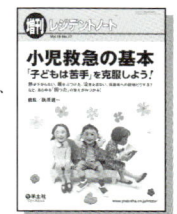
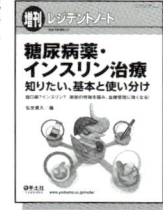
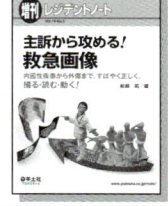
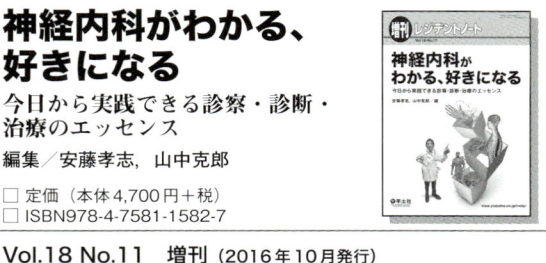
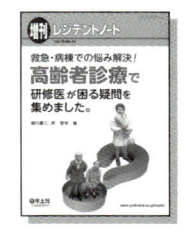
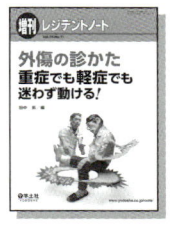

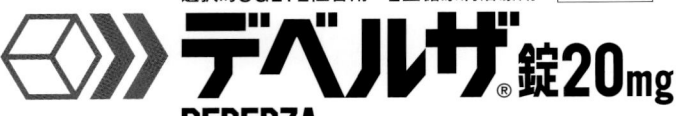
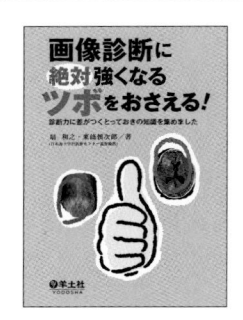